Berta Bobath

Die Hemiplegie Erwachsener

Befundaufnahme, Beurteilung und Behandlung

Übersetzt von Erika Staehle-Hiersemann

5., überarbeitete Auflage
114 Abbildungen in 245 Einzeldarstellungen

1993
Georg Thieme Verlag Stuttgart · New York

Titel der Originalausgabe:
Adult Hemiplegia: Evaluation and Treatment, 3rd ed.

Autorin:
Berta Bobath, F.C.S.P.,
Dr. med. h.c.†
The Western Cerebral Palsy Centre
London

Übersetzerin:
Erika Staehle-Hiersemann
Krankengymnastin
Stuttgart

1. Auflage 1973
2. Auflage 1980
3. Auflage 1983
4. unveränderte Auflage 1985

Satz: K+V Fotosatz GmbH, D-6124 Beerfelden
Druck: Druckhaus Götz, Ludwigsburg

ISBN 3-13-496805-3 1 2 3 4 5 6

Die Deutsche Bibliothek – CIP-Einheitsaufnahme
Bobath, Berta: Die Hemiplegie Erwachsener: Befundaufnahme, Beurteilung und Behandlung / Berta Bobath. Übers. von Erika Staehle-Hiersemann. – 5., überarb. Aufl. – Stuttgart; New York: Thieme, 1993
Einheitssacht.: Adult hemiplegia ⟨dt.⟩

Wichtiger Hinweis:

Wie jede Wissenschaft ist die Medizin ständigen Entwicklungen unterworfen. Forschung und klinische Erfahrung erweitern unsere Erkenntnisse, insbesondere was Behandlung und medikamentöse Therapie anbelangt. Soweit in diesem Werk eine Dosierung oder eine Applikation erwähnt wird, darf der Leser zwar darauf vertrauen, daß Autoren, Herausgeber und Verlag große Sorgfalt darauf verwandt haben, daß diese Angabe dem Wissensstand bei Fertigstellung des Werkes entspricht.

Für Angaben über Dosierungsanweisungen und Applikationsformen kann vom Verlag jedoch keine Gewähr übernommen werden. Jeder Benutzer ist angehalten, durch sorgfältige Prüfung der Beipackzettel der verwendeten Präparate und gegebenenfalls nach Konsultation eines Spezialisten, festzustellen, ob die dort gegebene Empfehlung für Dosierungen oder die Beachtung von Kontraindikationen gegenüber der Angabe in diesem Buch abweicht. Eine solche Prüfung ist besonders wichtig bei selten verwendeten Präparaten oder solchen, die neu auf den Markt gebracht worden sind. Jede Dosierung oder Applikation erfolgt auf eigene Gefahr des Benutzers. Autoren und Verlag appellieren an jeden Benutzer, ihm etwa auffallende Ungenauigkeiten dem Verlag mitzuteilen.

Vorwort

Die 1. Auflage dieses Buches habe ich 1970 geschrieben, nachdem ich eine Behandlung entwickelt und ausprobiert hatte und die Auswirkungen auf meine Patienten 30 Jahre lang beobachtete. Damals hatte ich gerade angefangen, Fortbildungskurse auf diesem Gebiet zu geben. Die 2. Auflage im Jahr 1978 war der Versuch, die Behandlung so zu definieren und zu beschreiben, wie ich sie lehrte. Es sollte sowohl eine Hilfe für meine Kursinstruktoren als auch für die praktizierenden Therapeuten sein.

Die 3. Auflage zeigt nun die Kontinuität und weitere Entwicklung der Behandlung, auch wenn sich das grundlegende Konzept, auf dem die Behandlung basiert, nicht geändert hat. Jedoch liegt jetzt die Betonung der Behandlung noch mehr auf der aktiven Arbeit des Patienten mit dem Therapeuten, um zu lernen, seine Spastizität selbst zu kontrollieren. Dies bedeutet, daß der Patient hemmende Kontrolle über abnormen Tonus und Bewegungsmuster entwickelt und verbessert. Tonus und Bewegungen der Gliedmaßen können äußerst effektiv verändert und beeinflußt werden, und zwar durch Bewegungen der Wirbelsäule mit ihren Verbindungen zum Schultergürtel und Becken. Alle Patienten mit einer Hemiplegie können ihren Kopf und den Rumpf willentlich bewegen und diese Fähigkeit kann man bei der Behandlung ausnützen. Jedoch bereiten Bewegungen der Gliedmaßen gegen den Rumpf große Schwierigkeiten. Schon lange wußten wir um die Tatsache, und haben sie auch ausgenutzt. So können Bewegungen des Rumpfes gegen die Gliedmaßen Spastizität viel effektiver reduzieren, als wenn ein Arm oder ein Bein gegen einen stabilen Rumpf bewegt wird. Besonders bei starker Spastizität ist dies der Fall. Jetzt wird in der Behandlung auf die aktiven Bewegungen des Rumpfes gegen die Gliedmaßen des Patienten noch viel mehr Wert gelegt. Es wurden neue Wege gefunden, den Patienten durch Rumpfbewegungen zu aktivieren; dazu kombiniert man die distale Hemmung der spastischen Muster der Glieder durch den Therapeuten. Auf diese Weise kontrolliert und hemmt der Therapeut Spastizität, während der Patient selbst aktiv ist und Rumpfbewegungen ausführt. Wenn sich der Tonus der Glieder bessert, wird der Patient ermutigt und dazu angehalten, Bewegungen immer mehr distal zu kontrollieren. Die Hilfe des Therapeuten kann nach und nach reduziert werden.

Können Patienten ohne Unterstützung sitzen oder schon stehen, so wird die Behandlung in Rückenlage reduziert. Der Patient ist dabei eventuell weniger aufmerksam und kann auch nicht gut genug sehen, was während der Behandlung passiert. Dies macht seine Kooperation schwieriger. Dennoch bleibt die Behandlung in Rückenlage Teil des Lernens, ebenso sich umzudrehen, sich aufzusetzen oder sich wieder hinzulegen. Auch ist es für den Patienten in Rückenlage leichter zu lernen, den Arm gegen die Schwere zu heben und oben zu halten.

Eine weitere Entwicklung in der Behandlung war es, sich noch weiter vom Konzept der „Übungen" zu entfernen, wie z. B. von den „Mattenübungen", die so wenig mit den Aktivitäten des täglichen Lebens zu tun haben. Mehr als jemals zuvor wird jede Behandlung in Beziehung zu Situationen des täglichen Lebens gebracht unter zuhilfenahme der Möbel, die der Patient bei sich zu Hause hat, wie z. B. Tische, Stühle, ja sogar Wände. So lernt der Patient die wichtigste Lektion überhaupt, nämlich daß alles, was er in der Behandlung tut, Teil seiner täglichen Routine ist und nicht nur eine Reihe von „Übungen".

Das Kapitel „Das Konzept und die Grundlagen der Behandlung" wurde erweitert, um dem Leser ein fundiertes Wissen des Hintergrundes und der Ursache für jede bestimmte Behandlungstechnik zu vermitteln.

In den vergangenen Jahren wurden viele meiner ehemaligen Schüler Lehrer meiner Behandlungsart und einige führten Fortbildungskurse durch, die auf dem Bobath-Konzept basieren. Manch eine Veröffentlichung von Therapeuten, die einen Bobath-Kurs besucht haben mögen oder auch nicht, zeigt, daß meine Arbeit großen Einfluß auf sie hatte. Einige Beispiele: *Return to Mobility* von Margaret Hawker und Amanda Squires (1980); *A Motor Relearning Programme for Stroke* von Janet Carr und Roberta Shepherd (1982, 1987); *Nursing Care of the Stroke Patient* von Zena L. Gee und Phyllis M. Passarella (1985) und *Home Care for the Stroke Patient* von Pamela Grasty (1985). Ich bin für ihren Literaturbeitrag und die Hilfe, die sie ihren Patienten gaben, sehr dankbar.

April 1990 Berta Bobath

Vorwort der 1. Auflage

Bei der Arbeit, die in diesem Buch beschrieben wird, handelt es sich um eine Behandlungsweise, die von einem neuen Gesichtspunkt ausgeht und für lange Zeit umstritten war. Sie hat sich allmählich aufgrund klinischer Beobachtungen der Haltungs- und Bewegungsformen der Patienten und ihrer Reaktionen auf „Bewegtwerden“ entwickelt und verbessert.

Ich verdanke meinem Manne die theoretische Erklärung dessen, was ich empirisch gefunden habe. Dadurch wurde es möglich, die Behandlung systematisch aufzubauen und eine Lehre daraus zu entwickeln.

In den vergangenen Jahren hat sich das Problem der Hemiplegie vergrößert. Es ist nicht mehr hauptsächlich ein Altersproblem, sondern betrifft viele jüngere Menschen, ganz abgesehen von der wachsenden Anzahl der Hirnschädigungen durch Verkehrsunfälle.

Meine Erfahrung nach 28 Jahren Arbeit mit diesen Patienten hat mir gezeigt, daß eine rein funktionelle „Rehabilitation“, die hauptsächlich auf der Kompensation mit der gesunden Seite beruht, nicht nur unzureichend ist, sondern auch das Potential der betroffenen Seite außer acht läßt und oft vernachlässigt.

Die Behandlung ist kein fertiges System, das aus diversen festgelegten Übungen und Mustern besteht. Wie bisher werden sich die Techniken durch das Lernen am Patienten mit seinen Reaktionen immer weiter verändern.

Ich hoffe, daß die deutsche Ausgabe meines Buches den Krankengymnasten hilft, bessere Resultate zu erreichen, sie auch zum Denken, zu weiterem Lernen und eigener Weiterentwicklung dieser Behandlungsweise anregt.

Ich möchte Erika Staehle-Hiersemann, einer meiner Schülerinnen, für die große Arbeit der Übersetzung danken.

London, Frühjahr 1972 — Berta Bobath

Danksagung

Karel Bobath, meinem Mann und Mitbegründer des Bobath Centre, möchte ich für den neurophysiologischen Hintergrund zu Kapitel 1 danken. Wieder einmal hat er geholfen mit seinem Wissen, seiner Kritik, seiner Geduld und seinem Verständnis, mir den Rücken freizuhalten.

Zwei Autoren, die auf meiner Methode basierende Bücher geschrieben haben, möchte ich meine Wertschätzung ausdrücken: Pat Davies für *Steps to Follow* (1985) und Ortrud Eggers für *Occupational Therapy in the Treatment of Adult Hemiplegia* (1985).

Mein Dank gilt dem „Bobath Centre" für die Hilfe bei den Abbildungen und speziell David Waldron, der die neuen Aufnahmen machte.

Letztlich ein ganz besonderes Dankeschön an Mrs. Mary C. Bryce für ihre unschätzbare Hilfe bei der Vorbereitung dieser neuen Ausgabe.

Einführung

Seit ihrem Beginn hat sich die Bobath-Behandlung vielfach geändert, das Grundkonzept blieb jedoch dasselbe. Es entstand für Patienten mit Läsionen des oberen motorischen Neurons wie Hemiplegien und für Kinder mit Zerebralparese. Das Hauptproblem dieser Patienten ist die abnorme Koordination der Bewegungsmuster in Kombination mit abnormem Haltungstonus (Bernstein 1967). Probleme in bezug auf Kraft und Aktivität einzelner Muskeln und Muskelgruppen sehen wir als sekundär gegenüber der Koordination ihrer Aktion an. Wir haben es mit einem Zentralnervensystem zu tun, das abnorm arbeitet, d. h. mit mangelnder Kontrolle über die Muskelfunktion. Muskeln sind die Werkzeuge des Nervensystems. Daher ist die Aktivität einzelner Muskeln und Muskelgruppen gegenüber ihrer Koordination in Aktivitätsmustern sekundär. Dementsprechend führt nur die Bestimmung und die Behandlung der motorischen Muster des Patienten direkt zu funktioneller Verwendung. Beim hemiplegischen Patienten sind die Muskeln nicht gelähmt und das Defizit muskulärer Aktivität kann durch Hinführen in normalere funktionelle Muster ausgeglichen werden.

Dies ist noch immer das Konzept der Behandlung und wird sich wohl auch nicht ändern. Was sich geändert hat, ist das „Finden" neuer Techniken. Wir haben alle statischen Behandlungsarten wie „Reflexhemmende Stellungen" aufgegeben, statt dessen haben wir Wert auf Bewegung und funktionelle Aktivität gelegt. Das Behandlungskonzept ist von Anfang an ein ganzheitlicher Versuch. Es geht mit Koordinationsmustern um und nicht mit Problemen der Muskelfunktion. Es bezieht den ganzen Patienten, sein Sensorium, sein perzeptives und adaptives Verhalten und seine motorischen Probleme mit ein. Dieses holistische (ganzheitliche) Konzept darf man bei der heutigen Tendenz, den Körper des Patienten in Abschnitte zu zerlegen, nicht vergessen. Um Forschen und Lehren leichter zu machen, teilt man den Körper des Patienten in obere und untere Extremitäten oder in Hand- und Fußfunktion ein und läßt damit das Zusammenspiel aller Teile des Körpers außer acht.

Wir alle lernen aus der Behandlung und ändern unsere Behandlungsart entsprechend unserem wachsenden Wissen und der Erfahrung, die wir aus den Reaktionen unserer Patienten auf unsere Behandlung gewonnen haben. Diese Änderungen sind gut, notwendig und sollten weitergeführt werden. Das Konzept aber, aus dem sie entstanden sind, sollte intakt bleiben, darauf sollte man aufbauen und es noch erweitern. Änderungen sollten Behandlung fördern und nicht retrograd sein, indem man auf die statischen Wege der Behandlung zurückgreift. Keine Betonung auf „positioning" und kein Erklären und Behandeln der Koordinationsprobleme und der Bewegungskontrolle ausgerichtet auf Defizite der Muskelfunktion.

Um das ungeschickte er/sie zu vermeiden, habe ich den Patienten und den Therapeuten als „er" bezeichnet, aber selbstverständlich ist die Geschlechtsbezeichnung austauschbar.

Inhaltsverzeichnis

1. Das Spezifische der Behinderung bei Patienten mit Hirnschädigung, z. B. die Hemiplegie Erwachsener

Neurophysiologische Betrachtungen

Die physische Behinderung, die von einer Läsion des ersten motorischen Neurons herrührt, sieht man als einen Eingriff in die normale Haltungskontrolle. Wir haben es mit abnormer Koordination motorischer Muster zu tun. Wenn wir von „Mustern der Koordination" sprechen, meinen wir die Muster normaler und abnormer Haltungskontrollen gegen die Schwere. Das grundlegende Problem des Patienten wird in abnormen Mustern der Koordination in Haltung und Bewegung gesehen. Außerdem in der abnormen Beschaffenheit des Haltungstonus und der reziproken Innervation.

Sherrington (1947) stellt fest, daß normale Bewegungen einen normalen Tonus als Grundlage brauchen. Er muß von mäßiger Intensität sein, d. h. nicht zu hoch, um die Bewegung zu beeinträchtigen, doch hoch genug, um Bewegung gegen die Schwere möglich zu machen. Tonus und die Koordination der Bewegungen sind untrennbar, sie sind voneinander abhängig.

Bernstein (1967) sagt:

Kein einziger Fall pathologischer Koordination ist bekannt, bei dem nicht auch eine Pathologie des Tonus vorliegt, und kein einziger Zentralnervenapparat ist bekannt, der nicht mit diesen Funktionen in Verbindung ist.

Die abnormen Typen des Haltungstonus und die stereotypen totalen motorischen Muster, die wir bei unseren Patienten sehen, sind das Resultat von Freisetzung, d. h. von Enthemmung einfacher Aktivitätsmuster von der höher hemmenden Kontrolle. Diese „Enthemmung" bewirkt nicht nur muskuläre Zeichen wie gesteigerte Dehn- oder Sehnenreflexe, sondern auch abnorme Koordinationsmuster, vielleicht phylogenetisch ältere Haltungsreflexmechanismen? Magoun u. Rhines (1946, 1948) haben aufgezeigt, daß Spastizität aufgrund einer Enthemmung eines „Bahnungszentrums" in der retikulären Substanz des Hirnstammes entsteht, welche auf das Gammasystem von höherer Hemmkontrolle wirkt. Schlaffheit andererseits besteht wegen exzessiver Hemmung der Gammaaktivität aus dem Kleinhirn, mit Mangel an Haltungstonus gegen die Schwere. Bei beiden Fällen leiden die Bewegungen des Patienten und seine Kontrollmöglichkeit gegen die Schwerkraft.

Hemmung ist ein äußerst wichtiger Faktor bei der Haltungskontrolle und bei der Bewegung. Sowohl phylogenetisch (entwicklungsgeschichtlich) als auch ontogenetisch (Entwicklung des einzelnen Individuums) ist sie für die Modifizierungen der totalen Bewegungsmuster in selektive Bewegungen höherer Integration verantwortlich. Coghill (1954) zeigte, daß der Embryo auf einen Reiz durch die Bewegung antwortete, die seine gesamte Muskulatur in totalen Mustern einbezog. Mit zunehmender hemmender Kontrolle des reifenden Hirns gewinnt der Organismus mehr selektive Kontrolle der Haltung gegen die Schwere. Dieser Prozeß folgt einer zephalokaudalen (in der Längsrichtung eines Körpers liegend) Richtung, sowohl phylogenetisch als auch ontogenetisch. Obwohl die Extremitäten und Teile des Körpers so eine teilweise Unabhängigkeit erreichen, ist ihre vollkommene Loslösung aus den totalen Mustern niemals möglich. Die Bewegung eines Gliedes bleibt bis zu einem gewissen Grad immer der Kontrolle des gesamten Organismus untergeordnet. Die Aktion eines totalen Musters muß immer unterdrückt werden, ehe eine lokalisierte Aktion eingeleitet wird. Dies bedeutet, daß normale funktionelle und geschickte Aktivität weitgehendst eine Frage hemmender Kontrolle ist. Die Entwicklung ist eng in Zusammenhang mit der stufenweisen Verbesserung der Haltungskontrolle gegen die Schwere zu bringen. Tatsächlich kann man den langen Weg der Entwicklung beim Kind zusammenfassen als die Reifung der Haltung gegen die Schwere in Assoziation mit dem Aufbrechen der totalen Muster. Gatev (1972) schrieb über die Rolle der Hemmung bei Entwicklung motorischer Koordination: „Mangelhafte Koordination rührt von ungenügender Entwicklung hemmender Aktivität her." Die Qualität der Koordination und ihre Entwicklung in früher Kindheit hängen demzufolge von der Zunahme hemmender Kontrolle ab und nicht vom Zuwachs an Muskelkraft.

Hemmung ist auf jeder Ebene des ZNS aktiv. Der Unterschied zwischen niederen und höheren Integrationsebenen ist nur eine Frage der Komplexität. Auf spinaler Ebene zeigt sich die Hemmung in großen Mustern von Aktivität, d. h. in totalen Synergien von Beugung und Streckung, wie z. B. der Beugefluchtreflex und der Streckstoß. Auf höherer Integrationsebene des ZNS, bis zur höchsten bewußten Kontrolle, wird die Hemmung immer komplexer und erlaubt das Fraktionieren der ursprünglich primitiven und totaleren Bewegungsmuster. Selektive Bewegungen von Teilen des Körpers und der Extremitäten benötigen die Hemmung von Mustern, die für eine spezifische Funktion unnötig sind. Diese Zerlegung macht die große Vielfalt und die unendliche Zahl neuer Kombinationsmöglichkeiten der Muster aus, die für funktionelle Fertigkeiten angepaßt werden. Die Hemmung macht nicht nur selektive Bewegungen möglich, sie spielt auch eine wichtige Rolle bei der Abstufung der Bewegungen, d. h. sie ist ein wichtiger Faktor bei der „reziproken Innervation". Die ausgewogene Aktivität von Anregung und Hemmung während einer Bewegung kontrolliert ihre Geschwindigkeit, ihr Ausmaß und die Richtung. Sherrington (1947) konstatierte, daß Hemmung ein aktiver Prozeß des ZNS ist, das auf Stimulation mit einer Mischung aus Hemmung und Reizung reagiert. Hemmung wirkt auf Reizung und ändert und formt sie zum Zweck der Koordination. Sie modifiziert und kontrolliert eine Aktion. Man könnte auch sagen: „Hemmung ist Kontrolle". Sie macht es uns möglich, trotz Erregung eine Aktion zu stoppen oder sie zu kontrollieren. Eccles (1973) sagt: „Ich denke, daß Hemmung wie ein Bildhauerprozeß ist. Die Hemmung meißelt an der diffusen und ziemlich formlosen (amorphen) Masse der Erregungsaktion und gibt der neuralen Ausführung an jeder synaptischen Schaltstelle eine etwas spezifischere Form. Die Ausschaltung der Hemmung verursacht Erregung durch einen Vorgang, der Enthemmung genannt wird."

Der hirnverletzte Patient leidet unter einem Mangel an hemmender Kontrolle über seine Bewegungen. Dies zeigt sich in einem Auflösen tonischer Reflexaktivität, d. h. in Spastizität, in abnormen totalen Mustern und ebenso in seiner Unfähigkeit, selektive Bewegungen auszuführen. Der Patient wird, als Folge seiner Hirnverletzung, mehr oder weniger von seiner enthemmten abnormen Reflexaktivität beherrscht, die seine normale Aktivität stört. Wenige Patienten werden, selbst in Ruhe, gänzlich von dieser abnormen Reflexaktivität geleitet, aber sie wird sich aus Mangel an hemmender Kontrolle bei jeder Aktivität durchsetzen, die über die Grenze der Reiztoleranz hinausgeht. Dieser Mangel an Hemmung verändert den Patienten sowohl physiologisch als auch psychologisch. Es ist schwieriger mit jemanden zu üben, der erregt ist. Mit Erregung erhöht sich der Tonus selbst bei einer Person mit normalem ZNS, aber eine normale Person kann wenigstens mit normaler Koordination der motorischen Muster reagieren.

Wir alle kennen die Auswirkung der Erregung beim Patienten mit Spastizität aus mangelnder Hemmkontrolle und ihre Wirkung sowohl auf seinen physischen als auch psychischen Zustand. Die Spastizität erhöht sich und bewirkt eine Verschlechterung seiner Bewegungen. Die Bewegungen verlangsamen sich, werden mühsam, oder er wird überhaupt zu steif, um sich zu bewegen. Furcht, Frustration, Kommunikationsprobleme, ja sogar das Treffen einer fremden Person spielen eine Rolle dabei, den Patienten zu verspannen und seine Spastizität zu erhöhen. Einige Beispiele, wie man dem Patienten beibringen kann, seine eigene hemmende Kontrolle über seine Spastizität zu entwickeln, werden mit den Abbildungen auf S. 79–83 gezeigt.

Eine leichte Spastizität findet man fast bei jedem Patienten mit einer Hemiplegie; sie stellt das Hauptproblem beim Umgang mit dem Patienten dar. Eine starke Spastizität macht die Bewegung unmöglich. Eine mäßige Spastizität läßt einige langsame Bewegungen zu, die jedoch mit viel zuviel Mühe ausgeführt werden und daher zu abnormer Koordination führen. Die leichte Spastizität läßt zwar große Bewegungen mit ziemlich normaler Koordination zu, aber die selektive Bewegung eines Extremitätenabschnitts ist unmöglich oder wird ungeschickt ausgeführt. Dies zeigt die enge Relation zwischen Spastizität und Bewegung und zeigt uns, daß die Spastizität wohl für das motorische Defizit des Patienten verantwortlich ist.

Auch die Schlaffheit bringt Probleme, besonders in den ersten Wochen nach dem Schlaganfall. Bei manchen Fällen bleibt diese Schlaffheit nur wenige Tage, bei anderen wochenlang bestehen. Bei wenigen Fällen bleibt der Zustand dauernd erhalten. Das betrifft dann gewöhnlich nur den Arm, doch findet man eine Spastizität auch im Handgelenk und in den Fingern. Nur sehr selten bleibt das Bein schlaff; dies ist höchstens beim sehr alten und verwirrten Patienten, der permanent ans Bett gefesselt ist, zu finden.

Der Kliniker betrachtet die Spastizität als ein lokales muskuläres Phänomen und testet sie, indem er den Grad des Widerstandes prüft, den ein Muskel einer passiven Dehnung entgegensetzt. Dabei werden die Charakteristika der Spastizität gesehen als „übertriebene Streckantwort", „Klappmesser-Phänomen" und „verlängernde und verkürzende Reaktionen". Diese Ansicht wurde durch die Entdeckung der doppelten Innervation (Alpha- und Gammasystem) eines Muskels erhärtet. Man führt neuerdings die Spastizität auf die Enthemmung des Gammasystems (selten des Alphasystems) von höherer hemmender Kontrolle zurück. Diese Ansicht über die Spastizität als ein lokales muskuläres Phänomen bietet die Behandlungsgrundlage. Sie zielt darauf ab, übertriebene „Streckantworten" durch Schienen oder Bandagen zu vermeiden, ebenso den Einsatz von Sehnentransplantaten und anderen chirurgischen Techniken. Eine Verminderung der Spastizität wurde durch intrathekale (lumbal oder innerhalb einer Scheide) Spritzen mit Phenollösungen erreicht (Kelly u. Gautier-Smith 1959). Injektionen mit verdünntem Alkohol oder Phenol (Karbolsäure) in die motorischen Nervenpunkte eines spastischen Muskels fördert auch seine Entspannung, jedoch ohne dauerhaften Erfolg (Gautier-Smith 1976). Auch durch Medikamente kann eine Verminderung der Spastizität erreicht werden.

Wenn man einen Spastiker beobachtet, so fällt auf, daß sich die Spastizität in bestimmten Mustern abnormer Koordination zeigt und daß sie nicht auf einzelne isolierte Muskeln beschränkt ist. Die Haltung und die Bewegungen des Patienten sind stereotyp und typisch; er ist mehr oder weniger in einigen abnormen spastischen Mustern fixiert, die er nicht ändern kann oder aber nur durch exzessive Anstrengungen. Deshalb vermeidet er Bewegungen, die eine dauernd wechselnde Haltungskontrolle und Haltungsanpassung erfordern. An Haltung losgelöst von der Bewegung zu denken, ist höchst irreal, denn Haltung ist tatsächlich in stetem Fluß und sollte nur als „zeitweilig gestoppte Bewegung“ angesehen werden (K. Bobath, 1980).

Reziproke Innervation

Die Wichtigkeit der reziproken Innervation für eine normale motorische Aktivität wurde von Sherrington (1913) hervorgehoben. Er studierte das Wechselspiel antagonistischer Muskelgruppen an Wirbeltieren beim Abwehrreflex und zeigte, daß ein adäquater Reiz die Erregung der Flexorengruppe im gestreckten Bein mit gleichzeitiger Hemmung der antagonistischen Muskelgruppen hervorruft. Er konstatierte, daß diese Hemmung ein aktives und zentrales Phänomen, ausgelöst durch das Zentralnervensystem, ist, und nannte es „reziproke Hemmung“. Er konstatierte auch, daß diese „reziproke Hemmung“ bei einem Wirbeltier ein Artefakt ist, der kaum unter normalen Umständen auftritt. Beim intakten Organismus wird die spinale Hemmung durch höhere zentral-nervöse Einflüsse modifiziert und läßt somit die „reziproke Innervation“ zu. Dies ist eine angemessene Antwort auf die Vielzahl von Stimuli, die im Zentralnervensystem unter normalen Lebensbedingungen eintreten. Agonisten, Antagonisten und Synergisten sind so fein aufeinander eingespielt, daß sie das nötige Zusammenspiel der Muskelgruppen bieten, um Fixation mit Mobilität zu verbinden und optimale mechanische Bedingungen für die Muskelkraft zu schaffen. Unter normalen Umständen sind alle erforderlichen Grade reziproken Zusammenspiels in den verschiedensten Körperteilen und Extremitäten vorhanden, die zur Haltungsfixation, zur Bewegungseinstellung und für die Erhaltung des Gleichgewichts nötig sind.

Bei einigen traumatischen Hemiplegien vergrößert die motorische Ataxie durch die Kleinhirnbeteiligung noch die Schwierigkeit der Koordination beim hemiplegischen Patienten. Dabei finden wir eine Abweichung der reziproken Innervation zur kompletten reziproken Hemmung hin. Die Bewegungen des Patienten werden unkontrolliert, übertrieben im Ausmaß und ohne Kontrolle in den Zwischenpositionen. Willensmäßige Versuche, mit diesem Problem fertigzuwerden, ergeben einen Intentionstremor oder die Unfähigkeit der Bewegungsbegrenzung.

Diese Aspekte gestörter reziproken Innervation sind dafür verantwortlich, daß ein Patient in einigen wenigen abnormen Mustern fixiert ist, und für seine Schwierigkeit, Bewegung zu koordinieren und abzustufen. Der Grad der Fixation in stereotypen Haltungsmustern hängt von der Schwere der Spastizität im einzelnen Fall ab und ist das Ergebnis der Auslösung abnormer Haltungsreflexe, die sich gegenseitig beeinflussen.

Die Behandlung zielt auf die Hemmung abnorm enthemmter Muster der Koordination und die Bahnung höher integrierter automatischer Reaktionen normaler Haltungskontrolle ab und auf spontaner Aktivität. Die Behandlung hilft dem Patienten durch Muster, die Spastizität zu hemmen, Kontrolle über die ungehemmte tonische Reflexaktivität zu entwickeln und zu verbessern. Mit dieser Hemmung werden seine Bewegungen in normalere Funktionsmuster geführt. Mit Hilfe des Behandlers gewinnt der Patient Kontrolle über die enthemmten abnormen, nicht funktionellen Muster.

2. Normale automatische Haltungsreaktionen

Normale Haltungsaktivität bildet den nötigen Hintergrund für normale Bewegungen und für funktionelle Fertigkeiten. Die Basismuster der Koordination, die willkürliche geschickte Aktivitäten möglich machen, sind die normaler Haltungsreaktionen gegen die Schwere. Dieser normale Haltungsreflexmechanismus besteht aus einer Vielzahl dynamischer Haltungsreaktionen. Sie arbeiten zusammen, verstärken und beeinflussen sich gegenseitig, um uns gegen das Fallen zu schützen oder um Muskeln und Gelenke vor Verletzungen zu bewahren. Sie sind aktiv während bzw. ehe eine Bewegung ausgeführt wird. Sie befähigen uns normalerweise ohne Müdigkeit, gegen die Schwerkraft anzugehen, und sie lassen uns die Haltung anpassen, wenn wir in einer unbequemen Lage sind. Sie lassen Bewegungen zu, obwohl sie gegen die Schwerkraft arbeiten müssen, z. B. beim Treppauf- und Treppabgehen, oder wenn man von einem Stuhl oder vom Boden aufsteht. Sie lassen uns unsere Haltung automatisch ändern, *ehe* wir uns bewegen, damit die beabsichtigte Bewegung überhaupt möglich und „leicht" wird. Wir nennen diese Haltungsanpassungen „postural sets". Sie sind Haltungsänderungen in Vorwegnahme und Begleitung jeder Bewegung. Horak (1987) sagt: „Haltungsanpassungen treten nicht nur als Ergebnis von sensorischer Rückkoppelung als Antwort auf unerwartete Störungen auf, sondern auch als Resultat von ‚feedforward' im Vorgefühl erwarteter selbst erzeugter Störungen".

Haltungsreaktionen sind aktive Bewegungen, obwohl sie subkortikal kontrolliert und automatisch sind. Sie geben uns Kopf- und Rumpfkontrolle, stellen die normale Ausrichtung von Kopf zum Rumpf und Körper zu den Extremitäten wieder her oder erhalten sie. Sie geben uns die Möglichkeit, das Gleichgewicht zu halten und – noch wichtiger – es wieder zu erlangen. Ob sie nur in Tonusänderungen bestehen oder als Bewegungen gesehen werden können, sie sind in Mustern koordiniert, die so komplex sind wie die willkürlichen Bewegungen. Es gibt keine Abgrenzung zwischen Haltung und Bewegung, nur fließenden Übergang von einem zum anderen. Haltung ist Teil jeder Bewegung, und stoppt eine Bewegung an einer Stelle, wird sie zur Haltung.

Die Entwicklung der Koordination in früher Kindheit geht Schritt für Schritt wie die Entwicklung von Haltungsreaktionen mit ihrem Erscheinen, ihren Modifizierungen und verschwindet, wenn komplexere und mehr willkürliche geschickte Aktivitäten erworben wurden. Sie treffen zeitlich mit den verschiedenen Meilensteinen bei der motorischen Entwicklung des Kindes beim Gehen und dem Einsatz der Hände zur Selbsthilfe und für Fertigkeiten zusammen.

Die Entwicklung automatischer Kontrolle bei Bewegung wurde von Schaltenbrand (1927) „principal motility" genannt. Für die Behandlung aller Patienten mit einer Läsion des ersten motorischen Neurons ist die Kenntnis der Entwicklung der Koordination notwendig. Für die Untersuchung und die Behandlung unterscheiden wir drei große Gruppen automatischer Haltungsreaktionen:

Stellreflexe

Die Stellreflexe sind automatische Reaktionen, die dazu dienen, die normale Stellung des Kopfes im Raum (Gesicht senkrecht, Mund horizontal) zu erhalten und wiederherzustellen und die Ausrichtung von Rumpf und Gliedmaßen zu gewährleisten. Sie entwickeln sich im Säuglingsalter und sind schon mit fünf Monaten gut ausgebildet. Die Bewegungsmuster dieser Stellreflexe sind die unserer ersten Tätigkeiten, wie z. B. das Umdrehen aus Rückenlage in die Bauchlage und wieder zurück, das Heben des Kopfes aus Rücken- und Bauchlage, in den Vierfüßlerstand gehen, Aufsetzen und Aufstehen. Die Rotation um die eigene Körperachse spielt dabei eine wichtige Rolle. Diese Reaktionen entwickeln sich beim wachsenden Kind, ändern sich nach und nach und werden in komplexere Aktivitäten integriert, wie es z. B. Gleichgewichtsreaktionen und willkürliche Bewegungen sind. Sie sind zur Bildung eines motorischen Musters für den Erwachsenen wesentlich. Ein Leben lang sind sie nötig, um vom Boden aufzustehen, um aus dem Bett zu steigen, um aufzusitzen und um sich hinzuknien.

Gleichgewichtsreaktionen

Die Gleichgewichtsreaktionen sind automatische Reaktionen, die dazu dienen, bei all unseren Tätigkeiten die Balance zu halten oder wiederherzustellen, besonders wenn wir zu fallen drohen. Ihre Entwicklung überschneidet sich nach und nach mit der Entwicklung der Stellreflexe. Jede Verlagerung des Körperschwerpunkts verlangt ständige Haltungsanpassungen bei jeder Bewegung, und selbst bei der kleinsten Änderung muß durch Tonusänderung der Körpermuskulatur entgegengearbeitet werden. Diese Anpassung der Haltung ist manchmal kaum dem Auge sichtbar, kann jedoch durch Palpation oder im Elektromyograph bemerkt werden. Wird der Schwerpunkt beträchtlich verändert (z. B. wenn eine Fallgefahr besteht), so sind die Gleichgewichtsreaktionen Gegenbewegungen verschiedenen Ausmaßes, um die Balance wiederherzustellen. Alle Gleichgewichtsreaktionen, Tonusänderungen und Bewegungen müssen gut koordiniert, schnell, adäquat im Ausmaß und zeitlich gut abgestimmt sein (Weiss 1938, Zador 1938, Rademaker 1935).

Gleichgewichtsreaktionen kann man entweder testen, indem man den Körper gegen einen Fixpunkt, z. B. den Fußboden, bewegt oder mit Hilfe eines beweglichen Brettes oder Kippbrettes. Wir brauchen diese Gleichgewichtsreaktionen bei jeder Form der Vorwärtsbewegung. Mit der Zeit werden sie so gut, daß wir uns normalerweise nur mit dem Rumpf und den unteren Extremitäten im Gleichgewicht halten können und die Arme für andere Manipulationen frei haben. Die Gleichgewichtsreaktionen umfassen die Muster der Stellreaktionen, z. B. Kopfkontrolle und die Rotation von Rumpf und Becken. Sie bilden den ersten Schutz gegen Verletzungen.

Eine andere wichtige automatische Reaktion, die der Entwicklung der Gleichgewichtsreaktionen nahe verwandt ist, ist die „Schutzstreckung der Arme", auch „Parachute-Reaktion" genannt. Diese Reaktion dient als zweite „Verteidigungslinie", wenn sich die Gleichgewichtsreaktionen als ungenügend erweisen und die Arme und Hände zum Schutz des Kopfes und des Gesichts vor Verletzungen eingesetzt werden, wenn man fällt. Beim hemiplegischen Patient verhindert die Spastizität das Auslösen beider Arten automatischer Reaktionen auf der betroffenen Seite. Deshalb nimmt der Patient auch ungern beim Sitzen, Stehen und Gehen sein Gewicht auf diese Seite.

Automatische Adaption der Muskeln bei Haltungsänderungen

Diese automatischen Reaktionen kann man im Rumpf und in den Gliedmaßen beobachten. Sie überschneiden sich zum Teil mit den Gleichgewichtsreaktionen. Beim gesunden Menschen beherrscht der zentrale Haltungskontrollmechanismus das Gewicht der Gliedmaßen bei Bewegungen mit und gegen die Schwere. Dieser Vorgang kann „Haltungsausgleich gegen die Schwere" genannt werden. Beevor (1904) machte folgende wichtige Beobachtungen: „Bei jeder langsamen Bewegung mit der Schwere ohne Widerstand sind die Muskeln entspannt, die mit der Schwere arbeiten. Ihre Antagonisten dagegen kontrahieren sich und unterstützen den Körperabschnitt. Geht die Bewegung weiter, so entspannen sich letztere nach und nach ganz."

Er gibt folgende Beispiele:

„Wenn der Körper vornüber fällt, tritt automatisch und offensichtlich ohne Willensanstrengung eine Kontraktion der Rückenstrecker ein. Dies sieht man, wenn man bei einer Rumpfbeuge den Körper mit einer Hand unterstützt. Nimmt man die unterstützende Hand weg, so fällt der Körper nach vorn, und sofort spannt sich der M. erector spinae an. Die Kontraktion ist eine instinktive Schutzreaktion, die automatisch abläuft. Sie findet immer statt, es sei denn, es wird eine willentliche Anstrengung gemacht, um die Kontraktion zu verhindern, wenn sie ausgeschaltet werden kann. Bei einer Rumpfseitbeuge, bei der Widerstand überwunden werden muß, spürt man, daß der M. rectus abdominis und M. erector spinae der gleichen Seite sich zusammen mit dem M. obliquus externus und M. latissimus dorsi kontrahieren, eventuell erfolgt noch eine Kontraktion des M. quadratus lumborus. Bei der Neigung des Rumpfes mit der Schwere zu einer Seite – sagen wir der rechten –, bei der kein Widerstand zu überwinden ist, beginnen die Muskeln der rechten Seite die Bewegung. Sobald aber der Schwerpunkt des Rumpfes über die Mittellinie hinaus verschoben wird, entspannen sich die Muskeln der rechten Seite, und die Muskeln der anderen (linken) Seite, die Antagonisten, kontrahieren sich, genauso wie sich die Rückenstrecker bei einer Rumpfbeuge kontrahieren."

Diese Arbeiten von Beevor wurden durch elektromyographische Beobachtungen von Clemessen (1951) bestätigt.

Wenn der Untersuchende bei einer gesunden Person eine Extremität gegen die Schwere hebt und sie irgendwo im Verlauf der Bewegung unerwartet losläßt, dann fällt sie nicht herunter, sondern wird aktiv und automatisch kontrolliert, z. B. wird die Hand einen Augenblick in dieser Stellung gehalten. Ein Gesunder entspannt nicht, wenn man ihn bewegt, es sei denn mit voller Unterstützung. Die Entspannung ist eine willentlich gelernte Fähigkeit. Die Extremität kann „plaziert" werden. Sie fühlt sich für den Tester leicht an, folgt der Bewegung aktiv und wird durch das ganze Bewegungsausmaß durch die adäquate Kontraktion der Antischweremuskeln kontrolliert. Diese automatische Adaption der Muskeln bei Haltungsänderungen ist Teil und Bestand des normalen Haltungsreflexmechanismus. Sie erlaubt eine weiche und gut kontrollierte Bewegung gegen die Schwerkraft (Abb. **2.1a–c**).

Normale Haltungskontrolle liefert drei fundamentale Voraussetzungen für willentliche und funktionelle Aktivitäten:

1. Den normalen Haltungstonus mäßiger Intensität. Der Ausdruck „Haltungstonus", hier eher verwandt als „Muskeltonus", wird gebraucht, um der Tatsache Nachdruck zu verleihen, daß zur Stabilisierung der Haltung das ZNS Muskeln sofort in Mustern akti-

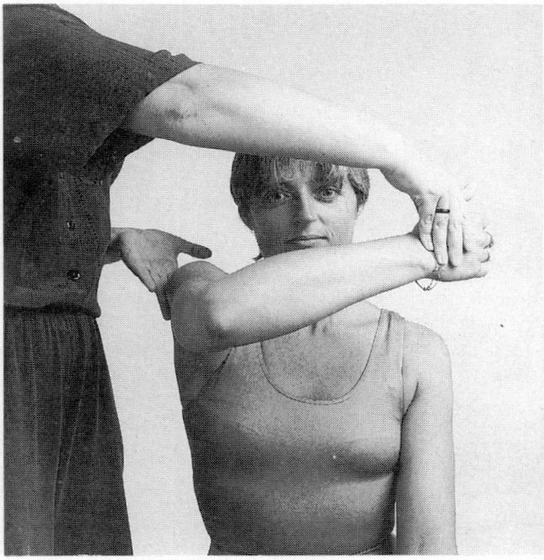

Abb. 2.**1 a–c**
a Automatische Adaption der Muskeln bei Haltungsänderungen (Beschreibung im Text)

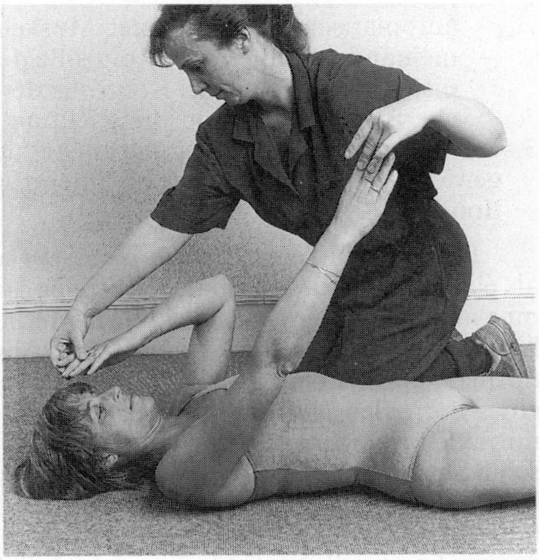

b Ein Gesunder kontrolliert und –

viert, die große Muskelgruppen einschließen. Der Haltungstonus muß hoch genug sein, um der Schwere zu widerstehen, sollte aber tief genug sein, um Bewegung zuzulassen.

2. Die normale reziproke Wechselwirkung der Muskeln für
   – proximale synergistische Fixation, um selektive Beweglichkeit in distaleren Segmenten zuzulassen,

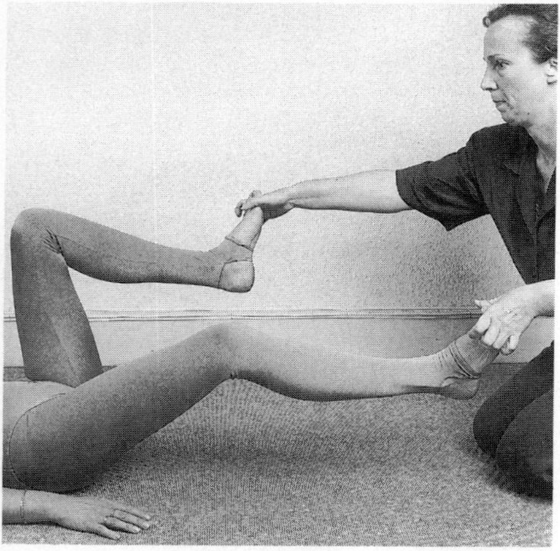

Abb. 2.**1**
c folgt aktiv einer Bewegung

- automatische Adaption der Muskeln zur Haltungsänderung,
- ineinanderübergehende Kontrolle der Agonisten und Antagonisten, ergänzt mit der Kontrolle der Synergisten für die zeitliche Abstimmung und die Richtung der Bewegung.

3. Die automatischen Bewegungsmuster der Stellreflexe und Gleichgewichtsreaktionen, die den Hintergrund für willkürliche funktionelle Aktivitäten bilden.

Die Wirkung einer Läsion im ersten motorischen Neuron kann als eine Störung des normalen zentralen Haltungskontrollmechanismus angesehen werden. Der Eingriff in die normale motorische Fähigkeit wird durch eine pathologische Abweichung von diesen drei normalen fundamentalen Voraussetzungen gekennzeichnet. Anstelle eines normalen Haltungstonus finden wir die Spastizität; statt der normalen Koordination bei Stellreflex, Gleichgewichts- und anderen schützenden Reaktionen, wie z. B. die Schutzstreckung der Arme beim Fallen, finden wir wenige statische und stereotype Haltungsmuster. Wir haben es mit dem Auslösen abnormer Haltungsreflexmuster (eventuell entwicklungsgeschichtlich älteren) zu tun, die dem Patienten übertriebene statische Haltungsmuster bescheren, die wiederum die höher eingegliederten statokinetischen Stellreaktionen und Gleichgewichtsreaktionen verhindern.

3. Abnorme Haltungsreflexaktivität

Die Hauptfaktoren einer abnormen Haltungsreflextätigkeit, welche die Bewegung stören, sind beim hemiplegischen Patienten:

1. assoziierte Reaktionen,
2. die Auswirkung enthemmter asymmetrischer tonischer Nackenreflexaktivität,
3. die Auswirkung enthemmter positiver Stützreaktion.

Assoziierte Reaktionen

Assoziierte Reaktionen wurden von Walshe (1923) als tonische Reflexe definiert, d. h. tonische Haltungsreaktionen in Muskeln, die der willentlichen Kontrolle entzogen sind. Beim hemiplegischen Patienten rufen die assoziierten Reaktionen eine weitverteilte Erhöhung der Spastizität in der ganzen betroffenen Seite hervor. Dies kann wiederum die hemiplegische Attitude verstärken. Ist die Spastizität gering oder mäßig, so tritt eine Erhöhung des Tonus in der Extremität auf und gibt den Eindruck einer „Bewegung", obwohl es nur eine Tonusänderung ist und nicht eine Bewegung im strikt physiologischen Sinn. Bei Patienten mit starker Spastizität und Kokontraktion ruft die assoziierte Reaktion eventuell keinen Bewegungsausschlag der Extremität hervor, sondern ist nur durch Palpation aufzuspüren. Assoziierte Reaktionen sollten von assoziierten Bewegungen (auch synkinetische Bewegungen), die man bei kleinen Kindern und bei Erwachsenen sehen kann, wenn sie neue und schwierige Aufgaben lernen, differenziert werden. Sie sind identische Bewegungen beider Extremitäten, wobei die Aktivität einer Gliedmaße die der anderen auf der gegenüberliegenden Seite des Körpers verstärkt (Fog u. Fog 1963).

Walshe (1923) sagt:

„In keinem der untersuchten schlaffen Fälle konnte man irgendeine Spur assoziierter Reaktionen im Arm oder im Bein feststellen. Bei den spastischen Fällen bestand eine mehr oder weniger gut entwickelte Reaktion auf kraftvolle willentliche Aktivität in der normalen Gliedmaße . . . Die assoziierten Reaktionen sind um so kräftiger und um so länger anhaltend, je stärker die vorhandene Spastizität ist . . . Die Antwort ist von relativ langer latenter Dauer, ist gewöhnlich langsam in ihrer Entwicklung und kann den Reiz überdauern.

Die Dauer einer assoziierten Reaktion entspricht grob der einer Bewegung oder Kontraktion, die sie hervorgerufen hat. Bei einigen Beispielen besteht allerdings eine verlängerte Nachkontraktion oder eine tonische Verlängerung des Spasmus, die einige Sekunden dauert. Bei einem Fall war die assoziierte Reaktion noch nach 40 Sekunden von ungemein hoher Intensität ..., man kann also aussagen, daß je spastischer eine Extremität, desto länger die Latenz und Nachkontraktion. Es ist eine Tatsache, daß antagonistische Muskelgruppen, also Extensoren und Flexoren, in gleichzeitiger Kontraktion beobachtet werden müssen."

Nathan (1980) drückte ähnliche Ideen so aus:

„Jeder Antwort folgt ein Nach-Ausstoß. Dies wirkt auf die Muskeln, die reagiert haben. Diese Nachreaktion breitet sich auf viele andere Muskeln aus ... Einige Gründe sind die exzessive Aktivität der motorischen Neuronen, der erhöhte Muskeltonus, die niedere Reizschwelle, ebenso wie exzessive und ausgedehnte Antworten auf alle Reize; diese Merkmale bilden die Spastizität."

Assoziierte Reaktionen und ihre Wirkung auf Patienten mit Spastizität

Assoziierte Reaktionen findet man bei allen Patienten mit Spastizität, nicht nur bei Hemiplegien, sondern auch bei Patienten mit spastischer Diplegie und Tetraplegie. Walshe beschrieb sie. Er testete sie am Arm eines hemiplegischen Patienten, sie treten jedoch in allen Körperteilen des Patienten auf, die von Spastizität betroffen sind. Sowohl beim Patienten mit Spastizität als auch bei Gesunden ändert sich der Tonus durch Erregung und Anstrengung. Beim Gesunden ist diese Tonuserhöhung jedoch nur kurz und tritt mit normaler Koordination der motorischen Muster auf, die außerdem so variabel ist wie normale Bewegungen. Beim Patienten mit Spastizität jedoch resultiert die Tonuserhöhung aufgrund von Erregung und Anstrengung in stereotypen abnormen Mustern der Spastizität. Sie sind aufgrund der Nachkontraktion lang andauernd. Nachkontraktion hat ihre Ursache in mangelnder Hemmung und spielt eine ungünstige Rolle bei der Ausübung von sich wiederholenden Bewegungen. Mit jedem Versuch, eine Bewegung zu wiederholen, erhöht sich die Spastizität des Patienten, da keine Hemmung zwischen den Bewegungen stattfindet. Die Wirkung solcher Nachkontraktion zeigt sich bei der stufenweisen Verschlechterung wiederholter Bewegungen deutlich. Besonders ist dies beim Gehen und beim Benützen des Armes und der Hand zu sehen. Mit der Erhöhung der Spastizität und der Kokontraktion opponierender Muskelgruppen werden die Bewegungen langsamer, kleiner im Bewegungsausmaß, und sie werden mit gesteigerter Anstrengung ausgeführt. Die Verstärkung und Kräftigung spastischer Muster durch assoziierte Reaktionen können mit der Zeit zu Kontrakturen und Deformitäten führen. Assoziierte Reaktionen können aber auch ihre Ursache in anderen Schwierigkeiten des Patienten haben, z. B. im mangelnden Gleichgewicht, in der Angst zu fallen, wenn der Patient fremde Leute trifft und ebenso bei Patienten mit Dysphasie oder gestörter Lautbildung und Sprachschwierigkeiten. Assoziierte Reaktionen wirken sich nicht nur von der gesunden auf die kranke Seite aus, sondern treten auch im betroffenen Bein auf, wenn der betroffene Arm gehoben wird, und umgekehrt. Dies zeigt uns, daß sich der Patient bei der Behandlung nicht übermäßig anstrengen sollte und daß sein Gleichgewicht verbessert werden muß, um die Angst vor dem Fallen auszuschalten. Es ist absolut wesentlich, den Patienten immer als Ganzes zu betrachten und zu behandeln, sonst kann es passieren, daß man sich auf das Gangbild des Patienten konzentriert und mittlerweile die Chancen der Verbesserung von Arm und Hand geringer wurden. Während man ausschließlich an den Aktivitäten des Armes und der Hand gearbeitet hat, hat sich vielleicht eine Spastizität des Beines erhöht.

Um den schädigenden Einfluß assoziierter Reaktionen bei der Behandlung zu reduzieren, sollte man folgende Punkte beachten:

1. Weniger Spastizität und Nachkontraktion treten auf, wenn die Bewegungen langsam gemacht werden, d. h., man gibt Zeit für „Inhibition“ zwischen den Bewegungen.
2. Der Ausbreitung der Erregung in totale spastische Muster kann durch Hemmung von Teilen dieser Muster entgegengearbeitet werden. Dadurch bahnt der Therapeut hemmende Aktivität des Patienten und reduziert somit seine Spastizität.
3. Sobald sich eine Bewegung verschlechtert, sollte der Therapeut die Spastizität sofort „inhibieren“ (hemmen).
4. Zu Beginn der Behandlung werden Erregung und Anstrengung auf einem Minimum gehalten. Dann stufenweise erhöht, jedoch nur soweit, daß der Therapeut die Qualität der Bewegung durch „Inhibition“ kontrollieren kann.
5. Der Therapeut hilft dem Patienten dabei, seine Spastizität durch den Einsatz selektiver Bewegungen selber zu beherrschen.

Auswirkung enthemmter asymmetrischer tonischer Nackenreflexaktivität

Die asymmetrischen tonischen Nackenreflexe sind wie die assoziierten Reaktionen enthemmte tonische Reflexe, die ihrer höheren kortikalen Kontrolle beraubt sind. Beim Spastiker beeinflussen sie die Verteilung des Tonus und die Haltung der Extremitäten, und zwar mehr die der oberen als der unteren Extremitäten. Auf die Drehung

a b

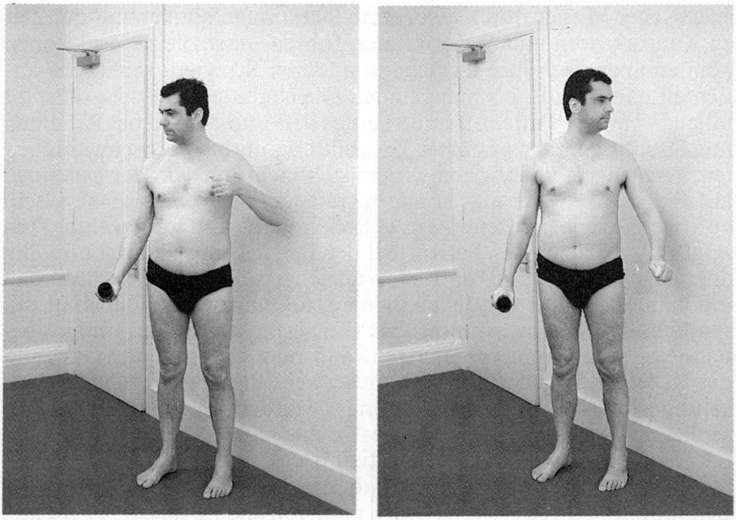

Abb. 3.**1 a+b**
a Patient mit mäßiger Spastizität. Wechselwirkung des asymmetrischen tonischen Nackenreflexes und assoziierter Reaktionen – Kopf nach rechts gedreht
b Derselbe Patient wie **a** – Kopf nach links gedreht

des Kopfes zu einer Seite erhöht sich der Strecktonus der gesichtsseitigen Gliedmaßen und vermindert sich in den hinterkopfseitigen Gliedern mit relativer Zunahme des Beugetonus in den letzteren. Die Stärke der Reaktion schwankt im Einzelfall. Beim schwer betroffenen Spastiker können wir bei der Kopfdrehung zur betroffenen Seite eine sofortige Reaktion mit starrer Streckung der gesichtsseitigen Extremitäten beobachten. Wird der Kopf zur gesunden Seite hin gedreht, beugt sich die gesichtsseitige Extremität. Bei einem minder stark geschädigten Fall kann die Reaktion einige Sekunden verzögert (Latenzzeit tonischer Reflexe) auftreten, also langsam und weniger betont einsetzen. Walshe (1923) fand heraus, daß die Reaktion stärker ausgeprägt ist, wenn der Patient seinen Kopf selbst aktiv dreht, und noch ausgeprägter, wenn die Rotation kräftig gegen Widerstand erfolgt. In vielen Fällen, und zwar gewöhnlich bei solchen mit leichter Spastizität, kann die Reaktion kaum beobachtet werden. Obgleich Tonusveränderungen auftreten können, sind sie nicht deutlich genug, um sich in einer sichtbaren Bewegung niederzuschlagen. Eine

Prüfung des Widerstandes gegen passive Beugung oder Streckung der Extremitäten wird aber diese Tonusveränderungen aufzeigen. Wenn der Arm vorher im Beugespasmus gehalten wurde, wird er bei Rotation des Kopfes als Gesichtsarm einen verminderten Widerstand gegenüber der Streckung zeigen. Der „Hinterhauptarm“ wird einen verstärkten Widerstand gegen passive Streckung zeigen.

Die beiden tonischen Reflexe – assoziierte Reaktionen und tonische Nackenreflexe – wirken wechselseitig. Die Beugespastizität des betroffenen Armes wird stärker, wenn der Kopf von der betroffenen Seite weggedreht wird und der Patient mit der gesunden Hand einen Gegenstand drücken soll (Abb. 3.1**a**), aber der Arm streckt sich eventuell, wenn der Kopf zur hemiplegischen Seite gedreht wird, während der Patient einen Gegenstand mit der gesunden Hand drückt (Abb. 3.1**b**).

Auswirkung enthemmter positiver Stützreaktion

Die positive Stützreaktion ist die statische Modifikation des Extensorenstoßes, eines von Sherrington (1947) beschriebenen Spinalreflexes. Er besteht aus einer kurzen Streckreaktion, die durch einen plötzlichen Druck auf den Fußballen ausgelöst wird und die gesamte Streckmuskulatur der Extremitäten mit Entspannung ihrer Antagonisten beteiligt.

Der auslösende Reiz für die positive Stützreaktion wirkt zweifach:

1. ein körpereigener (propriozeptiver) Reiz, hervorgerufen durch Dehnung der tiefen Fußmuskeln, und
2. ein von außen kommender Reiz (exterozeptiver), hervorgerufen durch den Kontakt des Fußballens mit dem Boden.

Die positive Stützreaktion ist charakterisiert durch eine gleichzeitige Kontraktion der Beuger und Strecker. Der funktionelle Einsatz der Antagonisten in diesem Ablauf unterscheidet sich vollkommen von demjenigen bei gewöhnlichen Bewegungen. Die Antagonisten entspannen sich nicht; sie kontrahieren sich und arbeiten so synchron. Das Ergebnis ist eine Fixierung der Gelenke (Kokontraktion).

Die normale positive Stützreaktion läßt eine mäßige Kokontraktion mit der nötigen Mobilität zu. Sie reicht für die Balance aus, für die Bewegung des Körpers nach vorn über das Standbein. Sie erlaubt die Mobilität von Hüfte und Knie, um das Bein für den nächsten Schritt zu heben und um Treppen auf- und abzugehen. Beim spastischen Patienten dagegen ist die positive Stützreaktion ohne höhere Kontrolle und wird mit der Extensorenspastizität des Beines zu einer überschießenden spastischen Reaktion.

Sensorische und perzeptive Störungen

Assoziierte sensorische Störungen und Wahrnehmungsstörungen vermehren beträchtlich die Schwierigkeiten des Patienten. Sie sind ein ernstes Handikap für eine wirkungsvolle Behandlung und beeinträchtigen nachteilig die Chancen der Wiederherstellung. Bei normalen Bewegungen besteht ein enges Verhältnis zwischen den motorischen und sensorischen Zentren im ZNS. Die Fähigkeit, eine normale Bewegung einzuleiten und auszuführen, wird stark von den sensorischen und perzeptiven Störungen beeinflußt. Margaret Reinhold (1951) hat betont, daß „willkürliche Bewegung teilweise abhängig ist von:

a) dem Wahrnehmungsvermögen von Oberflächen- und Tiefensensibilität und
b) motorischer Kraft und Koordination".

Unsere Bewegungen sind die Antwort auf sensorische Reize, die auf unser Zentralnervensystem von außen durch Exterorezeptoren (besonders der distalen), durch Sehvermögen und Hören einwirken. Diese sensorischen Reize werden auf verschiedenen Ebenen im ZNS integriert und bewirken eine koordinierte motorische Antwort entsprechend den Anforderungen der Umgebung. Die so eingeleiteten Bewegungen sind in ihrem Verlauf durch ein ständiges „Feedback" (Reafferenz) von den Propriorezeptoren, Muskeln und Gelenken bedingt. Durch Studien über ihre elektrische Reizbarkeit denken wir gewöhnlich bei der Hirnrinde in anatomisch begrenzten Gebieten sensorisch-motorischer Funktion. Im normal funktionierenden Organismus arbeitet die Hirnrinde jedoch als Ganzes. Wir sollten daher an die sensorisch-motorische Hirnrinde als eine funktionelle Einheit denken. Walshe (1948) drückte dies so aus: „Es scheint daher, daß wir das Pyramidalsystem als einen übertragenden gemeinsamen Weg ansehen können, durch den das sensorische System bei gewollten Bewegungen die Aktivität des nervösen motorischen Mechanismus einleitet und fortlaufend lenkt. Diese sensorische Ergänzung ist eine Bedingung willkürlicher Bewegung, und wenn wir nicht beide in Assoziation sehen, so können wir nicht hoffen, den Sinn beider zu sehen."

Twitchel (1954) betonte auch die Wichtigkeit der Unversehrtheit des sensorischen Systems für die Bewegung. Er fand das Defizit bei komplett reseziertem Extremitätennerv weitaus ernster als das Defizit bei Entfernung der motorischen Zone.

Die häufigsten sensorischen und perzeptiven Störungen sind diejenigen, die mit dem Sehvermögen, dem Hören, dem Muskelsinn und der Berührung zusammenhängen.

Beim Sehvermögen des Hemiplegikers ist die homonyme Hemianopsie (Halbblindheit) eine bekannte Komplikation, die manchmal nur zeitweilig oder aber dauernd auftritt. Sie kann begleitet sein von einer Hemianästhesie oder einem „Unbewußtsein" der ganzen hemiplegischen Seite, d. h., der Patient sieht Gegenstände nicht auf der betroffenen Seite oder ignoriert sie einfach. Der Patient zeigt ganz allgemein kein Interesse für seine Bewegungsunfähigkeit oder für die Unbeholfenheit seiner ganzen hemiplegischen Seite. Eine Hemianästhesie kann im Einzelfall von einem totalen Verlust der Perzeption der ganzen betroffenen Seite – sogar dem Verneinen seiner Existenz bis zur Verzerrung des Haltungsbildes einzelner Teile der betroffenen Seite reichen.

Hörstörungen führen oft zu einem Verständnismangel, wenn man den Patienten anspricht. Typisch ist die ungleiche und sich ständig ändernde Störung, die sich je nach der „Wachsamkeit" des Patienten ändert.

Gewöhnlich zeigt eine rechtsseitige Hemiplegie bei einer rechtshändigen Person eine schwere Spastizität unter Mitleidenschaft der Sprache. Eine linksseitige Hemiplegie charakterisiert oft eine mäßige Spastizität, ja sogar Schlaffheit, dafür mit beträchtlichen sensorischen und perzeptiven Störungen.

Brain (1956) erklärte die Schädigung des Muskelsinnes, des Berührungssinnes und anderer Wahrnehmungen folgendermaßen: „Die Einschätzung der Haltung und der passiven Bewegung ist oft ernsthaft gestört, gleichzeitig das Verständnis leichter Berührung, deren genaue Lokalisierung und das räumliche Unterscheidungsvermögen. Oft leidet die Einschätzung von Größe, Gestalt, Form, Rauheit und Dichte. Das qualitative Element bei Schmerz, Hitze und Kälte wird noch erkannt, aber bei Wärmereizen der mittleren Skala kann der Patient oft schwer sagen, welcher Reiz wärmer ist."

Thalamische oder perithalamische Läsionen haben oft den Verlust der Lageeinschätzung einer Extremität im Raum und ihre Relation zum übrigen Körper zur Folge. Das kann entweder die Einschätzung einer Stellung betreffen oder die Bewegung selbst oder beides. Die Einschätzung einer Bewegung eines Gliedes ist weniger häufig betroffen als die Lage, in der sich ein Glied eine gewisse Zeit befindet.

Kortikale Läsionen rufen Veränderungen hervor, die oft insidiös (schleichend, heimtückisch) und fluktuierend sind. Sie variieren mit dem allgemeinen Bewußtseinszustand des Patienten. Sie zeigen Symptome kortikaler Unaufmerksamkeit und Auslöschung eines Reflexes. Wenn identische Teile der Arme oder Beine gleichzeitig berührt werden, wird die Berührung nur auf der nichtbetroffenen Seite aufgenommen, obwohl diese Berührung wahrgenommen wird, wenn sie nur auf der betroffenen Seite ausgeführt wird.

Bei älteren Menschen wird die Behinderung oft noch durch Senilität, Alterssklerose und vorübergehende Verwirrung verschlimmert.

Diese assoziierten sensorischen Handikaps können sich in der frühen akuten Phase, während der ersten Wochen oder Monate, mit oder ohne Behandlung bessern. Für den Patienten mit einer älteren Hemiplegie haben sie jedoch großen Einfluß sowohl auf die Prognose als auch auf die Wirkung der Behandlung.

Folgerungen in bezug auf die Behandlung

Die Prinzipien und Techniken der später beschriebenen Behandlung beruhen auf der Ansicht, daß die Spastizität durch das Auslösen eines abnormen Haltungsreflexmechanismus verursacht wird. Dies ergibt eine übertriebene statische Funktion auf Kosten der dynamischen Haltungskontrolle. Es wird hier versucht, die zunächst empirisch entwickelte Behandlung zu beschreiben. Der Versuch sollte aber nur als eine Arbeitshypothese betrachtet werden, um beobachtete Tatsachen zu erklären (Bobath, K., 1980).

Ziel der Behandlung ist es, dem Patienten die Kontrolle über die enthemmten spastischen Muster durch Hemmung zu vermitteln. Diese Hemmung wird mit speziellen Techniken der Handhabung des Patienten kombiniert. Damit sollen die Bewegungsmuster höher integrierter Stellreflexe und Gleichgewichtsreaktionen „gebahnt" werden, d. h., es sollen die statisch-kinetischen Bewegungsmuster des normalen zentralen Haltungskontrollmechanismus, welche die automatische Grundlage für normale funktionelle Aktivitäten ist, erleichtert werden.

Mit verschiedenen Anwendungen auf das Sensorium, d. h. mit spezifischen Reizen wie Eis, Bürsten, Vibrationen oder Entspannung zu arbeiten, wie es einige andere Autoren empfehlen, halten wir nicht für die Antwort auf die Probleme. Bei einigen hemiplegischen Patienten entdeckt auch die genaueste klinische Untersuchung keine Anzeichen für eine sensorische oder perzeptive Schädigung. Der Patient kann hören und sehen, er kann Berührung lokalisieren, und er nimmt Bewegungen und Haltungsveränderungen wahr. Aber trotz dieses normalen sensorischen „Inputs" kann der Patient lediglich mit abnormen Haltungen und Bewegungen reagieren. Der Grund liegt darin, daß die Läsion die höher integrierte Aktivität „abschneidet" und den abnormen motorischen „Output", eine Art „Kurzschluß", zu den ausgelösten abnormen Mustern der Spastizität bewirkt. Man sollte daher versuchen, den motorischen „Output" zu ändern, indem man ihn normaleren Tonus und Bewegung fühlen läßt und ihm beibringt, diese beiden ohne Hilfe unter Kontrolle zu bringen. Man muß dem Patienten helfen, nach und nach Kontrolle über seine abnorme Haltungsaktivität zu gewinnen. Er soll lernen, den „Kurzschluß" zu den abnormen Mustern zu umgehen, und damit mehr normalen motorischen Mustern zum Durchbruch verhelfen.

Die Erfahrung hat uns gelehrt, daß in jedem Patienten ungenutztes Potential für eine höhere Aktivität versteckt ist. Die Frage ist, wie man dieses Potential erreichen und, wenn man es erreicht, welche rationale Erklärung man dafür geben kann.

Die „Shunting"-Regel und ihre Anwendung bei der Behandlung

Die „Shunting"-Regel von Magnus (1924, 1926) erklärt bis zu einem gewissen Grad die Art, wie die später in Kapitel 5 und 6 beschriebene Behandlung arbeitet. Sherrington hatte bei seinen Experimenten mit einem Frosch herausgefunden, daß derselbe Reiz in demselben rezeptiven Areal eines bestimmten Reflexes genau gegenteilige Resultate hervorrufen konnte. Kneift man z. B. in die Zehen des gestreckten Beines eines Frosches, erhält man eine totale Beugebewegung des Beines mit Abduktion. Die Flexoren des Beines kontrahieren sich, wogegen sich die Antagonisten, die Extensoren, durch zentrale reziproke Hemmung entspannen. War das Bein jedoch anfangs gebeugt, so ergab das Kneifen der Zehen, d. h., derselbe Reiz in derselben Reizzone, das gegenteilige Ergebnis, nämlich Extension mit Adduktion des Beines. Er nannte dieses Phänomen „Umkehrreflex". Magnus, der von Sherringtons Arbeit unterrichtet war, machte ähnliche Beobachtungen mit dem „Umkehrreflex". Er untersuchte z. B. eine Katze, die auf der Seite auf einem Tisch lag und deren Schwanz über den Tischrand herunterhing. Beim Kneifen der Ferse eines Beines ging der Schwanz nach oben. Die Katze wurde auf die andere Seite gelegt, wieder mit dem Schwanz nach unten und wieder in dieselbe Ferse gekniffen. Wiederum ergab sich die Aufwärtsbewegung des Schwanzes. Bei der Suche nach einer möglichen Erklärung für diese gegensätzliche Reaktion fand er die Antwort bei von Uexkuell (1905). Dieser hatte bei niederen Primitivorganismen, wie den Seesternen, ähnliche Reflexantworten studiert. Von Uexkuell konstatierte, daß bei primitiven Reflexen das Ergebnis der Stimulation mit einiger Genauigkeit vorhergesagt werden könne. Der Stimulus zieht gedehnte Muskelgruppen vor, während die kontrahierten und aktiv verkürzten Muskelgruppen in einem Zustand zentraler Hemmung sind.

Auf diesen Experimenten basierend, formulierte Magnus seine „Shunting"-Regel, die viel weiter ging und die man auf die motorische Antwort höher entwickelter Organismen anwenden kann. Er erklärte, daß zu jedem Moment während einer Bewegung vom ZNS der Status der Dehnung und Kontraktion der Muskulatur widergespiegelt wird. Anders ausgedrückt heißt dies, daß der Zustand der Muskulatur während einer Bewegung dauernd in die Verteilung von Erregungs- und Hemmungsvorgängen im ZNS hineinprojiziert wird. Die Körpermuskulatur, d. h. das propriozeptive System, bestimmt also die motorische Ausgabe, also die Antworten, die vom ZNS ausströmen.

Wenn man die Rolle der „Shunting rule" gelten läßt, dann hat man hier ein Mittel in der Hand, den motorischen Output von der Peripherie her zu beeinflussen und zu verändern, d. h. über das propriozeptive System, gewöhnlich mit den proximalen Teilen des Körpers beginnend.

Indem wir die relative Stellung von Körperteilen und Extremitäten beim Bewegen des hemiplegischen Patienten ändern, können wir seine abnormen Haltungsmuster ändern und so den Reizausfluß in die bestehenden „Weichen" der spastischen Muster stoppen. Wir wollen die aktiven Reaktionen des Patienten gleichzeitig in die Kanäle höher integrierter und komplexeren Muster normaler Koordination umleiten. So wird die Spastizität durch Hemmung seiner Muster reduziert, während mehr normale Haltungsreaktionen und Bewegungen gebahnt werden. Wie die bestehenden Muster aufgebrochen und in verschiedenen Kombinationen neu zusammengefügt werden, wird genau im Kapitel „Behandlungstechniken", S. 169, „Stadium relativer Wiederherstellung" beschrieben.

4. Status der Bewegungsmuster zur ersten Beurteilung, Behandlungsplan und Fortschritt

Heute liegen der Behandlung von Hemiplegikern verschiedene Konzepte zugrunde. Jeder sieht und interpretiert die Schwierigkeiten bei ein und demselben Patienten verschieden. Da ist z. B. die Vorstellung der „Rehabilitation", die von der Bewertung der funktionellen Fähigkeiten ausgeht. Es gibt den Aspekt, dem das „Bewegungsausmaß" einzelner Gelenke zugrunde liegt. Manche haben als Grundkonzept die Einschätzung der „Muskelkraft". Schließlich gibt es noch das Konzept, das auf der Einschätzung von „Bewegungsmustern" basiert und deren Einfluß auf selektive funktionelle Aktivitäten; damit beschäftigt sich dieses Buch hauptsächlich.

Beurteilung und Behandlung sollten in naher Beziehung stehen. Eine grundlegende Notwendigkeit ist ein sorgfältiger Test der Probleme eines jeden einzelnen Patienten, wenn optimale Ergebnisse durch die Behandlung erzielt werden sollen. Beides sollte nicht unabhängig voneinander betrachtet werden. Die Behandlung sollte auf der Grundlage häufiger und sorgfältiger Einschätzungen geplant und weitergeführt werden. Die Behandlungsmethode des Therapeuten, seine Ziele der Behandlung und die Wahl der Techniken sollten dadurch bestimmt sein, wie er die Probleme des Patienten sieht, einstuft und auswertet. Viele Testpläne von heute haben jedoch keine Beziehung zu den Methoden und Behandlungszielen. Wertvolle Hilfe für den Behandlungsplan und für entsprechende Information in bezug auf Behandlungsergebnisse geht verloren.

Ehe wir den Begriff der Beurteilung der motorischen Muster genauer betrachten, wollen wir zunächst kurz die anderen erwähnten Konzepte ansehen.

„Rehabilitation" (Konzept und Beurteilung)

Bei diesem Konzept befaßt man sich mit der Einstufung der funktionellen Fähigkeiten des Patienten, z. B. Selbsthilfe und tägliche Lebensfunktionen. So wichtig dies ist, so ist es doch eher eine quantitative als eine qualitative Einschätzung. Sie gibt keine Auskunft über die Qualität oder die Verbesserung der Funktion der betroffenen Seite, sondern gibt nur allgemein an, was der Patient im ganzen kann, mit oder ohne Gebrauch der kranken Gliedmaßen. Ebenso gibt die Einschätzung der funktionellen Tätigkeit selbst keinen Hinweis, wie sie ausgeführt wird; wieviel wird dabei von der betroffenen Seite getan? Werden Ausweich- oder abnorme Bewegungen gemacht? Oder in welchem Ausmaß kompensiert die gesunde Seite die kranke? Diese Beurteilung schätzt eher eine Fähigkeit ein – wie normal sie auch sein mag –, als daß sie die Qualität der Funktion bestimmt. Sie kann keine angemessene Anleitung zu einem Behandlungsplan sein, der auf Verbesserung der funktionellen Muster und zur Einschätzung der erreichten Besserung der kranken Seite hinzielt.

„Bewegungsausmaß" einzelner Gelenke (Konzept und Beurteilung)

Die Beurteilung des Bewegungsausmaßes einzelner Gelenke beruht auf dem Gedanken, daß passive Bewegungen eines jeden Gelenkes während seines gesamten Ausmaßes verläßlich Auskunft geben über: die Fähigkeit des Patienten, das passiv ausgeführte Bewegungsausmaß aktiv zu bewältigen, falls seine Muskeln kräftig genug für die Bewegung sind.

Dieser Test wird gewöhnlich in Verbindung mit dem funktionellen Test ausgeführt, steht aber in keiner Verbindung zu ihm. Er zieht die Auswirkung der Spastizität auf das Bewegungsausmaß nicht in Betracht. Wo keine Spastizität ist, da ist das Bewegungsausmaß beim Hemiplegiker unvermindert, außer in einigen Fällen bei älteren Patienten mit lang bestehenden Hemiplegien, bei denen Gelenkveränderungen aufgetreten sind. Das Ausmaß und die Verteilung der Spastik sind unbeständige Faktoren. Bewegungsausmaß wie Einschränkung des Bewegungsausmaßes sind bei Spastikern unbeständig und veränderlich. Kelly u. Gautier-Smith (1959) schreiben: „Bis jetzt wurden keine objektiven Maßnahmen zur Messung von Spastizität gefunden, und die klinischen Beobachtungen bleiben die beste Methode. Messungen des Bewegungsausmaßes sind ungenau; elektromyographische Aufzeichnungen zeigen tägliche Unterschiede. Der Grad der Spastik ändert sich häufig von Tag zu Tag." Darüber hinaus gibt der Test über das Bewegungsausmaß einzelner Gelenke keinen Aufschluß über ihren funktionellen Gebrauch. Gelenke können bei passiver Bewegung im einzelnen voll beweglich sein, aber in Mustern, gleichzeitig mit anderen Gelenken getestet, Einschränkungen aufweisen. Es kann z. B. die Handstreckung in vollem Ausmaß möglich sein, wenn der Patient nicht gleichzeitig Finger und Ellbogen streckt. Jedoch kann sie eingeschränkt sein, wenn man bei einem Muster totaler Streckung die Finger und Ellbogen testet. Genauso kann die Supination voll möglich sein bei horizontaler Abduktion des Armes, jedoch nicht, wenn er in der Schulter nach vorn gehoben ist. Die Dorsalflexion im Sprunggelenk kann bei gebeugtem Knie voll vorhanden sein, doch nicht bei gestrecktem Bein. Bei Patienten mit mäßiger Spastik kann die Dorsalflexion im Sprunggelenk sogar bei gestrecktem Knie erreicht werden, wenn das Bein dabei in Außenrotation und Abduktion ist, jedoch nicht bei innenrotiertem und adduziertem Bein.

„Muskelkraft" (Konzept und Beurteilung)

Die Prüfung der Muskelkraft einzelner Muskelgruppen beruht darauf, daß entweder Schwäche oder Lähmung einzelner Muskeln der bestimmende Faktor für die Unfähigkeit oder Mühe des Patienten ist, bestimmte Bewegungen auszuführen. Man beabsichtigt, schwache Muskelgruppen durch Behandlung zu kräftigen, ohne den Grund ihrer Schwäche herauszufinden, gleichgültig, ob die Schwäche nur scheinbar oder real ist.

Der Muskeltest einzelner Muskeln, wie er bei Poliomyelitis oder anderen Muskelerkrankungen ausgeführt wird, ist für Hemiplegiker aus folgenden Gründen unzureichend:

1. Die Muskelschwäche braucht nicht tatsächlich zu sein, sondern relativ zu dem Widerstand der spastischen Antagonisten. Wenn die Spastizität herabgesetzt wird, so können diese „schwachen" Muskeln normale Kraft aufweisen. Beim Besprechen der Ergebnisse von Phenolinjektionen in die Nervenscheide bei der Behandlung von Reflexspasmen und Spastizität erklären Kelly u. Gautier-Smith (1959): „Viele Patienten werden eher durch die Erhöhung im Tonus als durch Muskelschwäche behindert, und bei einigen wurde durch Tonusreduzierung eine überraschende willkürliche Kraft freigesetzt."
   Reziproke Innervation ist bei Spastikern nicht dasselbe wie bei Patienten mit einem normalen ZNS. Die Kontraktion eines Muskels oder einer Muskelgruppe ergibt keine normal angepaßte reziproke Entspannung ihrer Antagonisten. Darüber hinaus ergibt sich eine übermäßige Mitkontraktion der Antagonisten. Diese wird durch den tonischen Dehnreflex verstärkt, der die gedehnten Antagonisten mit abnormer und andauernder Stärke innerviert. Dies erklärt die scheinbare Schwäche der Agonisten. Kokontraktion zeigt sich am deutlichsten proximal. Distal finden wir gewöhnlich reziproke tonische Hemmung, falls eine Muskelgruppe spastisch ist und die Tätigkeit ihrer Antagonisten komplett hemmt. Bei einigen Patienten mit einem niedrigen Tonus besteht ein Element reziproker Hemmung und ein Mangel an Kokontraktion, das adäquat die Kontrolle der Bewegung unmöglich macht.
2. Ein Muskel, der zu schwach erscheint, um sich genügend zu kontrahieren, wenn er als Agonist getestet wird, kann sich kräftig kontrahieren, wenn er in einem Massenmuster (Gardiner 1963) oder als Bestandteil eines abnormen tonischen Reflexes arbeitet (Brunnstrom 1956, 1970, Bobath 1980).
3. Muskelschwäche kann von sensorischem Ausfall herrühren; sie kann entweder taktiler oder propriozeptiver Art sein, oder diese beiden Faktoren können beteiligt sein. Mit entsprechender kräftiger sensorischer Reizung können angeblich schwache Muskeln dazu gebracht werden, sich wirkungsvoll zu kontrahieren.

4. Muskelschwäche bei einer Hemiplegie und die Notwendigkeit von kräftigenden Übungen wird von uns als zweitrangiges Problem angesehen. Für wichtiger halten wir die Tatsache der abnormen Koordination bei der Haltungskontrolle und der Bewegung. Eine Inaktivitätsatrophie kann sich sehr schnell bei einigen traumatischen oder orthopädischen Fällen bilden, besonders nach langer Ruhigstellung im Gips und in Schienen. Bei den Fällen von Spastizität, wo die periphere Nervenzufuhr intakt und die Zirkulation zu den Muskeln nicht gestört ist, ist sie selten. Eine Inaktivitätsatrophie entwickelt sich hier spät, wenn überhaupt. Wir haben Patienten mit sehr alten Hemiplegien und mit starker Spastizität und Kokontraktion gesehen, die gut entwickelte Muskeln hatten und dennoch nicht in der Lage waren, sie für eine Bewegung zu gebrauchen.

Einschätzung von „Bewegungsmustern"

Die folgende Beurteilung der „motorischen Muster" eines Patienten ist eher eine qualitative als eine quantitative. Sie beruht auf der Beobachtung der motorischen Funktion auf der betroffenen Seite des Patienten (Jensen 1989).

Die abnorme Koordination ist die Hauptschwierigkeit des Hemiplegikers, und daher ist die Wertung dieser Koordination von größter Wichtigkeit. Die Probleme der Koordination, denen wir beim Hemiplegiker gegenüberstehen, sind denen ähnlich, die man bei Patienten mit Läsionen des ersten motorischen Neurons findet. Viele der später beschriebenen Tests kann man auch bei diesen Fällen anwenden.

Einschränkung im Bewegungsausmaß und Muskelschwäche sind, wie bereits erwähnt, sekundäre Probleme. Sie sind Merkmale und Symptome der abnormen Koordination bei Haltung und Bewegung des Patienten. Beim Spastiker ergibt sich diese anomale Zusammensetzung der Muskeltätigkeit aus der abnormen Reflextätigkeit durch die Haltung. Die typischen Haltungsmuster werden durch die Wechselwirkung verschiedener enthemmter tonischer Reflexe ausgelöst. Beim Hemiplegiker mit Tonusverlust fehlt die Haltungsreflextätigkeit (normal oder nicht) oder wird unterdrückt. In vielen Fällen findet man eine Mischung aus Spastik und Schlaffheit als enthemmte tonische Reflextätigkeit, gleichzeitig Spastizität im Bein und Mangel an Haltungstonus sowie Mangel an normalen Haltungsreaktionen im schlaffen Arm.

Normale Haltungsreaktionen verlangen einen normalen Tonus. Wiederum ist ein normaler Haltungstonus das Ergebnis normaler Haltungsreaktionen; indem man diese normalen Haltungsreaktionen bei der Behandlung erreicht, kann die Spastik herabgesetzt, bei schlaffen Fällen der Tonus heraufgesetzt werden (Bobath, K. 1966, Bobath, B. 1969).

Die Unfähigkeit des Hemiplegikers, willkürliche Bewegungen auch nur anomal auszuführen, entsteht durch ein Defizit an normalen Haltungsmustern. Willkürliche Bewegungen sind nicht ganz spontan, sondern beruhen auf rein automatischer Haltungskontrolle. Chritchley (1954) schreibt: „... jede gemeinsame Muskeltätigkeit wird, wenn auch nicht auf bewußter Ebene, reguliert, um eine Bewegungsharmonie zu bilden, deren Agonisten die Melodie angeben. So wird eine synergistische Einheit erreicht. Dabei führen nur die Agonisten den vorsätzlichen, willentlichen und bewußten Teil aus, die anderen Komponenten der Bewegung finden auf verschiedenen Ebenen von Unbewußtheit statt." Die automatischen Bewegungen der Haltungsanpassung begleiten die willkürlichen Bewegungen wie Schatten. Die sich dauernd ändernde Haltung geht willkürlichen Bewegungen voraus und erleichtert so ihre Ausführung.

Einschätzung des Haltungstonus und der motorischen Muster

Die medizinische Untersuchung des Arztes gibt dem Therapeuten alle nötigen Informationen über den klinischen Status des Patienten. Aber das ist für die Aufstellung des Behandlungsplanes nicht ausreichend. Zusätzlich muß der Therapeut seinen eigenen Erstbefund erheben. Er muß nicht nur herausfinden, was der Patient kann (einschließlich wie er sich bewegt), sondern auch, was der Patient nicht kann. Er muß herausfinden, wieviel er mit der gesunden Seite kompensiert; ob er wirklich soviel Kompensation braucht, und wie er sie einsetzt. Könnte er erlernen, weniger oder auf geschicktere Art zu kompensieren? Mit anderen Worten, es ist ratsam und nötig herauszufinden, ob der Patient irgendein vernachlässigtes Potential in den betroffenen Gliedmaßen hat, das man erreichen und ausbauen kann. Ist eine gewünschte Funktion abnorm oder schwer auszuführen – oft ist beides der Fall –, dann muß der Therapeut herausfinden, was sie stört und was sie schwierig oder unmöglich macht. Gewöhnlich ist eine enthemmte tonische Reflexaktivität mit Spastizität und abnormer reziproker Innervation die Ursache. Aber auch der Verlust der Erinnerung an frühere Bewegungsmuster und das sensorische Defizit sind ein Problem. Diese Probleme sind nahe verwandt, und wenn man eine Einschätzung und den Behandlungsplan macht, muß man sich dies vor Augen halten. Der erste anfängliche Test gibt uns eine gute Basis, mit der wir die späteren Stadien des Patienten vergleichen können. Aber die Einschätzung macht hier nicht halt: Sie ist ein wesentlicher Teil jeder Behandlung, denn Einschätzung und Behandlung sollten Hand in Hand gehen und niemals als getrennte Gebilde betrachtet werden. Die Ausführung durch den Patienten muß ständig während der Behandlung geschätzt werden, um seine potentiellen Fähigkeiten zu berechnen und um die Behandlung, mit diesem Ziel vor Augen, zu planen. Eine dauernde Neueinschätzung sollte einen systematischen Behandlungsplan möglich machen, der den Schwierigkeiten und Bedürfnissen des Patienten angepaßt ist.

Ein Test der Haltungs- und Bewegungsmuster des Patienten gibt über seine funktionellen Fähigkeiten Auskunft. Man darf nicht nur die motorischen Muster testen, die der Patient für bestimmte funktionelle Geschicklichkeit braucht, sondern auch seine anomalen Muster, welche die normalen stören, testen. So ist es dem Therapeuten möglich, eine Behandlung zu planen, die darauf abzielt, daß der Patient die reiche Kombination an Mustern erhält, die für ihn wesentlich ist, und daß die Muster verhindert werden, welche die normale oder normalere Funktion stören. Ein funktioneller Gebrauch benötigt selektive Bewegungen, eine große Anzahl Bewegungsmuster und dazu einen variablen Haltungshintergrund, der diese Bewegungen unterstützt. Bei Spastizität ist die Haltung in ein oder zwei typisch anomalen Haltungsmustern zu einer statischen Funktion reduziert. Die Muskeln können dann nur noch als Teil dieser Synergisten arbeiten, und daher kann keine angemessene Funktion stattfinden.

Bernstein (1967) schreibt dazu: „Man ist überrascht durch die Tatsache, daß nicht ein Fall pathologischer Koordination bekannt ist, bei dem nicht gleichzeitig auch eine Pathologie des Tonus besteht, und daß nicht ein einzelner nervöser Apparat bekannt ist, der nur einer dieser Funktionen zugeordnet werden kann, ohne mit den anderen verbunden zu sein."

Der Status der Haltungsmuster des Patienten enthält auch die Stärke des Haltungstonus und zeigt die Ausbreitung seiner Spastizität. Wie schon erwähnt, kann Spastik nicht genau gemessen werden, da sie veränderlich ist und ihre Stärke sich jeweils mit der Veränderung der Erregbarkeit des Patienten wandelt. Ihre Verteilung über die Rumpfmuskulatur ändert sich mit der Lage des Kopfes des Patienten im Raum und seiner Relation zum Körper. Ebenso ändert sie sich durch die Stellung der proximalen Gelenke und Gliedmaßen. Die nahe Verbindung der Spastik mit den typischen abnormen Haltungsmustern des Hemiplegikers macht eine getrennte Prüfung der Spastizität unnötig, da Haltungstonus und -muster gleichzeitig geprüft werden.

Sensorisches Defizit (Auswirkung auf motorische Leistung)

Bei jeder Hemiplegie ist es wichtig, das Empfindungsvermögen zu testen, um herauszufinden, inwieweit das motorische Defizit des Patienten (Verlust von motorischen Mustern oder Muskelschwäche) auf dieses sensorische Defizit zurückzuführen ist. Es ist wichtig, diese Tests von Zeit zu Zeit zu wiederholen, um herauszufinden, ob die sensorischen Stimulierungen bei der Behandlung Änderungen hervorgerufen haben.

Bei diesen Patienten ist das sensorische Defizit von einer großen Vielfalt und Abstufung. Der Mangel kann von leichtem oder teilweisem Verlust bis zur kompletten Agnosie der betroffenen Gliedmaßen reichen. Der Patient kann einen Verlust des Haltungsgefühls haben; das Abschätzen passiver Bewegungen ist nicht möglich. Eventuell kann er Größe, Form und Konsistenz von Gegenständen in seiner betroffenen Hand nicht erkennen. Er kann Berührung, Druck oder Schmerz nicht lokalisieren. Obwohl er vielleicht zwischen warm und kalt unterscheiden kann, ist es ihm nicht möglich, unterschiedliche Grade von Hitze und Kälte festzustellen.

Wie bereits erwähnt, werden bei vielen Hemiplegikern die motorischen Störungen durch die sensorische Beeinträchtigung verstärkt. Patienten mit sensorischem Ausfall fehlt der Wunsch zur Bewegung, und sie wissen auch nicht, wie sie ihre Gliedmaßen oder -abschnitte, die sie nicht richtig fühlen, bewegen sollen. Interessant ist, daß viele Patienten im Bein und im Fuß ein genaueres sensorisches Unterscheidungsvermögen haben als im Arm und in der Hand. Ursache hierfür kann sein, daß das Bein zum Stand und Gang ziemlich früh benutzt wird, dagegen wird die Hand eventuell nie benutzt. Eine weitere Tatsache, die auf die Zusammenhänge von sensorischer und motorischer Wiederherstellung hinweist, scheint dadurch gegeben zu sein, daß die genaue Lokalisierung leichter Berührung und das Unterscheidungsvermögen zweier Punkte eher in den proximalen als in den distalen Anteilen der Gliedmaßen gefunden werden kann. Obgleich der Patient mit mäßigem oder leichtem sensorischen Ausfall einige der wichtigsten Bewegungsmuster erlernen kann, hat doch der Patient mit schwerem und dauerndem sensorischem Ausfall eine schlechte Prognose für die funktionelle Heilung.

Prüfung des Sensoriums

Obwohl natürlich das Prüfen des Empfindungsvermögens Sache des Neurologen ist, haben einige sensorische Tests eine spezifische Bedeutung für die Behandlung und sollten deshalb von dem Therapeuten gemacht werden. Man sollte von Zeit zu Zeit diese Tests wiederholen. Oft tritt als Behandlungsergebnis eine Verbesserung des Empfindungsvermögens auf.

Test für den Lagesinn und die Einschätzung der Bewegung

Sowohl der Lagesinn als auch die Einschätzung der Bewegung sollten getestet werden, da der Patient sehr wohl in der Lage sein kann, eine Bewegung zu merken, aber die Position nach der Bewegung eventuell nicht einschätzen kann, speziell wenn er eine Weile in dieser gelassen wird. Einer meiner Patienten konnte von mir ausgeführte Armbewegungen einschätzen, aber wußte nach dem Schlafen nicht, wo sich sein Arm befand.

Der Patient kann beim Testen in Rückenlage oder im Sitzen sein, oft erhält man bessere Resultate im Sitzen. Der Therapeut bewegt den betroffenen Arm und stoppt die Bewegung in verschiedenen Positionen. Zunächst wird der betroffene Arm gestreckt in der Schulter bewegt, dann folgen zusätzlich Bewegungen des Ellbogens, des Handgelenks und der Finger, so daß eine Vielfalt von Bewegungen passiv ausgeführt wird. Der Patient soll die Bewegungen nachmachen, damit er vergleichen kann, was er tut, mit dem, was der Therapeut mit dem betroffenen Arm getan hat. Dann werden ihm die Augen verbunden, und er muß sich ganz auf sein Gefühl verlassen. Nach jeder Bewegung mit dem betroffenen Arm wird ihm die Augenbinde abgenommen, und er soll die Endposition seines gesunden und betroffenen Armes ansehen und vergleichen, ob es dieselbe ist. Auf diese Art kann man Test und Üben verbinden. Gewöhnlich kann der Patient die Bewegungen in der Schulter besser einschätzen als die im Ellbogen, in der Hand und in den Fingern. Dieselben Tests macht man mit den Beinen und Füßen. Häufig kann der Patient die Bewegung und die Lage des Beines und Fußes besser einschätzen als die im Arm.

Test für die Lokalisation von Druck und leichter Berührung

Der Druck mit einem Finger auf eine Extremität des Patienten wird gewöhnlich besser eingeschätzt als nur eine leichte Berührung. Deshalb sollte der Drucktest zuerst gemacht werden. Der Patient soll „ja" sagen, wenn er die Berührung fühlt, die an verschiedenen Punkten der Gliedmaßen gegeben wird. Wenn er Sprachschwierigkeiten hat, braucht er nur mit dem Kopf zu nicken.

Die Lokalisierung kann vom Patienten angezeigt werden, indem er einen Finger der gesunden Hand auf den Berührungspunkt legt. Ist die Lokalisation gestört, dann zeigt er gewöhnlich an einer proximaleren Stelle an, als es der Berührungspunkt ist. Wird der Unterarm berührt, dann zeigt er den Oberarm an; bei der Hand weist er auf den Unterarm. Oft ist die Einschätzung der Berührung an den Fingern nicht vorhanden, besonders an den Fingerspitzen. Am Bein ist der Drucksinn oft besser als am Arm.

Test des Tastsinnes (Stereognosis)

Ein Gesunder mit verbundenen Augen dreht einen Gegenstand in der Hand hin und her, um ihn zu erkennen. Dies kann der Patient aber nicht, und deshalb hilft es ihm vielleicht, wenn man den Gegenstand in seiner Hand hin und her bewegt. Kann er den Gegenstand nicht erkennen, so kann er vielleicht sagen, ob er hart oder weich ist, lang oder kurz, glatt oder rauh, ob er rund ist oder Ecken hat.

Test des Tonus und der Haltungsreaktionen bei Bewegung

Aufgabe dieses Testes ist es herauszufinden, warum es dem Patienten unmöglich ist, eine bestimmte Bewegung auszuführen, und was dieses verhindert. Man vergleicht die Reaktionen auf „Bewegtwerden" einer gesunden Person mit denen eines Patienten mit einer Hemiplegie. Man muß berücksichtigen, daß Tonus und Bewegung untrennbar sind und gleichzeitig getestet werden können. Eine Person mit einem intakten ZNS, d. h. mit normaler Koordination und Tonus, wird jeder mit ihm ausgeführten Bewegung folgen und sie unterstützen, ganz besonders bei Bewegung gegen die Schwere. Seine Muskeln passen sich aktiv und automatisch jeder Veränderung in der Haltung oder der Bewegung an. Weder gibt er der Bewegung Widerstand – es sei denn willentlich – noch entspannt er ganz, es sei denn, er wird voll unterstützt. Diese automatische Anpassung schützt gegen Verletzung, Gleichgewichtsverlust und Fallen. Die Muster der Koordination bei „Bewegtwerden" sind dieselben wie bei einer identischen Bewegung, die willentlich oder auf Verlangen gemacht wird. Dies bedeutet, daß die Fähigkeit, normal auf „Bewegtwerden" zu reagieren, eine Voraussetzung für normale willkürliche Bewegungen ist. Es zeigt die Präsenz eines normalen Haltungsreflexmechanismus mit seinem normalen Tonus und normaler Koordination.

Ein Patient mit abnormer Koordination und abnormem Tonus paßt sich jedoch den Änderungen der Haltung, d. h. wenn er bewegt wird, nicht normal an. Einerseits besteht bei Spastizität erheblicher Widerstand, wenn man gegen die Muster der Spastizität bewegt; andererseits tritt übermäßige und exzessive Unterstützung auf, wenn man in das Muster der Spastizität hineinbewegt. Wie bereits gesagt, ergänzen sich Tonus und Bewegung und sollten deshalb nicht separat getestet und behandelt werden. Obwohl wir den Tonus nicht sehen können, fühlen wir die Veränderungen im Tonus. Wir können Zeichen der Spastizität nur in ihrer Wirkung auf Haltung und Bewegung sehen. Wir können jedoch die Bewegungen sehen und ihre Qualität einschätzen. Daher testen wir Tonus und Bewegungsmuster gleichzeitig. Wir machen dies, indem wir Tonusveränderungen fühlen und zur gleichen Zeit die Bewegungen des Patienten beobachten.

Der hemiplegische Patient hat seine normalen automatischen Haltungsreaktionen gegen die Schwere verloren. Wenn er sich im Sitzen nach vorn lehnt, dann kontrahieren sich seine Rumpfbeuger anstelle des M. erector spinae, und er droht nach vorn und unten zu fallen. Läßt man ihn sich zur betroffenen Seite neigen, so kontrahieren sich die Seitbeuger des Nackens und des Rumpfes auf dieser Seite. Da sich die Muskeln der gesunden Seite nicht kontrahieren, fällt er gegen die betroffene Seite.

Der Patient hat auch die normale Adaption der Muskeln bei Extremitätenbewegungen gegen die Schwere verloren. Die spastische Kontraktion der Beuger und Depressoren des Schultergürtels, ebenso der Strecker des Beines, unterdrückt die normale Haltungsaktivität ihrer Antagonisten. Anstatt sich während der Bewegung mit der Schwere zu entspannen, verstärkt sich diese spastische Kontraktion sogar noch gegen Ende der Bewegung, d. h., sie wird um so stärker, je weiter sich die Extremität in Richtung der Schwere bewegt. Das führt zu einer totalen Hemmung der Antagonisten, also der Muskelgruppen, die gegen die Schwere halten und arbeiten sollten und die anschließend den Arm oder das Bein wieder heben. Daher kann der Patient an keinem gegebenen Punkt die Bewegung des sinkenden Armes oder des Beines umkehren, am wenigsten am Ende der Abwärtsbewegung. Er kann die Abwärtsbewegung des Armes oder Beines in keinem Stadium anhalten, wenn er nicht mehr unterstützt wird. Deshalb ist es für ihn äußerst schwierig, seinen hängenden Arm zu heben oder aber, wenn dieser gebeugt an seinem Körper gehalten wird, gar sein Bein zu heben, wenn er es ganz gestreckt hat. Die Schwäche der Beuger des Beines und der Elevatoren des Armes ist relativ. Sie steht in direktem Verhältnis zu der ihr von den spastischen Antagonisten auferlegten Hemmung. Damit der Patient seinen Arm oder sein Bein gegen die Schwere heben kann, müssen wir erst einmal den normalen Reflexmechanismus wiederherstellen, der das Gewicht der Extremität gegen die Schwere kontrolliert. Diese Kontrolle können wir erhalten, indem wir zunächst passiv den Arm heben oder das Bein beugen, dann abwarten, bis gegen diese Stellung kein spastischer Widerstand mehr zu fühlen ist, und dann die Extremität Stück um Stück nach unten bewegen. Dabei soll der Patient jede Position halten. Kann er dies nicht, so bewegen wir wieder ein Stückchen weiter nach oben. Kann er am Ende das Bein noch anhalten und kontrollieren, wenn es schon fast gestreckt ist (oder wenn der Arm fast an seiner Seite ist und der Patient ihn nicht fallengelassen hat), dann wird er auch das Bein (oder den Arm) wieder heben können. Hat der Patient die Kontrolle und die Gewalt über das Gewicht seiner Gliedmaßen in jeder Phase einer Bewegung gewonnen, dann kann er sie umkehren und die Glieder mit denselben Muskeln heben, die während der Abwärtsbewegung mit der Schwere aktiv waren.

Dies ist nicht nur eine Testart, sondern auch ein wichtiger Teil der Behandlung, genannt „Halten". Um dem Patienten die aktive Kontrolle zu ermöglichen, sollte man während der Bewegung des Armes oder Beines nur eine minimale Unterstützung geben. Bei den fortgeschrittenen Patienten, die schon verschiedene Kombinationen von Bewegungsmustern funktioneller Fertigkeiten kontrollieren und einsetzen können, sollte der Therapeut das „Halten" in verschiedenen Varianten der Stellungen und Bewegungen erarbeiten. Er kann dies in Adduktion und Abduktion tun, Außen- und Innenrotation, mit gebeugtem oder gestrecktem Ellbogen oder in Supination und Pronation.

Der Therapeut bewegt den Rumpf oder die Gliedmaßen des Patienten in exakt den Bewegungsmustern, die der Patient später auszuführen lernen soll und die im Moment noch von spastischen Mustern gestört werden. Während der Therapeut den Patienten bewegt, testet er die Anpassung an die normalen Haltungs- und Bewegungsmuster, die dem Patienten abgefordert werden. Wenn die Haltungsreflexe normal und unmittelbar sind, tritt eine aktive Anpassung der Muskeln für die Haltungsänderung ein. Das heißt, eine gesunde Person würde einer passiven Bewegung aktiv folgen, vorausgesetzt, es wird ihr nur wenig Unterstützung oder Führung gegeben. Der Gesunde ist nicht „entspannt", wenn er bewegt wird, sondern kontrolliert das Gewicht seines Körpers und der Gliedmaßen aktiv. Wird er an irgendeinem Punkt der Bewegung nicht unterstützt, so fallen seine Gliedmaßen nicht herunter, sondern bleiben automatisch einen Moment in der Luft, ehe die Person sich eine bequemere Stellung sucht, d. h., sie paßt sich an. Während der Gesunde bewegt wird, gibt er der ausgeführten Bewegung keinen Widerstand; seine Glieder fühlen sich leicht an. Reagiert der Patient auf diese normale Art während irgendeiner passiven Bewegungsphase oder während der ganzen geführten Bewegungsfolge, so zeigt dies dem Therapeuten, daß er diesen Teil oder die ganze Bewegungsfolge ohne Hilfe und normal ausführen kann. Ist *Spastizität* vorhanden, so bewirkt sie zweierlei hinsichtlich der vom Therapeuten ausgeführten Bewegung:

1. Wird die Bewegung *gegen* das Muster der Spastik ausgeführt, spürt man *Widerstand*. Das Maß des Widerstandes, der sich dem Therapeuten bietet, zeigt nicht nur das Maß der Spastik. Wichtiger ist das Ausmaß der Bewegungsstörung durch die Spastik bezüglich der selbständigen Bewegung des Patienten. Ist der Widerstand groß, so kann man vom Patienten überhaupt keine Bewegung erwarten. Ist der Widerstand mäßig oder tritt er nur an bestimmten Stellen der Bewegung auf, dann kann der Patient einige Bewegungsabschnitte ausführen, eventuell auch die ganze Bewe-

gung, jedoch nur mit übertriebener Anstrengung und auf abnorme Weise. Ist der Widerstand gering, kann der Patient die Bewegung weitgehend normal ausführen, jedoch mit großer Anstrengung und langsamer als normal. Solch anomalem Widerstand durch Spastik begegnet man im Arm, in der Hand und in den Fingern (bei allen Streckbewegungen, Außenrotation, Supination und Abduktion der Finger und des Daumens). Das gleiche tritt bei Elevation und horizontaler Abduktion des gestreckten Armes und der Hand auf sowie bei voller Abduktion des Armes mit gebeugtem Ellbogen und gestrecktem Handgelenk und Fingern wie beim Berühren der gegenüberliegenden Schulter. Widerstand besteht auch beim Beugen des Ellbogens, wenn der Arm in Elevation ist und horizontal in der Schulter nach vorn gehalten wird. Beim Bein findet man bei allen Beugebewegungen der Hüfte, des Knies und des Sprunggelenks einen Widerstand, bei der Dorsalflexion der Zehen und bei der Eversion im Sprunggelenk.

2. Wird die Bewegung *in* Richtung des spastischen Musters ausgeführt, findet man eine *unkontrollierte Mithilfe* bei der passiven oder unterstützten Bewegung. Diese Verstärkung zeigt sich entweder in einem plötzlichen „Ziehen" durch einen Flexorenspasmus oder in einem plötzlichen „Stoß" durch Extensorenspasmus. Ist der Flexoren- oder Extensorenspasmus stark, d. h., wenn entweder der Zug in Beugung oder der Stoß in die Streckung kräftig ist, so wird auf den Versuch der passiven Umkehr der Bewegung der Widerstand gleich stark sein, und für den Patienten wird die aktive Bewegung ganz unmöglich sein. Ist die Spastik mäßig oder gering, tritt diese unkontrollierte und übertriebene Verstärkung nur am Ende der Bewegung auf. Obwohl der Patient danach die gesamte Bewegungsfolge nicht mehr umkehren kann, hat er doch ein gewisses Bewegungsausmaß, das er kontrollieren und in dem er aktiv die Bewegung umkehren kann.

Bei *Tonusverlust* fühlen sich die Extremitäten des Patienten schwer und unnatürlich entspannt an, wenn sie bewegt werden. Es besteht keine aktive Anpassung der Muskeln auf Haltungsänderung, kein aktives Folgen und Kontrollieren der Bewegung durch den Patienten, keine Möglichkeit, die Bewegung aufzuhalten, auch nicht eine Stellung gegen die Schwere zu behaupten, wenn man nicht assistiert. Dies zeigt dem Therapeuten das Fehlen der normalen Reflexaktivität bezüglich der Haltung und so die Unfähigkeit des Patienten, die Bewegung ohne Hilfe und aktiv auszuführen.

Wenn der Behandelnde die Haltungsreaktion auf Bewegung hin prüft, prüft er auch den Haltungstonus des Patienten und seine Fähigkeit, sich zu bewegen. Übermäßiger Widerstand gegen die vom Behandelnden ausgeführte Bewegung deutet auf anomal spastische Reaktion hin, welche die aktiven Bewegungen des Patienten stören.

Mangel an Haltungstonus bei schlaffen Fällen zeigt sich durch übermäßiges Gewicht des Körpers oder der Extremität, wenn sie ohne Kontrolle durch den Patienten bewegt werden. Sowohl abnorme Haltungsreaktionen als auch Mangel an Haltungsreaktionen, d. h. Spastik oder Schlaffheit, können bei demselben Patienten in verschiedenen Körperteilen vorkommen oder während verschiedener Stadien einer Bewegung. Die Muster der Spastik rufen im Arm Retraktion, Fixation und Depression der Skapula und des Humerus hervor, Kontraktion der Seitbeuger des Rumpfes auf der betroffenen Seite, Innenrotation des Armes im Schultergelenk und Flexion mit Pronation des Ellbogens und des Handgelenks, mit ulnarer Abweichung der Hand. Bei einigen Fällen besteht jedoch eine Außenrotation des Armes mit Supination und Flexion des Ellbogens in Verbindung mit Retraktion in der Schulter. Die Finger sind gebeugt und adduziert, außer bei wenigen Fällen, wo sie gestreckt und adduziert sind. Dies tritt zusammen mit extremer Beugung vom Handgelenk auf.

Das spastische Muster im Bein ruft eine dorsale Drehung des Beckens und ein Hochziehen des Beckens auf der betroffenen Seite hervor. Durch die Drehung des Beckens nach hinten zeigt das Bein meist ein Muster der Außenrotation trotz der Streckspastizität, bei Fällen beidseitiger Spastizität geht sie mit Innenrotation einher. Man kann eine Änderung dieses Außenrotationsmusters beobachten, wenn man das Becken auf der betroffenen Seite nach vorn bewegt und eine Innenrotation auftritt. Die Streckspastizität des Beines zeigt sich in der Streckung von Hüfte und Knie, Inversion des Fußes und Plantarflexion der Zehen.

Die Tests I und II (S. 39–74) werden sowohl als Teil der Behandlung benutzt als auch als Ersteinschätzung des Patienten. Sie geben genaue Information, was man in der Behandlung tun sollte. Obwohl Tests dieser Art mühsam sind, geben sie einen wesentlichen Aspekt der Einschätzung und Behandlung. Sie sind wichtig, um so viel als möglich über die „Bedürfnisse“ jedes einzelnen Patienten herauszufinden.

Zunächst geben wir das Beispiel einer Tabelle für eine kurze Ersteinschätzung. In sie trägt man die funktionellen Fähigkeiten, die Behinderungen und Schwierigkeiten des Patienten und die Gründe dafür ein. Dies macht einen allgemeinen Behandlungsplan möglich, indem uns die Hauptprobleme des Patienten und auch einige seiner Potentiale aufgezeigt werden. Die Tabelle kann aber nicht zur Feststellung einer Besserung benutzt werden.

Kurze Einschätzung und Behandlungsplan bei Hemiplegie Erwachsener

Name des Patienten: A.L. Alter: 54
Adresse: Beruf: Hausfrau
Diagnose: linksseitige Hemiplegie nach subarachnoidaler Blutung
Datum der Untersuchung: 01. 03. 1985
Datum der Erkrankung: 08. 10. 1984 (Trepanation und Abklammerung eines Aneurysmas, 15. 10. 1984).

Unterstreiche und antworte mit „Ja" oder „Nein", wo es möglich ist:

1. *Allgemeineindruck des Patienten.*
Scheinbar älter oder jünger als sein chronologisches Alter.
Kooperation; Teilnahmslosigkeit, emotionale Enthemmung, Depression, Negativismus, Aggression, Euphorie, Labilität.

---

2. *Gesundheitszustand:*
(Wie vorsichtig muß man sein?) Hochdruck, Herzinsuffizienz, Atmung, Schwindel, Schwäche etc. (Anleitung vom Arzt).
Durchblutungsstörungen in Arm und Bein, Knie geschwollen, Sudecksche Dystrophie der Hand, Mittelhandgelenke versteift, Mittelhand ödemisch. Allgemeiner Gesundheitszustand gut.

---

3. *Was kann der Patient?*
Setzt er seinen Rumpf für das Gleichgewicht ein? Benutzt der Patient seine gesunde Seite für jede Tätigkeit?
Geht langsam ohne Stock – sehr steif. Gleichgewicht unsicher. Kann sich mit geringer Hilfe an- und ausziehen, fühlt sich ohne Kontrolle unsicher. Könnte Patient mit weniger Kompensation auskommen?

---

4. *Was kann der Patient nicht tun?*
Gebraucht Arm und Hand für einige Tätigkeiten. Hat eine schmerzhafte fixierte Schulter, eine schmerzhafte Hand, kann nicht auf dem linken Bein stehen und den rechten Fuß heben.

Braucht der Patient wirklich einen Vierpunktstock? Eine Unterarmstütze? Einen Stock? Eine Schiene? Eine Schlinge?
Nein. Eventuell einen Stock im Freien für das Gleichgewicht, aber nicht für die Gewichtübernahme.

Könnte er lernen mit einem Stock oder sogar ganz ohne Hilfsmittel zu laufen?
Ja.

Mit oder ohne Schiene?
Ohne Schiene.

Ist noch vorhandenes Potential auf der betroffenen Seite? Im Arm, in der Hand, im Bein oder im Fuß?
Ja, im Arm, im Bein und im Fuß.

Ist der Patient noch im Stadium der spontanen Wiederherstellung?
Ja.

Wie ist das Gleichgewicht im:
Sitz?
Gut, aber ohne Armstütze links.

Stand?

Wenig Gewicht auf dem linken Bein, kein Gleichgewicht im Stand auf dem linken Bein.

Gehen?

Macht mit dem rechten Fuß zu schnelle Schritte, da er kein Gewicht auf das linke Bein nimmt, instabile Hüfte links.

Kann der Patient den betroffenen Arm einsetzen?

Nein.

Die betroffene Hand?

Nein.

Hat er assoziierte Reaktionen?

Hauptsächlich in den Fingern.

Kann er sprechen?

Ja.

Versteht er?

Ja.

Kann er lesen und schreiben?

Ja (Patient ist Linkshänder).

---

5. *Der sensorische Befund:*

(Dieser ist sehr wichtig wegen des Effekts des sensorischen Defizits auf die Bewegung, Muskelkraft und Prognose).

Zu testen sind: Tiefensensibilität (Propriorezeption) des Armes und des Beines, Lagesinn, Einschätzung der Bewegung (beide sind unabhängig voneinander zu testen).

Arm:

Gestört – in der Schulter, im Ellbogen, im Handgelenk und in der Hand – kann Bewegungen einschätzen, aber nicht die Richtung.

Bein:

Gut.

Taktiles Empfinden: im Arm und im Bein. Unterscheidung leichter Berührung. Druck, Stereognosis, Temperatur, Dermatographie.

Berührung distal vom Ellbogen vermindert. Astereognosis (Verlust des Tastsinnes) in der Hand.

Bein:

Gut.

---

6. *Tonus:*

Reaktionstest bei Bewegung im Arm und im Bein. Test in Rücklage und im Sitzen.

Spastizität:

Gibt abnormen Widerstand oder übertriebene Assistenz.

Schlaffheit:

Unkontrolliertes volles Gewicht der Extremität. Eventuell ist beides vorhanden.

Bein:

Extensorenspastizität, schweres Bein, starker Widerstand gegen die Dorsalflexion – Widerstand gegen die volle Kniestreckung. Etwas Adduktorenwiderstand.

Arm:

Schulterschmerz, Innenrotation. Widerstand gegen die volle passive Elevation. Hand sehr steif, Widerstand gegen die Beugung der Fingergrundgelenke, Semiflexion der distalen Gelenke (Dystrophie).

7. *Welches ist das wichtigste und vorrangigste Ziel der Behandlung?*
   Die Mobilisation des Nackens und des Schultergürtels, um Schmerzen in der Schulter und in der Hand zu verhüten. Gewichtsübernahme auf das linke Bein, Verhüten einer Kontraktur im Knie.

8. *Für welche Funktion sollte der Patient in diesem Stadium vorbereitet werden?*
   Kontrolle des Schultergürtels und des Armes, Heben und „Halten" des Armes. Aktive Ellbogenbewegung, hauptsächlich Extension. Stand und Gleichgewicht, Gehen.

9. *Wo liegen die Grenzen der Behandlung?*
   Gebrauch des Armes und der Hand. Schwerer sensorischer Verlust. Dorsalflexion des Fußgelenkes.

10. *Was kann man den Patienten mit geringer Hilfe tun lassen?*
    Mit dem Arm bis jetzt noch nichts.
    Gewicht auf sein linkes Bein und gestrecktes Knie nehmen lassen.
    Vom Stuhl aufstehen, ohne die rechte Hand einzusetzen.
    Besser mit Hilfe gehen lassen als ohne Hilfe.

11. *Was wird man in der Behandlung tun?*
    a) Mobilisation des Schultergürtels, gegen die Retraktion der Skapula in Seitlage, Rückenlage, Sitz und Stand arbeiten. Versuchen schmerzlose Elevation des Armes in Außenrotation zu erreichen, wenn die Skapula beweglich ist und der Schultergürtel vorn. Extension und Halten des Ellbogens gegen intermittierenden Druck erreichen, abwechselnd mit leichter Beugung.
    b) Erhalten und Vergrößern des Beugeausmaßes in den Fingergrundgelenken.
    c) Stand mit Gewicht auf dem linken Bein, die Hüfte vorgebracht, kleine Schritte mit dem rechten Fuß vor und zurück.

Prüfungsmöglichkeiten spezifischer Bewegungen

Zwei Gruppen von Tests, die Auskunft über die Fähigkeiten oder Unfähigkeiten des Patienten für bestimmte Bewegungen geben sollen und über den Fortschritt der Behandlung, werden unter folgenden Überschriften dargestellt:

I. Tests der Qualität der Bewegungsmuster.
II. Tests des Gleichgewichts und anderer automatischer Schutzreaktionen.

Die Tests der Qualität der Bewegungsmuster wurden in drei Stufen entsprechend ihrer Schwierigkeit eingeteilt. Stufe 1 ist der leichteste und Stufe 3 der schwierigste Grad. Die Gradeinteilung soll dem Therapeuten helfen, anfangs die Zahl der Tests bei schwer betroffenen Patienten zu beschränken. Nach und nach können bei Behandlungsfortschritt des Patienten die Stufen 2 und 3 hinzugefügt werden. Tests des „Gleichgewichts und anderer automatischer Reaktionen" können nur bei mäßigen und leichten Fällen versucht werden und wurden daher nicht in Grade aufgeteilt.

I. Tests der Qualität der Bewegungsmuster

Der Patient, der sich aktiv bewegen kann, d. h. der Patient mit mäßiger Spastik, kann nur totale Beuge- und/oder Streckmuster anwenden. Ihm fehlt selektive Bewegung. Beugemuskeln können sich in einem totalen Beugemuster der ganzen Extremität gegen den Widerstand der Streckspastizität kontrahieren. Extensorenmuskeln arbeiten nur in ganzen Streckmustern gegen den Widerstand der Beugespastizität. Diese zwei totalen Muster lassen nur einen begrenzten funktionellen Gebrauch und ein anomales Gehen zu, wobei die Funktion der Hand gänzlich unmöglich ist.

Bei leichten Fällen von Spastik ist eine etwas größere Vielfalt von motorischen Mustern möglich. Es fehlt jedoch immer noch die notwendige, unabhängige und selektive Bewegung einzelner Gliedabschnitte für den funktionellen Gebrauch. Die Bewegungen sind langsam, mühsam und ungeschickt. Dr. Denis Williams sagte bei einem Vortrag über Spastizität: „Wenn man mit seinem Zeigefinger winken will, ist nicht die Beugung des Zeigefingers wichtig, sondern die Hemmung des totalen Beugemusters des Armes." Dieses Beispiel zeigt deutlich das Problem bezüglich des Mangels selektiver Bewegung beim Hemiplegiker. Es ist die Hemmung, oder – man könnte sagen – die Aufspaltung totaler Beugemuster des Armes, welche die selektive Bewegung möglich macht, und nicht die Kontraktion oder die Unfähigkeit der Kontraktion eines bestimmten Muskels oder einer Muskelgruppe. Dieselbe Schwierigkeit besteht bei allen anderen selektiven Bewegungen, seien sie nun unabhängige Bewegungen der Sprunggelenke, der Zehen, des Knies, des Ellbogens, des Handgelenks oder der Finger.

Funktionelle Bewegungen brauchen bei jeder Stufe, von den relativ einfachen automatischen Haltungs- und Gleichgewichtsreaktionen bis zu den komplexen und feinsten selektiven Bewegungen, mannigfaltige Kombinationen von Teilen der mehr totalen und primitiven Bewegungsmuster, die in einem frühen Stadium der Entwicklung der Koordination bestehen. Die große Vielfalt und mannigfaltige Kombination der Bewegungsmuster, die für geschickte Tätigkeit nötig sind, hängt von der Fähigkeit eines jeden Muskels oder jeder Muskelgruppe ab, als Bestandteil vieler Muster zu arbeiten und nicht nur als Teil eines oder zweier totaler Muster. Deshalb werden die Tests so eingestuft, daß man vom einfachsten zu den differenziertesten Bewegungsmustern geht.

Folgende Muster werden geprüft: Tests für Arme und Schultergürtel
Arm und Schultergürtel werden in Rückenlage, im Sitz und Stand getestet, da das Ergebnis unterschiedlich ist.

	Rückenlage		Sitz		Stand	
	ja	nein	ja	nein	ja	nein
Stufe 1 a) Kann der Patient den gestreckten Arm in Elevation halten, nachdem man die Bewegung ausgeführt hat?						
Mit Innenrotation?						
Mit Außenrotation?						
b) Kann der Patient den gestreckten Arm aus der Elevation zur Horizontalen senken und wieder heben?						
Vorwärts nach unten?						
Seitwärts nach unten?						
Mit Innenrotation?						
Mit Außenrotation?						
c) Kann er den gestreckten Arm aus der Horizontalen an den Körper und wieder hochnehmen?						
Mit Innenrotation?						
Mit Außenrotation?						

	Rückenlage		Sitz		Stand	
	ja	nein	ja	nein	ja	nein
Stufe 2 a) Kann er seinen Arm heben, um die andere Schulter zu berühren?						
Mit der Handfläche?						
Mit dem Handrücken?						
b) Kann er seinen Ellbogen in Elevation des Arms beugen, um seinen Kopf zu berühren?						
Mit Supination?						
Mit Pronation?						
c) Kann er seine Hände hinter dem Kopf falten, beide Ellbogen in horizontaler Abduktion?						
Mit gebeugtem Handgelenk?						
Mit gestrecktem Handgelenk?						

	Rückenlage		Sitz		Stand	
	ja	nein	ja	nein	ja	nein
Stufe 3 a) Kann er seinen Unterarm und das Handgelenk supinieren? . . .						
Ohne Seitneigung des Rumpfes zur betroffenen Seite?						
Mit gebeugtem Ellbogen und gebeugten Fingern?						
Mit gestrecktem Ellbogen und gestreckten Fingern?						
b) Kann er seinen Unterarm ohne Adduktion des Armes im Schultergelenk pronieren?						
c) Kann er seinen gestreckten Arm außenrotieren?						
In horizontaler Abduktion?						
Am Körper liegend?						
In Elevation?						
d) Kann er seinen Ellbogen in Supination beugen und strecken, um die Schulter derselben Seite zu berühren? Zunächst mit . . .						
dem Arm am Körper?						
dem Arm in horizontaler Abduktion?						

Tests für Handgelenk und Finger	ja	nein
Stufe 1		
Kann der Patient seine Hand flach auf einen Tisch vor sich legen?		
Kann er dies seitlich tun, wenn er auf der Behandlungsbank sitzt?		
Mit Fingern und Daumen adduziert?		
Mit Fingern und Daumen abduziert?		
Stufe 2		
Kann er seine Hand zum Greifen öffnen?		
Mit gebeugtem Handgelenk?		
Mit gestrecktem Handgelenk?		
Mit Pronation?		
Mit Supination?		
Mit adduzierten Fingern und Daumen?		
Mit abduzierten Fingern und Daumen?		

Stufe 3	ja	nein
a) Kann der Patient greifen und seine Finger dann wieder öffnen?		
Mit gebeugtem Ellbogen?		
Mit gestrecktem Ellbogen?		
Mit Pronation?		
Mit Supination?		
b) Kann er einzelne Finger bewegen?		
Daumen?		
Zeigefinger?		
Kleinfinger?		
Ring- und Mittelfinger?		
c) Kann der Patient Finger und Daumen opponieren?		
Daumen und Zeigefinger?		
Daumen und Mittelfinger?		
Daumen und Kleinfinger?		

Tests für Becken, Bein und Fuß (in Bauchlage)	ja	nein
Stufe 1		
Kann der Patient das Knie ohne Hüftbeugung beugen?		
Mit dem Fuß in Dorsalflexion?		
Mit dem Fuß in Plantarflexion?		
Fuß nach innen gedreht? (Inversion)		
Fuß nach außen gedreht? (Eversion)		
Stufe 2		
Kann der Patient mit beiden Beinen außenrotiert und gestreckt liegen, Fuß dorsal flektiert und nach außen, mit Fersenberührung?		
Kann der Patient diese Stellung halten?		
Kann er sein betroffenes Bein wieder nach außen drehen, um die Ferse des gesunden Beines zu berühren, nachdem es vom Therapeuten nach innen gedreht wurde?		
Kann er die Innen- und Außenrotation allein ausführen?		
Stufe 3		
a) Kann der Patient beide Fersen zusammenhalten, wenn beide Knie im rechten Winkel gebeugt sind?		
Betroffener Fuß nach innen gedreht? (Inversion)		
Betroffener Fuß nach außen gedreht? (Eversion)		
b) Kann der Patient das Knie des betroffenen Beines im rechten Winkel gebeugt lassen und abwechselnd im Sprunggelenk dorsal und plantar flektieren?		
Fuß nach innen gedreht?		
Fuß nach außen gedreht?		
Ohne sein Knie zu bewegen?		

Tests für Becken, Bein und Fuß (in Rückenlage)

	ja	nein
Stufe 1		
a) Kann der Patient das betroffene Bein beugen?		
Bei gebeugtem gesunden Bein, Fuß von der Unterlage abgehoben?		
Bei gestrecktem gesunden Bein?		
Ohne den kranken Arm zu beugen?		
b) Kann der Patient aus der Streckung seine Hüfte und das Knie beugen, bis der Fuß auf der Unterlage nahe am Becken ist?		
Kann der Patient sein Bein allmählich strecken, mit dem Fuß auf der Unterlage?		
Stufe 2		
Kann der Patient sein Becken abheben, ohne sein betroffenes Bein zu strecken, beide Füße auf der Unterlage?		
Kann der Patient sein Becken oben halten und sein gesundes Bein heben, ohne sein Becken auf der betroffenen Seite zu senken?		
Kann er das Becken oben halten und die Knie ab- und adduzieren?		
Stufe 3		
a) Kann der Patient seinen Fuß dorsal flektieren?		
Kann er die Zehen extendieren?		
Mit gebeugtem Bein, Fuß auf der Unterlage?		
Mit gestrecktem Bein?		
Mit dem Fuß invertiert?		
Mit dem Fuß evertiert?		
b) Kann er sein Knie beugen, wenn er an der Kante der Behandlungsbank liegt und sein Bein über den Rand der Liege hängt? (Hüfte gestreckt).		

Tests für Becken, Bein und Fuß (im Sitz auf einem Stuhl)	ja	nein
Stufe 1 a) Kann der Patient das geschädigte Bein ad- und abduzieren, Fuß auf dem Boden?		
b) Kann der Patient das betroffene Bein ad- und abduzieren, Fuß weg vom Boden?		
Stufe 2 a) Kann der Patient sein betroffenes Bein anheben und den Fuß auf das gesunde Knie setzen (ohne mit der Hand zu helfen)?		
b) Kann der Patient den betroffenen Fuß nach hinten unter den Stuhl ziehen, Ferse am Boden?		
c) Kann der Patient aufstehen, gesunder Fuß vor dem betroffenen (ohne die Hilfe der Hand)?		
Tests im Stand *Stufe 1* Kann der Patient mit parallelen, sich berührenden Füßen stehen?		
Stufe 2 a) Kann der Patient auf dem betroffenen Bein stehen, gesundes Bein angehoben? . . . . b) Kann der Patient auf dem betroffenen Bein stehen, das gesunde Bein anheben und das Standbein beugen und strecken?		

	ja	nein
c) Kann der Patient in Schrittstellung stehen, das Gewicht vorn auf dem geschädigten Bein, gesundes hinten auf den Zehen?		
d) Kann der Patient in Schrittstellung stehen, das gesunde Bein vorn belastet, das geschädigte Bein hinten halten und das Knie dieser Seite beugen, ohne die Zehen vom Boden zu nehmen?		
Stufe 3 a) Kann der Patient in Schrittstellung stehen, Gewicht vorn auf dem gesunden Bein, das betroffene Bein hinten, und den Fuß heben, ohne die Hüfte des geschädigten Beines zu beugen?		
Fuß nach innen gedreht?		
Fuß nach außen gedreht?		
b) Kann der Patient auf dem geschädigten Bein stehen und es belasten, um einen Schritt mit dem gesunden zu machen?		
Nach vorn?		
Nach hinten?		
c) Kann der Patient auf dem gesunden Bein stehen und einen Schritt mit dem geschädigten Bein nach vorn machen, ohne das Becken hochzuziehen?		
d) Kann der Patient auf dem gesunden Bein stehen und mit dem geschädigten Bein einen Schritt nach rückwärts machen, ohne die Beckenseite hochzuziehen?		
e) Kann der Patient auf dem betroffenen Bein stehen und die Zehen heben?		

II. Tests des Gleichgewichts und anderer automatischer Schutzreaktionen

Wie bereits erwähnt, testen wir die Reaktionen des Patienten und ihre Qualität der Koordination, wenn wir sein Gleichgewicht durch Bewegung stören. Automatische Haltungsreaktionen sind Teil jeder willkürlichen Bewegung. Tatsächlich bilden sie den Hintergrund, auf dem willkürliche Bewegungen ausgeführt werden. Der Mechanismus der Haltungsreflexe, der willkürlichen Bewegungen zugrunde liegt, muß normal sein, ehe man vom Patienten normale oder bessere Bewegungen und Fertigkeiten erwarten kann. Die wichtigsten dieser Haltungsreaktionen beim Hemiplegiker sind folgende:

Gleichgewichtsreaktionen

1. Stütz- und Gleichgewichtsreaktionen auf dem betroffenen Unterarm oder auf dem betroffenen gestreckten Arm, wenn der Patient den gesunden Arm hebt und sich von der Bauchlage in die Seitlage umdreht.
2. Gleichgewichtsreaktionen des Rumpfes und der Beine, wenn er ohne Stütze mit der gesunden Hand sitzt, Belastung auf der betroffenen Hüfte.
3. Gleichgewichtsreaktionen beim Vierfüßlerstand.
4. Gleichgewichtsreaktionen beim Kniestand.
5. Gleichgewichtsreaktionen beim halben Kniestand.
6. Gleichgewichtsreaktionen beim Stand, Füße parallel.
7. Gleichgewichtsreaktionen beim Stand, Füße in Schrittstellung.
8. Gleichgewichtsreaktionen des betroffenen Beines beim Schritt des gesunden Beines.
9. Gleichgewichtsreaktionen beim Stehen auf dem betroffenen Bein, gesundes Bein angehoben.

Schutzstreckung und Belastung auf dem betroffenen Arm

1. Beim Vorwärtsbewegen gegen den Tisch oder eine Wand (Abb. 4.**24**).
2. Beim Seitwärtsbewegen mit der betroffenen Seite gegen einen Tisch oder eine Wand (Abb. 4.**25**).
3. Schutz des Gesichts mit dem betroffenen Arm und der Hand gegen einen geworfenen Ball oder ein Kissen (Abb. 4.**27**).

Um diese Reaktionen zu prüfen, muß der Patient die Teststellung einnehmen und halten können. Er sollte mit bestimmten Bewegungen reagieren, um sein Gleichgewicht wiederzufinden und um sich gegen einen Sturz zu schützen, wenn er unerwartet bewegt oder gestoßen wird. Die Abbildungen auf S. 51 – 72 zeigen normale Gleichgewichtsreaktionen, auf welche der Therapeut hinarbeiten sollte.

1. Gleichgewichtsreaktionen
Der Patient ist in Bauchlage, er stützt sich auf seine Unterarme.

	ja	nein
a) Der Schultergürtel des Patienten wird leicht gegen die betroffene Seite gestoßen. Stützt er sich weiter auf seinem betroffenen Unterarm ab (Abb. 4.**1**)?		
b) Sein gesunder Arm wird abgehoben, als ob er mit der Hand etwas greifen will. Nimmt er sofort sein Gewicht auf den kranken Arm (Abb. 4.**2**)?		
c) Der gesunde Arm wird gehoben und zurückgeführt; der Patient wird auf die Seite gedreht und stützt sich auf den betroffenen Arm. Stützt er sich weiter auf den betroffenen Arm (Abb. 4.**3**)?		

Bei leichten Fällen stützt sich der Patient auf die gestreckten Arme anstatt auf die Unterarme.

Abb. 4.**1**

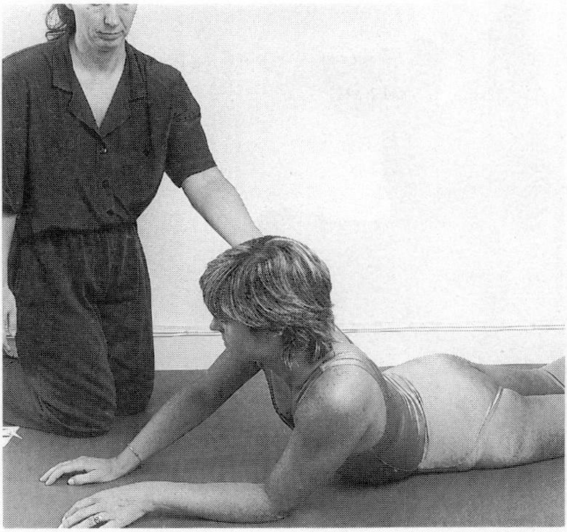

Abb. 4.**2**

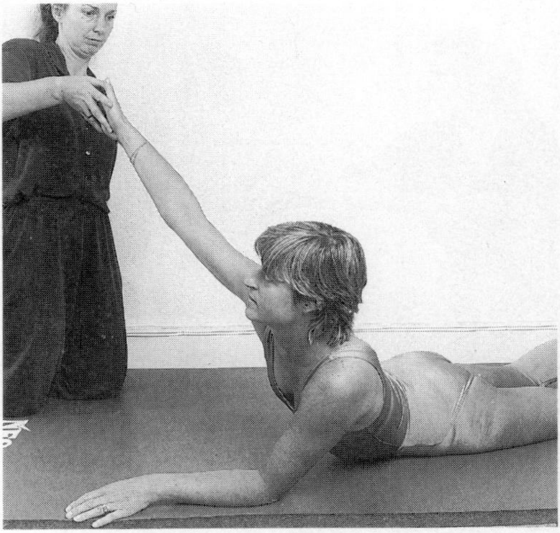

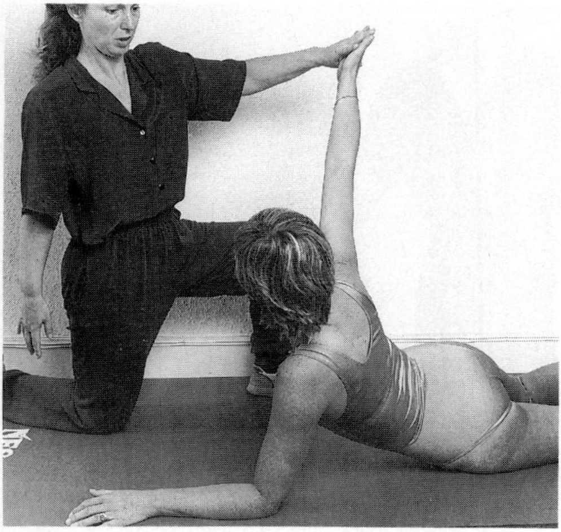

Abb. 4.**3**

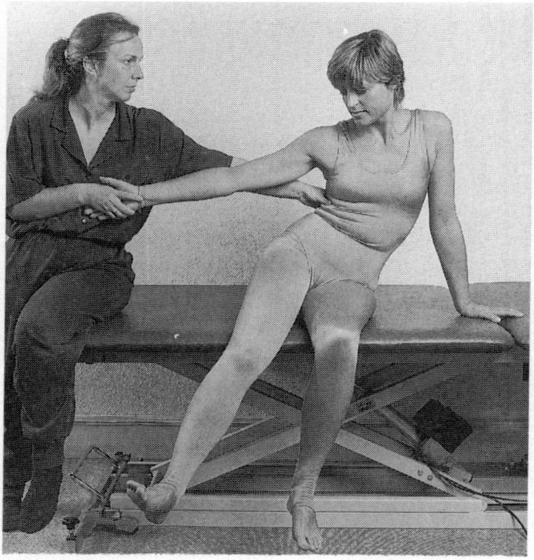

Abb. 4.**4**

Der Patient sitzt auf der Behandlungsbank, die Füße nicht unterstützt.

	ja	nein
a) Der Patient wird leicht gegen die betroffene Seite hin gestoßen. Bleibt er aufrecht?		
Beugt er seinen Kopf gegen die gesunde Seite?		
Abduziert er sein gesundes Bein?		
Benutzt er seinen betroffenen Unterarm als Unterstützung?		
Benutzt er seine betroffene Hand als Unterstützung (Abb. 4.**4**)?		
b) Der Patient wird leicht nach vorn gestoßen. Beugt er seine betroffene Hüfte und sein Knie?		
Streckt er die Wirbelsäule?		
Hebt er den Kopf (Abb. 4.**5**)?		
c) Beide Beine des Patienten werden vom Therapeuten gehoben, Knie gebeugt. Bleibt er aufrecht?		
Bewegt der Patient den betroffenen Arm nach vorn (Abb. 4.**6**)?		
Stützt er sich hinten mit dem betroffenen Arm ab?		

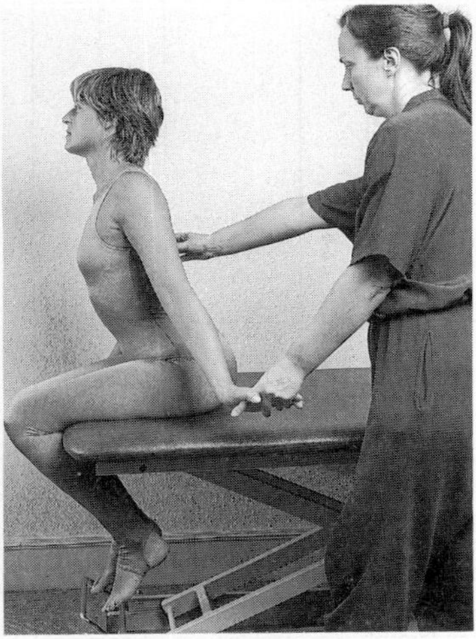

Abb. 4.**5**

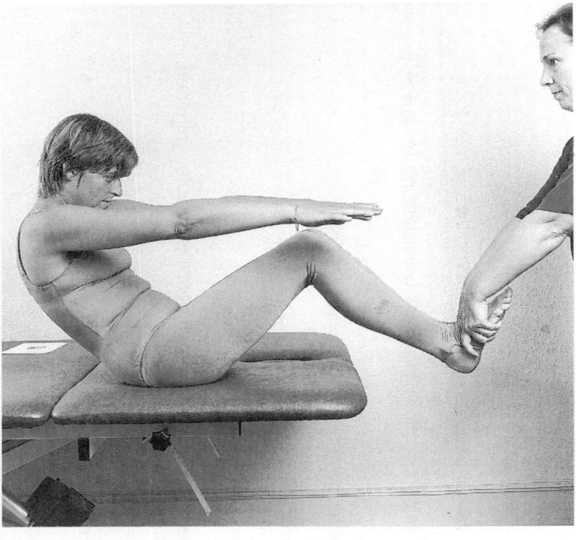

Abb. 4.**6**

Der Patient steht im Vierfüßlerstand	ja	nein
a) Der Rumpf des Patienten wird leicht zur betroffenen Seite hin gestoßen. Abduziert der Patient das gesunde Bein?		
Bleibt der Patient auf allen Vieren (Abb. 4.**7**)?		
b) Der gesunde Arm des Patienten wird abgehoben und vom Therapeuten gehalten. Hält er den betroffenen Arm gestreckt (Abb. 4.**8**)?		
c) Das gesunde Bein des Patienten wird gehoben. Hält er das kranke Bein gebeugt und belastet er es (Abb. 4.**9**)? . . .		
d) Sein gesunder Arm und das kranke Bein werden abgehoben. Hält er den kranken Arm gestreckt (Abb. 4.**10**)?		
e) Sein kranker Arm und sein gesundes Bein werden abgehoben. Bleibt er auf dem kranken gebeugten Bein stehen (Abb. 4.**11**)?		
f) Sein gesunder Arm und das Bein werden gehoben. Verlagert er sein Gewicht gegen die betroffene Seite und hält der Patient diese Stellung (Abb. 4.**12**)?		

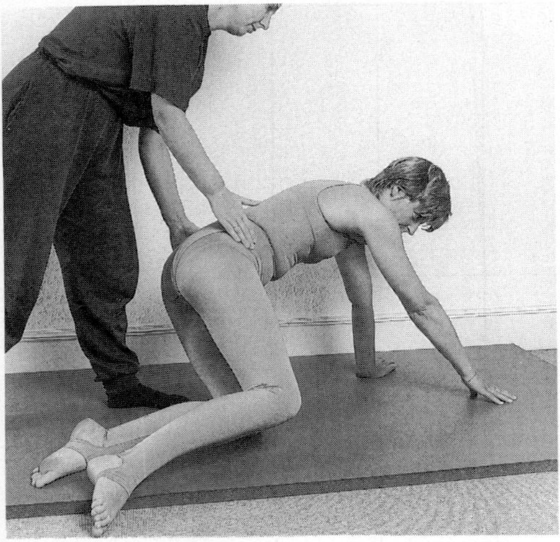

Abb. 4.**7**

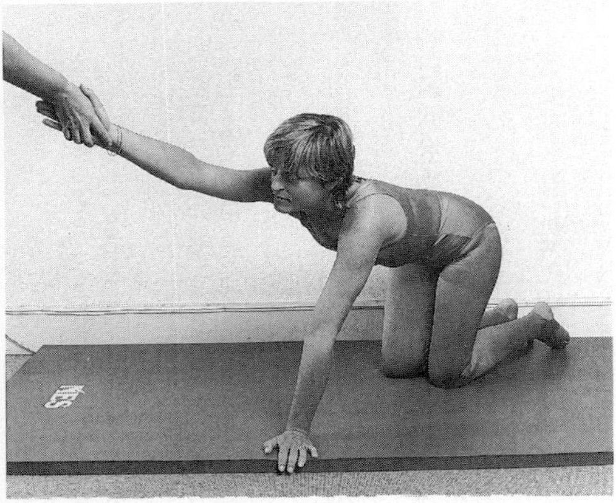

Abb. 4.**8**

Abb. 4.**9**

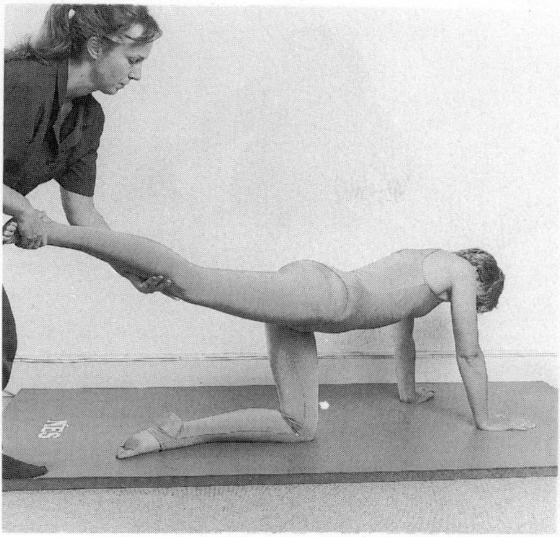

Abb. 4.**10**

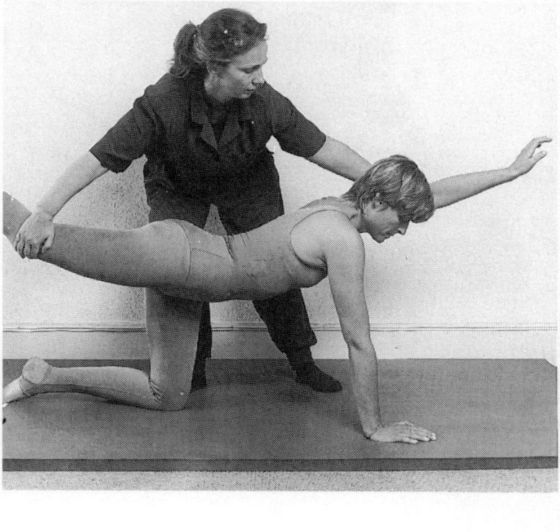

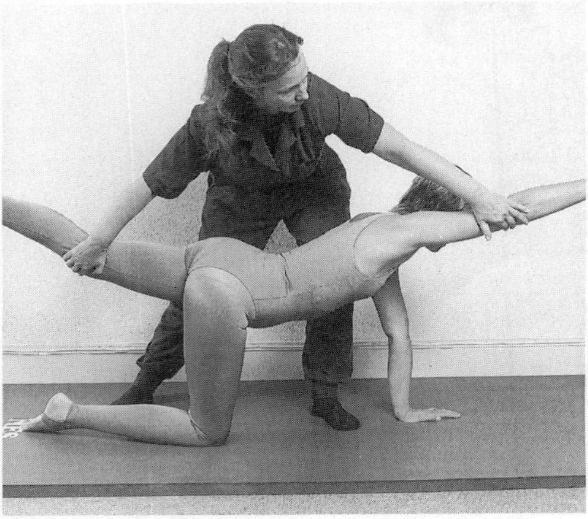

Abb. 4.**11**

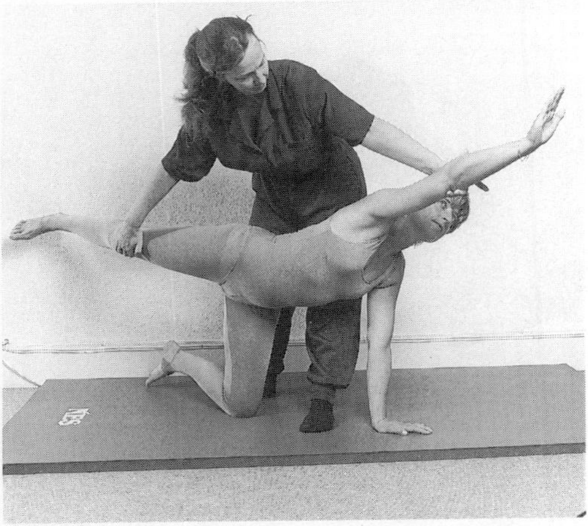

Abb. 4.**12**

Patient im Kniestand

	ja	nein
a) Der Patient wird leicht gegen die kranke Seite gestoßen. Abduziert er das gesunde Bein?		
Neigt er den Kopf seitlich gegen die gesunde Seite?		
Nimmt er seine betroffene Hand als Unterstützung (Abb. 4.**13**)?		
b) Der Patient wird gegen die gesunde Seite gestoßen. Abduziert er das kranke Bein?		
Streckt er den kranken Arm zur Seite (Abb. 4.**14**)?		
c) Der Patient wird leicht zurückgestoßen und soll sich nicht setzen. Streckt er den betroffenen Arm nach vorn (Abb. 4.**15**)?		
d) Der Patient wird leicht nach vorn gestoßen, der gesunde Arm wird vom Therapeuten zurückgehalten. Benutzt der Patient den gesunden Arm und die Hand zur Abstützung auf dem Boden (Abb. 4.**16a**)?		
Hebt er den kranken Fuß vom Boden (Abb. 4.**16b**)?		

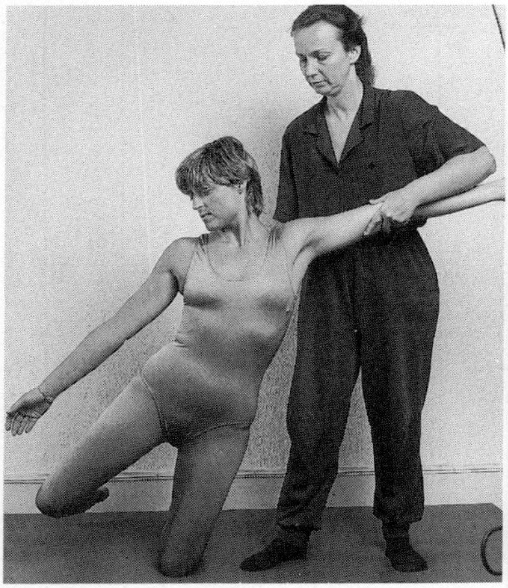

Abb. 4.**13**

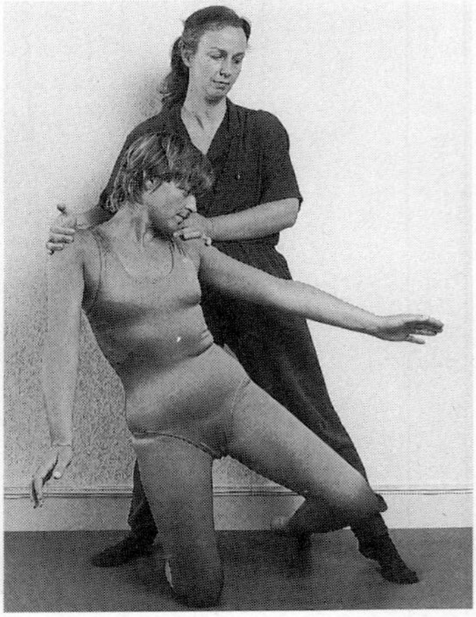

Abb. 4.**14**

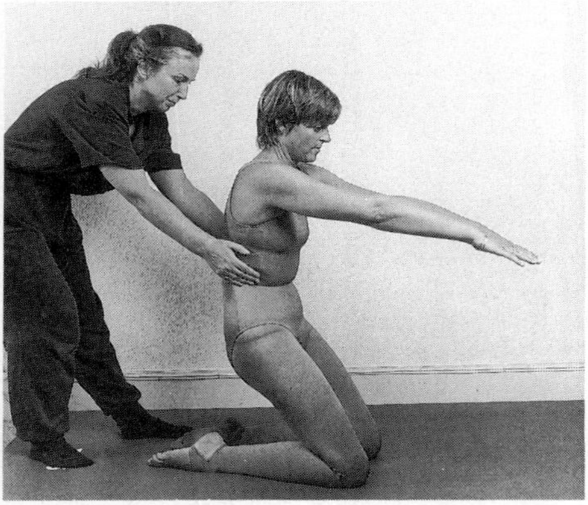

Abb. 4.**15**

Abb. 4.**16**

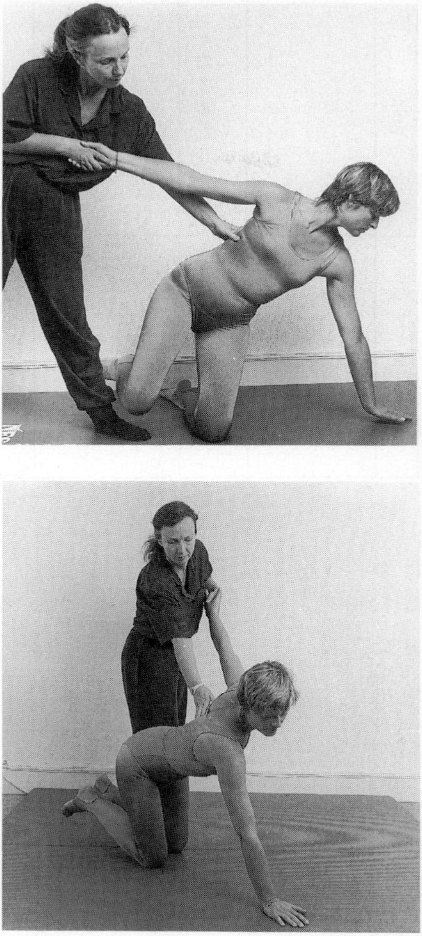

a

b

	ja	nein
Patient im halben Kniestand, gesunder Fuß vorn. *(Er soll seine gesunde Hand nicht zum Stützen nehmen.)*		
a) Der gesunde Fuß des Patienten wird vom Therapeuten abgehoben. Bleibt der Patient aufrecht?		
Hält er die betroffene Hüfte gestreckt (Abb. 4.**17a**)?		
b) Der gesunde Fuß des Patienten wird vom Behandler gehoben und seitlich gesetzt. Bleibt der Patient aufrecht?		
Zeigt er Bewegungen mit dem betroffenen Arm, um das Gleichgewicht zu halten (Abb. 4.**17b**)?		
c) Sein gesunder Fuß wird aus der vorigen Stellung zurück zum Kniestand gebracht. Bleibt der Patient aufrecht?		
Bleibt die betroffene Hüfte gestreckt?		

Abb. 4.**17**

a

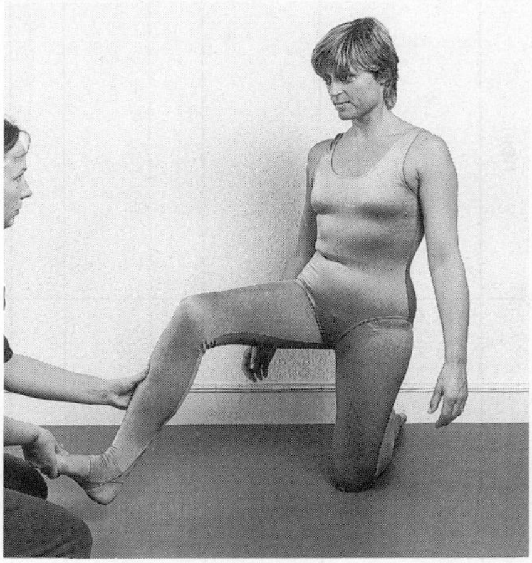

b

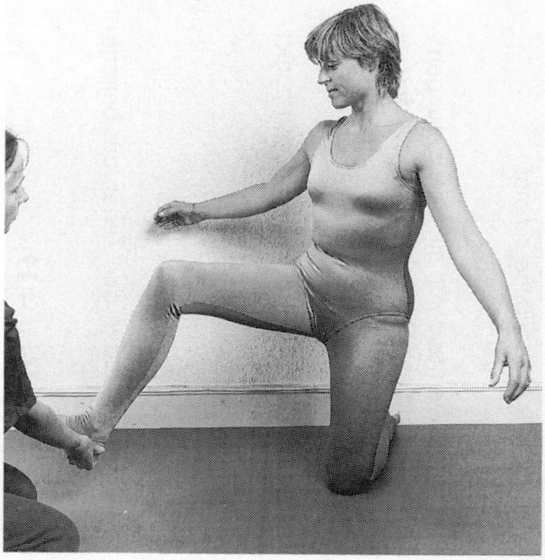

Patient im Stand, Füße parallel und die Standfläche schmal.

	ja	nein
a) Der Patient wird leicht zurückgestoßen und soll mit dem gesunden Bein nicht zurücktreten. (Der Behandler setzt seinen Fuß auf den gesunden Fuß des Patienten, um so einen Schritt zu verhindern.) Tritt der Patient mit dem kranken Bein zurück (Abb. 4.**18**)?		
b) Der Patient wird leicht zurückgestoßen und soll keinen Schritt zurückmachen. Flektiert er die Zehen der betroffenen Seite dorsal?		
Nur die Großzehe?		
Flektiert der Patient im Sprunggelenk und in den Zehen der betroffenen Seite dorsal?		
Bewegt er den kranken Arm vorwärts (Abb. 4.**19**)?		
c) Der Patient wird leicht zur gesunden Seite gestoßen. Abduziert er das kranke Bein?		
Abduziert und streckt er den kranken Arm (Abb. 4.**20a**)?		
Macht er Schritte, um mit dem kranken Bein über das gesunde zu gehen (Abb. 4.**20b**)?		
d) Der Patient wird leicht zur kranken Seite gestoßen. Abduziert er das gesunde Bein?		
Neigt er den Kopf seitlich zur gesunden Seite (Abb. 4.**21**)?		

Abb. 4.**18**

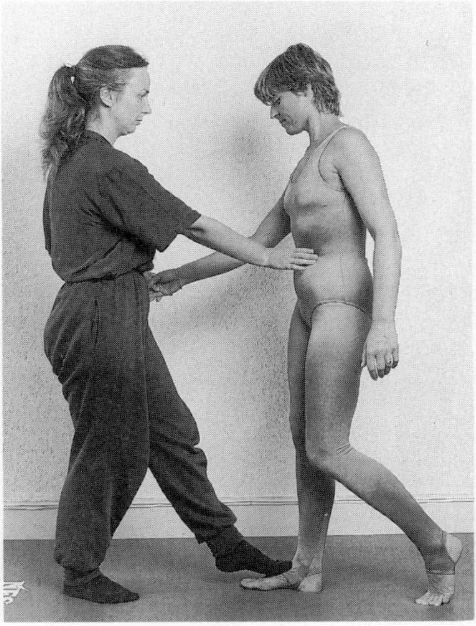

Abb. 4.**19**

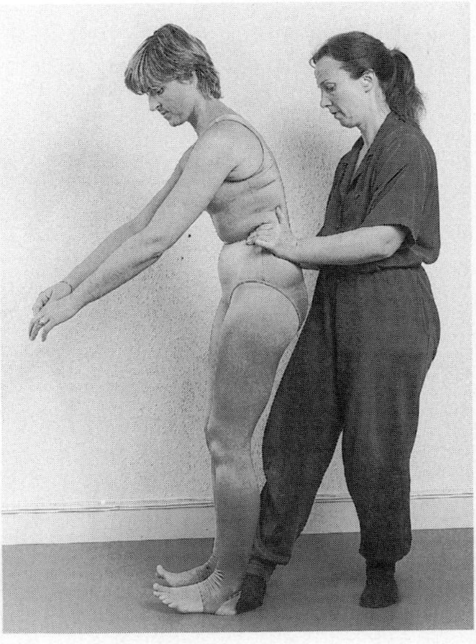

a b

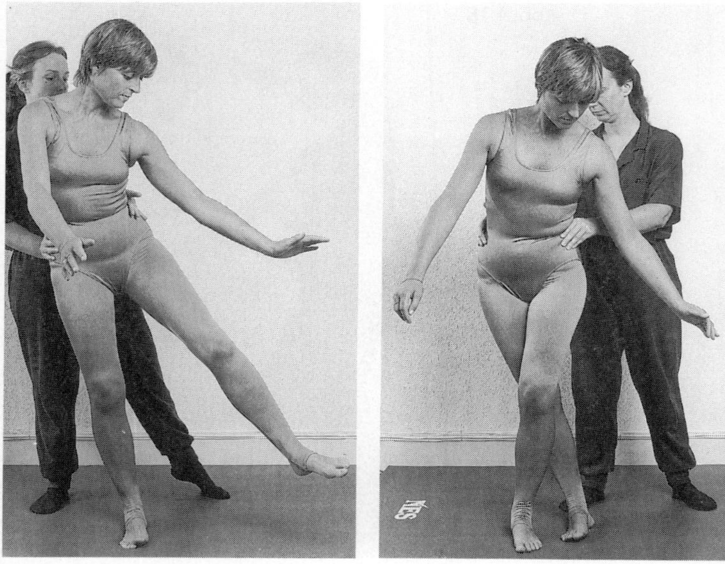

Abb. 4.**20**

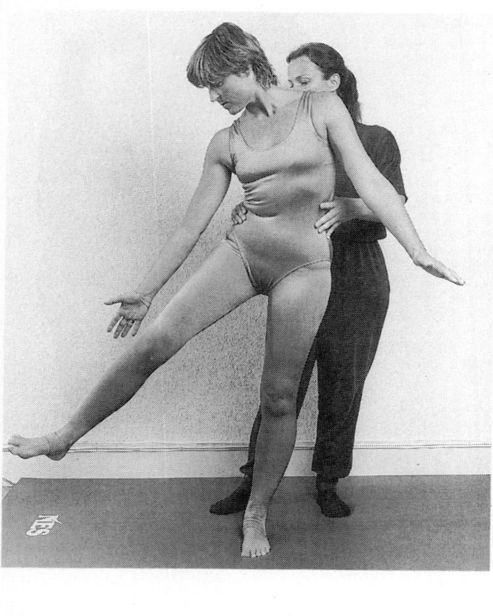

Abb. 4.**21**

Patient steht nur auf dem betroffenen Bein, er darf die gesunde Hand nicht zum Halten benutzen.

	ja	nein
a) Der gesunde Fuß des Patienten wird vom Therapeuten gehoben und wie bei einem Schritt nach vorn gesetzt, Knie gestreckt. Hält der Patient die Ferse des kranken Beines am Boden?		
Hält er das Knie des kranken Beines gestreckt?		
Unterstützt er die Gewichtsverlagerung über das kranke Bein nach vorn mit gestreckter Hüfte (Abb. 4.**22**)?		
b) Der gesunde Fuß des Patienten wird vom Therapeuten gehoben und wie bei einem Schritt nach hinten gesetzt. Bleibt die Hüfte des kranken Beines gestreckt?		
Unterstützt er die Gewichtsverlagerung über dem kranken Bein (Abb. 4.**23**)?		
c) Der gesunde Fuß des Patienten wird vom Therapeuten gehoben und seitwärts gehalten, während der Patient sacht gegen die kranke Seite gestoßen wird. Folgt er und gleicht er sein Gleichgewicht aus, indem er den Fuß des kranken Beines seitwärts abwechselnd nach innen und außen dreht?		
Dasselbe wird gemacht, indem man den Patienten gegen die kranke Seite hin zieht. Folgt er und gleicht er das Gleichgewicht wie oben durch Bewegung mit dem Fuß aus?		

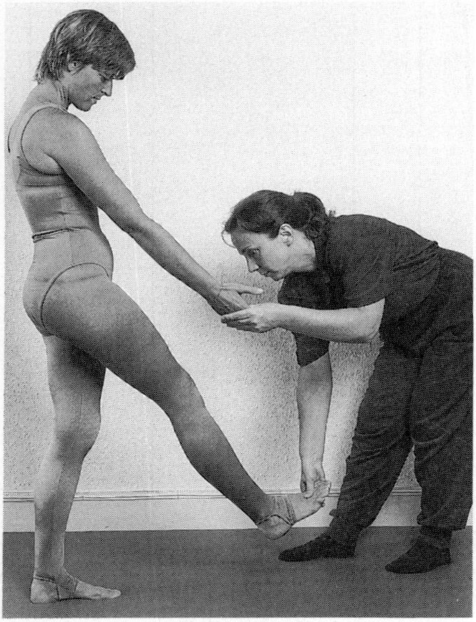

Abb. 4.**22**

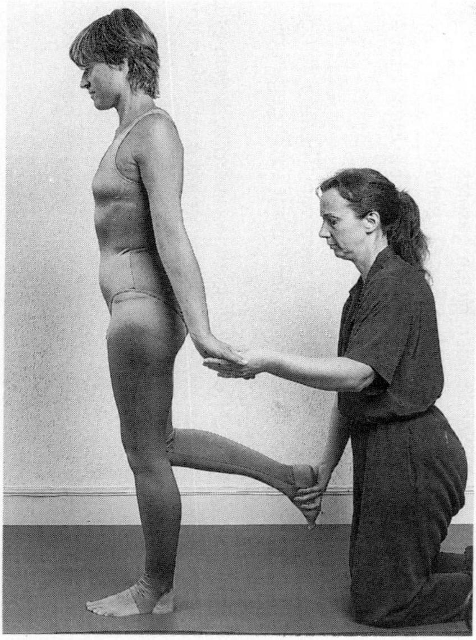

Abb. 4.**23**

2. Tests für Schutzstreckung und Armstütz

Beim Test dieser Reaktionen sollte man den gesunden Arm mit der Hand festhalten, so daß er nicht gebraucht werden kann. Es ist ratsam, den gesunden Arm in Streckung und Außenrotation zu halten, da dies die Streckung des kranken Armes und der Hand erleichtert.

	ja	nein
a) Der Patient steht vor einem Tisch oder einer Liege. Sein gesunder Arm wird zurückgehalten, und er wird gegen den Tisch gestoßen. Streckt er seinen kranken Arm nach vorn aus?		
Stützt er sich auf die Faust auf?		
Auf die Handfläche (Abb. 4.**24**)?		
Ist sein Daumen adduziert?		
Ist sein Daumen abduziert (Abb. 4.**24**)?		
b) Der Patient steht mit dem Gesicht zur Wand, in einer Entfernung auf Armlänge. Er wird gegen die Wand gestoßen, sein gesunder Arm zurückgehalten. Hebt er seinen kranken Arm und streckt ihn gegen die Wand aus?		
Legt er die Hand gegen die Wand, mit gebeugten Fingern, adduziertem Daumen?		
Finger offen, Daumen abduziert (Abb. 4.**25**)?		

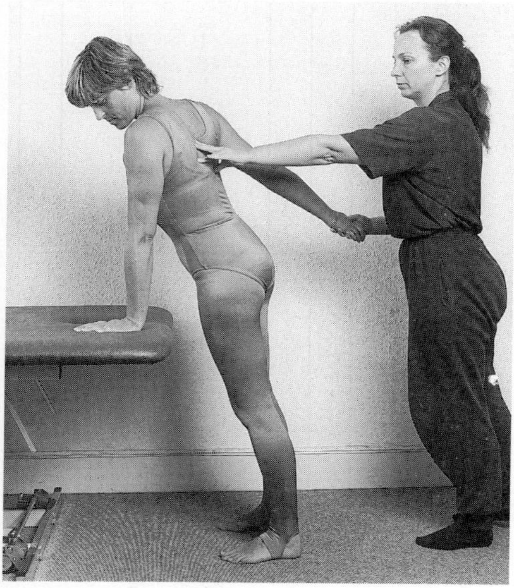

Abb. 4.**24**

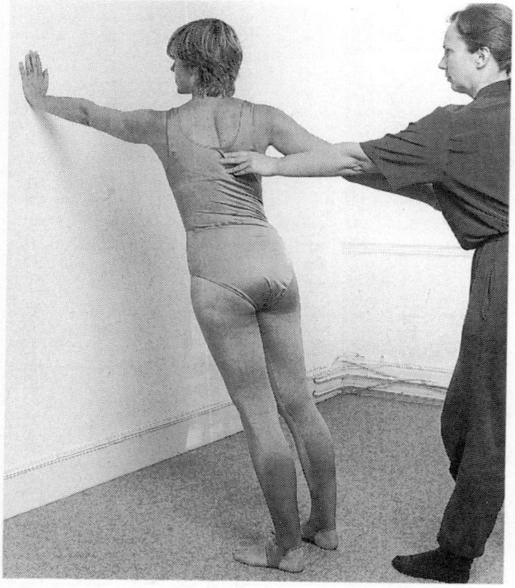

Abb. 4.**25**

	ja	nein
c) Der Patient sitzt auf einer Liege. Sein gesunder Arm wird vom Therapeuten seitlich gehalten. Er wird gegen die betroffene Seite hin gestoßen. Abduziert er den kranken Arm und stützt er sich auf seinen Unterarm?		
Auf den gestreckten Arm?		
Stützt er sich auf seine Faust auf?		
Auf die offene Hand?		
Daumen und Finger adduziert?		
Daumen und Finger abduziert (Abb. 4.**4**)?		
d) Der Patient steht seitwärts zur Wand auf Armlänge entfernt, so daß er sie mit seinem betroffenen Arm erreichen kann. Abduziert und hebt er den kranken Arm?		
Mit gebeugtem Ellbogen?		
Streckt er sich nach der Wand mit gestrecktem Ellbogen?		
Stützt er sich mit der Faust gegen die Wand ab?		
Mit offener Hand?		
Mit adduziertem Daumen und Fingern?		
Mit abduziertem Daumen und Fingern (Abb. 4.**26**)?		

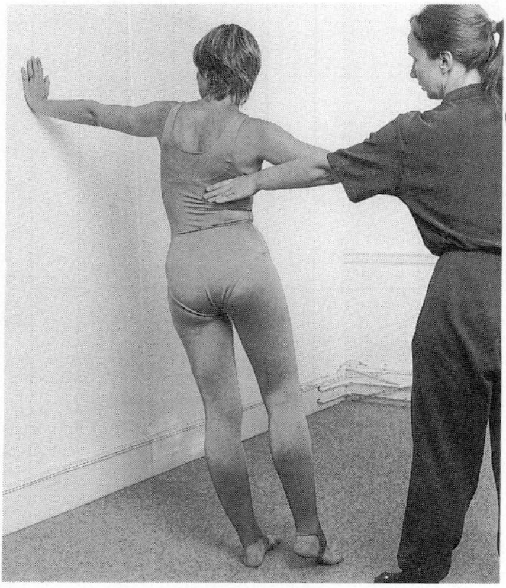

Abb. 4.**26**

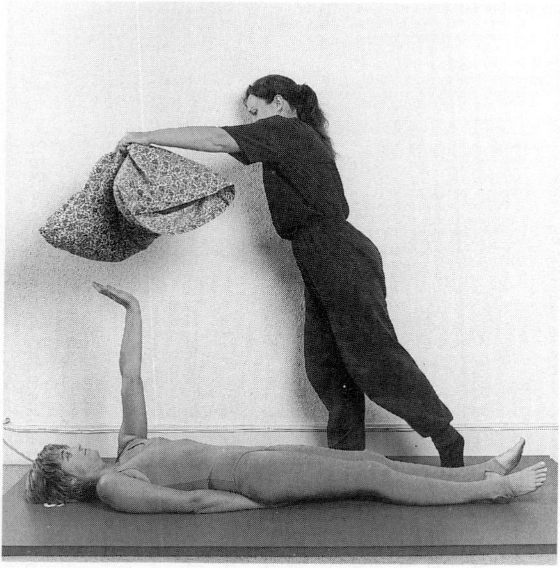

Abb. 4.**27**

	ja	nein
e) Der Patient liegt auf dem Rücken am Boden. Seine gesunde Hand liegt unter seiner Hüfte, damit er die Hand nicht benutzen kann. Der Therapeut nimmt ein Kissen und tut, als ob er es ihm an den Kopf wirft. Bewegt er seinen kranken Arm, um sein Gesicht zu schützen?		
Mit gebeugtem Ellbogen?		
Mit gestrecktem Ellbogen?		
Mit Innenrotation?		
Mit Außenrotation?		
Mit Faustschluß?		
Mit offener Hand?		
Kann er das Kissen auffangen (Abb. 4.**27**)?		

Zusammenfassung

Die bisher vorgeschlagenen Tests sollten sowohl während der Behandlung als auch bei der ersten Beurteilung des Patienten angewandt werden. Sie sollen nicht als Testserie für jeden Patienten gebraucht werden, ein Test nach dem anderen, ehe man die Behandlung beginnt. Dieses Testen gibt dem Therapeuten nicht nur dauernd Auskunft über die Fähigkeit und Unfähigkeit des Patienten und über die Besserung, sondern zeigt auch nötige Behandlungsänderungen an und wie die Behandlung ausgebaut werden soll.

Die Wichtigkeit einer engen Bindung zwischen Test und Behandlung wurde gezeigt, ebenso zwei detaillierte Testgruppen, welche die motorischen Muster des Hemiplegikers aufzeichnen sollen. Die Ergebnisse der Tests geben dem Therapeuten einen Hinweis für die Behandlungsplanung und Auskunft über den Fortschritt des Patienten.

5. Konzept und Grundlagen der Behandlung

Leider ist das übliche Ziel der Behandlung in der frühen, akuten Phase der Hemiplegie eine kurzfristige Rehabilitation, um den Patienten aus dem Bett zu bekommen und um ihn so unabhängig wie möglich für die Verrichtungen des täglichen Lebens zu machen. Damit er so früh wie möglich zum Gehen kommt, wird in der Behandlung die Betonung auf den Einsatz der gesunden Seite gelegt, um den Verlust der kranken Seite zu kompensieren. Man gibt ihm einen Dreipunktstock als Stütze, der sein ganzes Gewicht auf die gesunde Seite bringt und ihn sein gesundes Bein im Stand und im Gehen zur Balance nutzen läßt. Da er weder das Knie noch den Knöchel beugen kann, beugt er den Rumpf, um sein betroffenes Bein zum Schritt nach vorn zu bringen. Dadurch zieht er das Becken hoch. Das Bein ist steif und wird zunächst wie ein Stock eingesetzt, um das Gewicht zu tragen. Meist wird das Gewicht auf die Gehstütze, Unterarmstütze oder später auf den Stock genommen. Man bringt dem Patienten auch bei, seinen gesunden Arm und die Hand zur Selbsthilfe einzusetzen. Er zieht oder stößt sich damit zum Sitzen hoch, kommt aus dem Bett, stützt sich darauf beim Aufstehen von einem Stuhl usw. Dieses Programm „kompensatorischer Rehabilitation" wird gewöhnlich mit Übungen zur Muskelkräftigung und zur Erhaltung des Gelenkausmaßes ergänzt. Diese zwei Übungsformen werden als getrennte Verfahren eingesetzt. Sie haben nichts miteinander zu tun und schließen sich in der Tat gegenseitig aus, denn die Rehabilitation durch Kompensation ist bis zu einem gewissen Ausmaß für die Erhöhung der Spastizität und für die Inaktivität der betroffenen Seite verantwortlich.

Man kann argumentieren, daß diese Kurzzeitrehabilitation im Krankenhaus Zeit spart und ökonomische Vorteile hat. Nach der Entlassung jedoch benötigt der Patient weitere Behandlung für längere Zeit in der Ambulanz oder daheim. Wird das Wiederherstellungspotential der betroffenen Seite in der Behandlung von Anfang an mit einbezogen und während der ganzen Zeit der Behandlung des Patienten durchgezogen, wird seine Rehabilitation nicht länger dauern und die Ergebnisse werden besser sein.

Es ist bedauerlich, wenn die Behandlung die Potentiale der betroffenen Seite von Anfang an außer acht läßt. Dies ist besonders bei den jungen Patienten ärgerlich, die noch jung genug sind, um etwas mit ihrem Leben anzufangen. In der Tat macht diese Behandlung in der akuten Phase eine folgende Wiederherstellung der Funktion der betroffenen Seite in der residualen Phase, wenn die Patienten ambulant behandelt werden, viel schwieriger, sogar unmöglich. Zu dieser Zeit hat sich die Überkompensation mit einem mehr als nötigen Einsatz der gesunden Seite schon fest etabliert. Die Spastizität ist aufgrund der assoziierten Reaktionen sehr stark. Diese assoziierten Reaktionen kommen von der Anstrengung, mit der die gesunde Seite einseitig eingesetzt wird, durch den Mangel an Gleichgewicht und auch durch die Angst zu fallen.

Unsere Erfahrung hat gezeigt, daß es möglich ist, eine ganze Menge normaler Aktivitäten von der betroffenen Seite zu erlangen. Die Behandlung ist dabei systematisch darauf gerichtet, die kranke Seite auf den funktionellen Einsatz vorzubereiten. Es war sogar möglich, den Gang, das Gleichgewicht und den Armgebrauch bei vielen Patienten zu verbessern, die ihre Hemiplegie schon lange hatten. Dabei konnte man die Funktion der Hand nur verbessern, wenn die Patienten kein oder nur wenig sensorisches Defizit hatten. Diese Erfahrung hat uns bewiesen, daß ein unerwartetes und unberührtes Potential vorhanden war, das die kurzfristige kompensatorische Rehabilitation nicht berührt hatte. Schnellere und bessere Resultate kann man erreichen, wenn die Betonung der Behandlung während der frühen Phase im Krankenhaus darauf abzielt, die funktionellen Potentiale der betroffenen Seite zu entwickeln, anstatt sie nutzlos ganz abzuschreiben.

Das Hauptproblem des Patienten liegt in seiner Unfähigkeit, die nervösen Impulse zu seinen Muskeln zu lenken. Bei einem Menschen mit intaktem Zentralnervensystem werden sie auf vielen verschiedenen Wegen und in unterschiedlichen Bewegungskombinationen benutzt.

Die Hauptaufgabe einer Behandlung ist es, den Tonus und die Koordination durch Erhalten normaler aktiver Reaktionen als Antwort auf „Bewegtwerden“ auf der betroffenen Seite zu verbessern. Normale Reaktionen auf Bewegen zeugen von der Fähigkeit des Patienten, dieselben Bewegungen unabhängig und willentlich auszuführen.

Die normaleren Reaktionen des Patienten auf Bewegen während der Behandlung zeigen uns sein Potential und sind dem Therapeuten ein Leitfaden für den Behandlungsplan. Sie zeigen auch, welche Techniken man einsetzen sollte und wie oder welche nicht. All dies hängt von den Antworten des Patienten während der Behandlung ab. Es ist wichtig, diese Antworten, ob gut oder schlecht, durch ein stetes „Feedback“ zwischen Patient und Therapeut zu überprüfen. Bei Zweifeln, ob eine Reaktion normal ist oder nicht, kann oder sollte der Therapeut dasselbe zum Vergleich auf der gesunden Seite des Patienten machen.

Das Ziel der Behandlung sollte die Hemmung der abnormen Bewegungsmuster des Patienten sein. Man darf sie nicht beim Bemühen, Muskeln zu kräftigen, verstärken und wiederholen, weil es unmöglich ist, einem abnormen Muster ein normales zu überlagern. Wir müssen daher die abnormen Muster unterdrücken, ehe die normalen gebahnt werden können. Die Bewegungen, die der Patient mit oder ohne Hilfe des Therapeuten ausführt, sollten nicht mit übermäßiger Anstrengung erfolgen. Anstrengung führt zu erhöhter Spastik und ruft weitgehend assoziierte Reaktionen hervor.

Schwere Widerstandsübungen (Walters 1967), „Irradiation" (Knott 1967) und die Anwendung von assoziierten Reaktionen und Massenbewegungen (Brunnstrom 1956a, b) mögen nutzvolle Maßnahmen zur Kräftigung schwacher und nicht ansprechender Muskeln bei orthopädischen Fällen und Patienten mit Problemen im zweiten motorischen Neuron sein. Sie sollten aber bei Patienten mit Läsionen des ersten motorischen Neurons vermieden werden, d. h. bei Patienten, deren tonische Reflexe ungehindert und dominant bis zum Ausschluß jedes anderen koordinierten Musters sind. Der Einfluß tonischer „Reflexe" ist im Gesunden da und ruft leichte und flüchtige Tonusänderungen zwischen der Fülle anderer Haltungs- und Bewegungsmuster hervor. Bei spastischen Fällen jedoch verstärken Anstrengung, „Irradiation", Massenmuster tonischer Reflexe zur Muskelkräftigung, wenn sie ungehindert ablaufen, nur die bestehenden enthemmten tonischen Reflexe und erhöhen damit die Spastizität.

Beim Patienten mit Spastizität kann so lange keine normale Koordination erreicht werden, wie tonische Reflexe frei tätig sind (sichtbar durch die abnormen Haltungsmuster von Streck- und Beugespastik). Wie bereits erwähnt, ist Spastizität nicht auf einen Muskel oder eine Muskelgruppe begrenzt, sondern ist in bestimmten synergistischen Mustern koordiniert. Ihre Hemmung reduziert die Spastizität. Dies kann der Therapeut tun, indem er die spastischen Muster ändert und trennt, d. h. durch „shunting" (S. 21). Ohne Aktivität von seiten des Patienten, während der Therapeut eine Position ändert, findet jedoch kein Übertragen dieser Hemmung in seine eigene und selbständige Bewegung statt. Der Patient muß lernen, aktiv die weit ausgedehnten totalen Muster der Spastizität zu kontrollieren.

Es wurde ineffektiv gefunden, statische reflexhemmende Muster, die ursprünglich reflexhemmenden „Stellungen", zu benutzen. Obwohl zeitweise die Spastizität reduziert wird, gibt es kein Übertragen in die eigene funktionelle Aktivität des Patienten. Versucht er, sich unabhängig zu bewegen, kehrt die Spastizität sofort zurück, da er nur die totalen spastischen Muster einsetzen kann. Der Therapeut muß ihm helfen, nur Teile des totalen Musters einzusetzen und muß verhindern, daß durch seine Handhabung wieder totale Muster rekrutiert werden. Der Patient wird ermutigt und befähigt, Teile des totalen Musters selektiv zu nutzen. Während er sich bewegt, verhindert, d. h. hemmt, der Therapeut nicht erwünschte Teile des abnormen totalen Musters. Es ist die Wiederherstellung dieser hemmenden Kontrolle, welche die dauerhafte Reduzierung der Spastik möglich macht, ihm selektive Bewegungen verschafft und damit verschiedene Kombinationen funktioneller Fertigkeiten. Lernt er, ungewolltes Ausbreiten von Aktivität über die betroffene Körperseite zu hemmen, dann kontrolliert er assoziierte Reaktionen. Diesen Vorgang nennen wir „Autoinhibition" bzw. Selbsthemmung.

Zwei Beispiele, wie man die hemmende Kontrolle der Spastizität des Patienten erreicht und verstärkt:

1. Ein Patient mit starker Spastizität im Arm und in der Hand. Im Sitzen soll er den Rumpf langsam zur gesunden Seite neigen, dann nach vorn und so weit zurück wie möglich. Während er sich so bewegt, hält der Therapeut die betroffene Hand in Handgelenk und Fingern voll gestreckt, den Arm in Außenrotation. Die Bewegungen werden vollständig vom Patienten ausgeführt und nicht vom Behandler, der den Bewegungen des Patienten lediglich folgt, während er distal Inhibition vermittelt. Der Patient braucht sich nur so weit in jede Richtung zu bewegen, wie es für ihn akzeptabel und bequem ist. Er kontrolliert das Bewegungsausmaß und ist zuversichtlich, jeder Zeit anhalten zu können, wenn es ihm zu unbequem wird. Behandlung auf diese Weise reduziert starke Spastizität effektiver, als wenn der Therapeut den Arm des Patienten gegen dessen Rumpf bewegt (Abb. 5.1 a–f).
2. Viele Patienten mit Flexorspastizität im Arm finden es unbequem, wenn sich der Arm beim Stehen und Gehen beugt und nach oben zieht. Der Patient kann lernen, diese Beugung so zu kontrollieren: zunächst sitzt er auf einem Stuhl und beugt sich mit dem Rumpf nach vorn und unten, so daß seine Arme nach unten hängen, die Ellbogen gestreckt (Abb. 5.2a). Dann schwingt er seinen betroffenen Arm (Abb. 5.2b), gefolgt vom Schwingen beider Arme. Er richtet den Oberkörper wieder langsam bis zum Sitzen auf. Er behält anfangs den Kopf nach unten gebeugt während sein Arm unten hängt, im Ellbogen gestreckt. Letztlich hebt er langsam den Kopf, um aufzustehen und zu gehen (Abb. 5.2c). Wenn sich dabei der Ellbogen wieder beugt, wiederholt er die Bewegung des Rumpfes nach vorn unten bis sich der Ellbogen wieder streckt (Abb. 5.2d–f).

Es ist für den Therapeuten interessant und wichtig herauszufinden, an welchem Punkt sich der Arm wieder beugt. Es kann sein, wenn der Patient einen Schritt mit dem gesunden Bein macht. Das zeigt

Abb. 5.1 **a–f** Patient bewegt den Rumpf gegen den Arm und die Hand, um Flexorenspastizität zu inhibieren:
a Ursprüngliche Position
b der Rumpf bewegt sich zum Arm
c der Rumpf bewegt sich weg vom Arm
d der Rumpf bewegt sich seitwärts vom Arm
e Rumpf nach vorn, Therapeut kontrolliert die Hand
f Therapeut kontrolliert die Hand nicht mehr

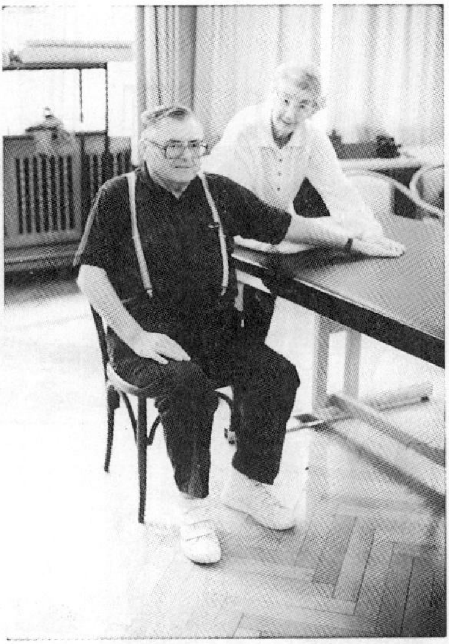

a

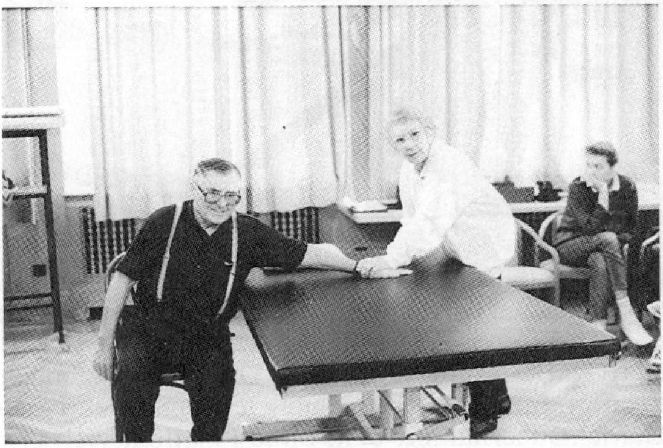

b

dann, daß er ungenügende Gewichtsübernahme und Gleichgewicht im betroffenen Bein hat. Geschieht es, wenn er einen Schritt mit dem betroffenen Bein macht, zeigt dies, daß Extensorenspastizität es ihm schwer macht, das Bein zum Schritt nach vorne abzuheben. Die Behandlung muß dies dann in Betracht ziehen.

Twitchell (1951) beschreibt die Abwesenheit von Spastizität, wenn isolierte Bewegungen möglich werden. Es scheint daher, daß Reduzierung in der Spastizität bei der Behandlung isolierte Bewe-

c

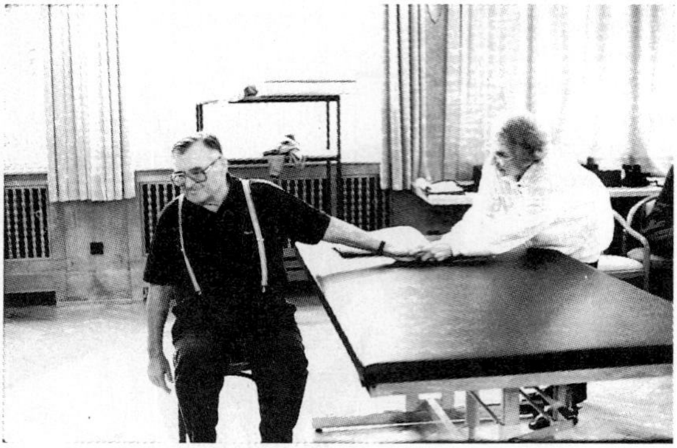

Abb. 5.1

d

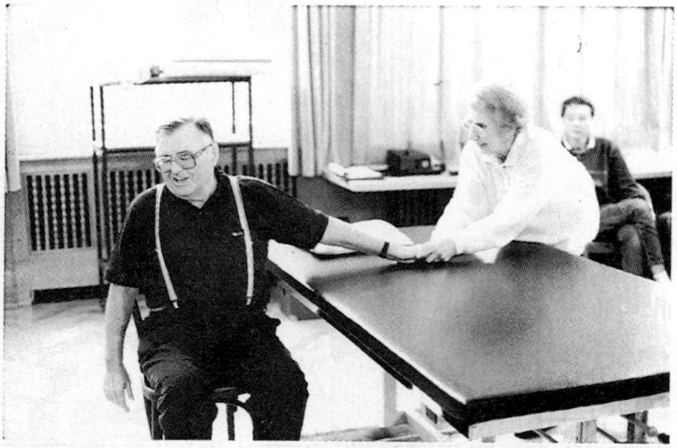

gungen möglich macht oder daß isolierte Bewegungen die Spastizität reduzieren. In der Behandlung kann man gewöhnlich in Ellbogen und Knie durch Belastung auf den Arm oder das Bein die ersten selektiven Bewegungen erhalten. Die Belastung macht die notwendige Fixation für isolierte Bewegung leichter. Selektive Bewegung ist ohne Gewichtsübernahme, d. h. ohne Fixation, viel schwieriger. Isolierte Bewegungen des Handgelenks und der Finger oder des Ellbogens zum Beispiel sind bei erhoben gehaltenem Arm schwieriger. Dabei muß der Patient proximale Fixation einsetzen, um die Extremität gegen die Schwere zu halten während er distale Gelenke unabhängig bewegen soll.

Bei späteren Stadien der Wiederherstellung und bei Patienten mit leichter Spastizität muß die Behandlung zu einem weiteren Aufbrechen der Muster gehen, um eine größere Vielfalt an selektiven Bewegungen, die für funktionelle Fertigkeiten gebraucht werden, zu

Abb. 5.1

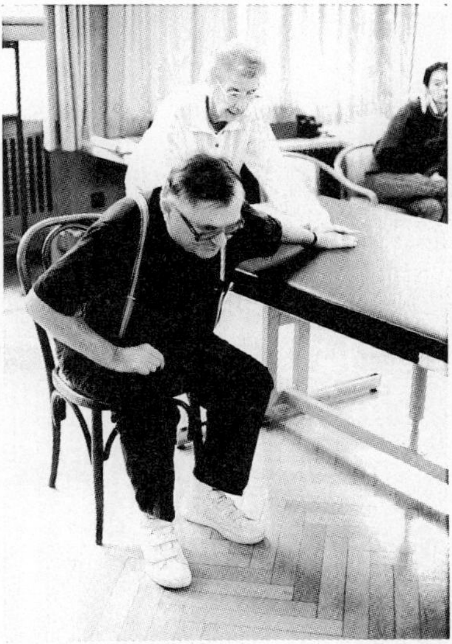

e

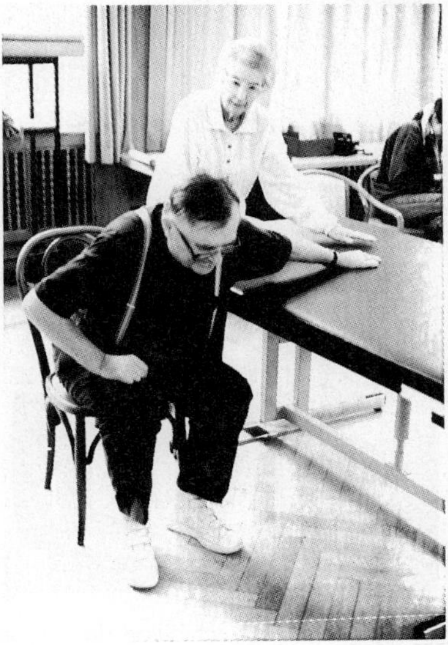

f

a b

c d

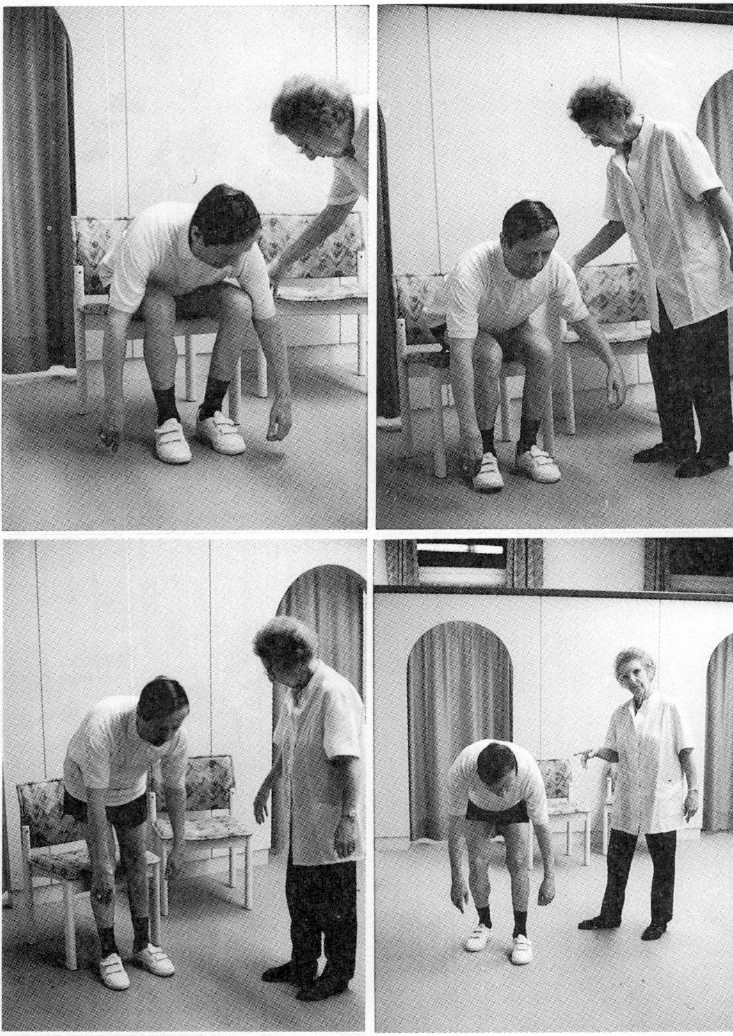

Abb. 5.**2a–f** Autoinhibition der Flexorenspastizität des Armes:
a Schwingen beider Arme, Ellbogen gestreckt
b langsames Aufrichten des Rumpfes, Ellbogen gestreckt
c langsames Aufstehen
d beugt sich der Ellbogen, beugt sich der Patient wieder nach unten

e

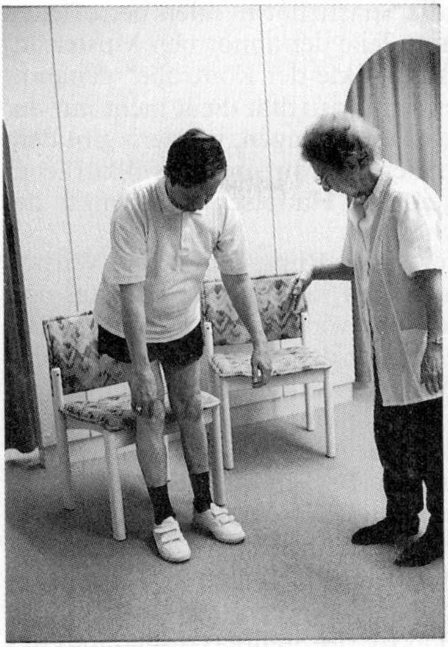

f

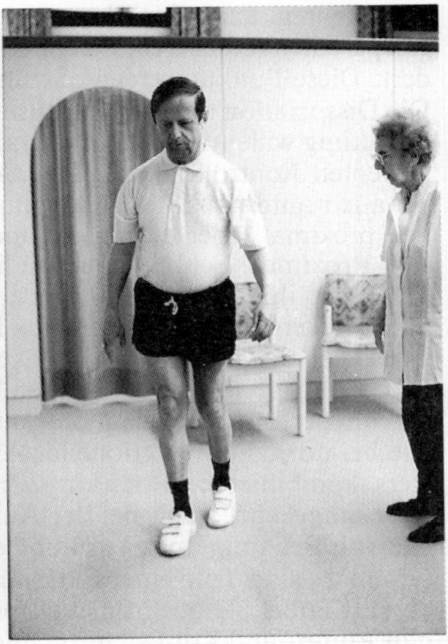

e Ellbogen gestreckt halten beim Aufstehen
f Gehen, Ellbogen gestreckt halten

erhalten. Auf diese Weise wird die hemmende Kontrolle verbessert, und damit erhöht sich nach und nach die Reizschwelle. Hemmung ungewollter Funktionsmuster ist Bestandteil jeder Behandlung. Ein Beispiel, wie sie eingesetzt werden kann: Händefalten beim Heben und Bewegen des gestreckten Armes; dabei wird die Bewegung durch den gesunden Arm und die Hand des Patienten kontrolliert. So wird das spastische Muster von Beugung, Pronation und Adduktion in den Fingern und die Innenrotation des Armes in der Schulter gehemmt und damit die Spastizität reduziert.

Das Üben der „Autoinhibition“ ist nicht nur für eine spezifische Bewegung gut, sondern gibt auch, indem die Spastizität allgemein reduziert wird, Kontrolle über andere Bewegungen.

Die Behandlung wurde daher aktiver und dynamischer. Anstelle von *statischen Stellungen* werden reflexhemmende *Bewegungsmuster* angewandt, die nicht nur abnorme Reaktionen hemmen, sondern gleichzeitig aktive automatische und willkürliche Bewegungen erleichtern. *Inhibition bahnt und Bahnung hemmt.* Mit Hilfe der reflexhemmenden Bewegungen wird der „Output“ vom ZNS in normalere Muster geleitet (shunting), während abnorme motorische Muster gehemmt werden. Anstatt die spastischen Muster in ihrer Gesamtheit umzukehren, kann der Therapeut die Spastizität in allen betroffenen Körperteilen reduzieren, indem er nur Teile der abnormen Muster ändert. Diese Punkte werden „Schlüsselpunkte der Kontrolle“ genannt. Die Dissoziation der totalen Muster der Spastizität dient nicht nur der Erhaltung willentlicher und selektiver Bewegungen, sondern gibt dem Patienten Kontrolle über ganze Sequenzen von sowohl willkürlicher als auch automatischer Bewegungen. Die Hauptschlüsselpunkte liegen proximal, aber es gibt sie auch distal.

Proximale Schlüsselpunkte liegen am Rumpf, d. h. die Wirbelsäule mit ihren Verbindungen zum Kopf, zum Schultergürtel und zum Beckengürtel. Von dort aus können wir den Tonus und die Bewegungen distal beeinflussen. Die Muster der Spastizität zeigen sich in einer Kombination aus totalen Mustern vom Flexoren- und Extensorenhypertonus. Der Patient kann Teile eines Beugemusters nicht wie bei normaler funktioneller Aktivität mit Teilen eines Streckmusters kombinieren. Rotation zwischen Becken und Schultergürtel oder umgekehrt spielt bei der Auflösung (Dissoziation) totaler Muster von Beugung und Streckung eine wichtige Rolle. Distale Schlüsselpunkte sind Teile einer Extremität, wie z. B. Ellbogen, Knie, Hände und Füße. Sie beeinflussen Tonus und Bewegungen proximal, so daß Rumpf und Kopf sich frei und aktiv für Stellreaktionen und das Gleichgewicht bewegen können. Beide Arten der Schlüsselpunkte werden kombiniert, da sich ihre Wirkung auf den Tonus und die Bewegung überschneiden. Der Einsatz der proximalen Schlüsselpunkte bahnt Bewegungen der Extremitäten, während distale Schlüsselpunkte Bewegungen des Rumpfes bahnen.

Schlüsselpunkte sind austauschbar und sollen den Reaktionen des Patienten angepaßt werden. Die Kontrolle von Bewegungsfolgen verlangt ein Wechseln der Schlüsselpunkte, während sich der Patient bewegt – gemäß den Mustern, welche der Therapeut während der Bewegung hemmen oder fazilitieren will. Deshalb kann nicht ein einzelner Schlüsselpunkt für das Erhalten einer ganzen Folge von Bewegungen verantwortlich gemacht werden. Der Therapeut bahnt durch das Einsetzen von Schlüsselpunkten nicht nur ein spezielles Muster, sondern gibt auch die nötige Fixation für unabhängige Bewegung an anderer Stelle. Der Therapeut muß seine Kontrolle während der Bewegung unbedingt stufenweise zurücknehmen, da seine Kontrolle die Aktionsfähigkeit des Patienten stört, wo er kontrolliert. Die Kontrolle durch den Patienten ist nur möglich, wenn er sich ohne Eingreifen des Behandlers frei bewegen kann. Selbsthemmung (Autoinhibition) läßt den Patienten Kontrolle über seine Spastizität gewinnen. Wenn es der Behandler für ihn ermöglicht hat, die abnormen Muster der Spastizität zu hemmen, dann werden seine Bewegungen normaler koordiniert und reduzieren ihrerseits die Spastizität.

Die wichtigsten reflexhemmenden Muster, die einem Beugespasmus im Rumpf und Arm entgegenwirken, sind Streckung der Wirbelsäule im Halsbereich und Außenrotation des Armes in der Schulter mit gestrecktem Ellbogen. Eine weitere Reduktion des Flexorenspasmus kann man durch zusätzliche Streckung des Handgelenks mit Pronation und Abduktion des Daumens erreichen. Die Tatsache, daß eine Streckung des beugespastischen Armes auftritt, wenn der Patient auf dem Rücken liegt und sein Arm in Elevation ist, heißt nicht, daß Hemmung der Beugespastizität vorhanden ist, sondern lediglich ein Wechsel des Musters von Flexorenspastizität zugunsten einer Extensorenspastizität. Damit wird die Beugung im Ellbogen verhindert, und der Patient kann weder sein Gesicht noch den Scheitel berühren. Ähnlich, wenn sich der Patient im Rumpf nach vorn beugt; es streckt sich sein Arm im Ellbogen, und er kann ihn nicht mehr beugen, um ihn zum Gesicht zu bringen. Dieses Phänomen wurde von Russel Brain (1927) beschrieben und von ihm „Vierfüßler-Extensionsreflex" genannt.

Bei beiden Fällen wurde die Flexorenspastizität nicht inhibiert; es wurde lediglich ein spastisches Muster gegen ein anderes ausgetauscht, ohne jeglichen funktionellen Nutzen. Das wichtigste reflexhemmende Muster sowohl gegen Streck- als auch Beugespastik im Bein ist seine Abduktion mit Außenrotation und Extension von Hüften und Knien. Eine weitere Minderung der Extensorenspastizität kann durch Extension der Zehen und Fußgelenke mit Abduktion der Großzehe erreicht werden. Ein weiteres wichtiges reflexhemmendes Muster ist die Rotation des Schultergürtels gegen das Becken und, wichtiger noch, des Beckens gegen den Schultergürtel.

Dies sind nur einige wenige Beispiele vieler reflexhemmender Muster, die zur Minderung der Spastizität angewandt werden können. Sie müssen aber bei jedem Patienten entsprechend seinen abnormen Haltungsreaktionen variiert und angepaßt werden. Reflexhemmende Muster verhindern nicht nur die abnorme Tätigkeit, sondern bahnen gleichzeitig Haltungsmuster, um den Patienten Bewegungen zu ermöglichen.

Die Hemmung abnormer Haltungsreflexaktivität wird sofort mit der Aktivierung des Patienten verbunden. Er soll eine bestimmte Bewegung, wie Aufstehen, Setzen, Umdrehen, Greifen usw., machen, während der Therapeut seine Haltungsreaktionen und den Tonus nur von Schlüsselpunkten aus kontrolliert. Auch – ohne vom Patienten eine willkürliche Bewegung zu verlangen – kann der Therapeut mit besonderen Techniken der Bahnung die automatische Anpassung seiner Haltung erwarten. Das bedeutet bei aktiven Bewegungen Gleichgewichts- und andere Schutzreaktionen. Beim Gesunden sind die notwendigen Haltungsmuster, die Bewegung leicht und ökonomisch machen, automatisch. Wir drehen z. B. erst den Schultergürtel, wenn wir den Kopf drehen, um hinter uns zu blicken. Wenn wir von einem Stuhl aufstehen wollen, so richten wir zunächst unsere Beine und den Rumpf aus.

Aufgrund seines Zustandes ist der Hemiplegiker auf ein „statisches Haltungsmuster" beschränkt, das alle anderen, nicht zu ihm gehörenden Bewegungen verhindert. Um diese Bewegungen möglich zu machen, sollte man ihm „Haltungsmuster" geben, die diese Bewegung erleichtern, anstatt sie zu blockieren. Fazilitationstechniken sind dazu bestimmt, spezifische normale motorische Antworten auf spezifische Behandlungstechniken zu erhalten.

Diese Haltungsmuster oder Anpassungen der Haltung ändern sich mit der beabsichtigten Bewegung – tatsächlich gehen sie ihr voraus. Horak (1987) sagt: „Haltungsanpassungen treten nicht nur als Ergebnis sensorischer Rückkoppelung als Antwort auf unerwartete äußere Störungen auf, sondern auch als Resultat von ‚Feedback' im Vorgefühl erwarteter selbst erzeugter Störungen."

Vom Anfang der Behandlung an muß der Spastiker lernen, seine Muskeln auf viele Arten und in vielerlei Kombinationen von Mustern zu gebrauchen, und dies kann er nur bei reduzierter Spastizität. Als Therapeuten müssen wir ihm ermöglichen, das verlorene normale Gefühl für funktionelle Bewegungen zu erfahren. Nur durch „Fühlen" einer normalen Bewegung mit normaler Anstrengung, die gering ist, kann er „lernen", wie sie ausgeführt wird.

Der Hemiplegiker, wie der gesunde Mensch, lernt nicht Bewegungen, sondern das „Gefühl" für die Bewegungen. Die sensorischen Erfahrungen des Patienten beziehen sich jedoch auf die Spastizität seiner Muskeln. Er „fühlt" die übermäßige Anstrengung, wenn er sich zu bewegen versucht. Seine Extremitäten empfindet er als schwer, aber trotz seiner Anstrengung fühlt er sich zu „schwach", sie zu bewegen. Er erfährt nur das Empfinden einer Haltung und ein sehr beschränktes Bewegungsausmaß seiner Gelenke. Bei der Behandlung ist es wichtig, dem Patienten soviel Gefühl wie möglich für den normalen Muskeltonus, Haltung und Bewegung zu geben. Der Therapeut muß ihm daher manuell zu der Erfahrung verschiedener und normalerer Haltungen und Bewegungen verhelfen, und dies gegen den Hintergrund eines normaleren Haltungstonus.

Allgemein gesprochen, ist der Patient mit leichter oder mäßiger Spastik nicht zu „schwach", um sich zu bewegen. Mangel an Muskelkraft braucht nicht von Schwäche herzurühren, sondern kann vom Widerstand spastischer Antagonisten herrühren. Wird die Spastik der Antagonisten reduziert, so können sich die scheinbar „schwachen" Muskeln wirkungsvoll kontrahieren. Drachman (1967) schreibt: „Erhöhter Tonus kann normale Bewegung weit mehr stören als die zugrundeliegende Schwäche." Beim Spastiker ergibt die Kontraktion eines Muskels, weil eine exzessive Mitkontraktion besteht, keine reziproke Hemmung seiner Antagonisten. Dies ist ein typisches Zeichen von Spastik. Deshalb kann man sich bei der Behandlung von Spastikern nicht auf die reziproke Hemmung der spastischen Antagonisten verlassen, wenn man die Agonisten aktiviert.

Am bisher Gesagten sieht man, daß das Hauptproblem bei Patienten mit Läsionen des ersten motorischen Neurons zweifach ist: 1. abnorme Koordination und 2. abnormer Haltungstonus. Zwei Hauptziele sollten bei der Behandlung verfolgt werden: nämlich die Reduzierung der Spastik und die Einführung selektiverer Bewegungsmuster, zur Vorbereitung sowohl automatischer als auch willkürlicher funktioneller Tätigkeit. Das Ziel der Behandlung, d. h. die dauernde Reduktion der Spastik, wird nur erreicht, wenn der Patient selektive Bewegungen ausführen kann. Dies wurde von Twitchel (1951) beobachtet:

„Das nächste Ereignis bei der Wiedererlangung der Bewegung war die Fähigkeit, die Schulter, den Ellbogen, alle Finger oder das Handgelenk jeweils getrennt zu beugen. Diese Trennung von Elementen eines synergistischen Komplexes wurde nur stufenweise erreicht. ... Als sich Kraft und Gewandtheit weiterhin besserten, wurde ein Stadium erreicht, bei dem die Spastik abrupt nachließ, zuerst in Schulter- und Ellbogenmuskeln und später in den Beugern von Handgelenk und Fingern."

Bei „schlaffen" Patienten oder solchen mit *echter* Muskelschwäche muß die Haltungsaktivität erhöht werden. Dies wird durch taktile und propriozeptive Stimulation erreicht. Bei diesen Patienten müssen jedoch alle Reiztechniken mit großer Sorgfalt angewandt werden, da sie anstelle von normaler Tonussteigerung und normaler Muskelkoordination eine abnorme tonische Reflexaktivität hervorrufen können. Dies kann man durch sorgfältiges Abstufen der Stimulation, indem man reflexhemmende Muster gleichzeitig mit Reiztechniken anwendet, vermeiden, so daß die motorische Antwort auf den sensorischen Reiz kontrolliert und normal gehalten wird. Es ist sehr wichtig, die Behandlung aufgrund einer guten Einschätzung der Bedürfnisse des einzelnen Patienten zu planen. Die Beurteilung sollte folgendes beinhalten:

1. Haltungstonus und Tonusänderung unter Reizung in verschiedenen Stellungen und Bewegungen,
2. Haltungs- und Bewegungsmuster,
3. funktionelle Fähigkeiten und Mängel.

Dann wird ein Behandlungsplan aufgestellt, der die allgemeinen Ziele der Behandlung enthält, z. B.:

1. Muskeltonus herabsetzen, erhöhen und stabilisieren.
2. Welche Haltungsmuster oder welche Bewegungsreaktionen sollen gehemmt und welche erlangt oder erleichtert werden?
3. Welches sind die funktionellen Fertigkeiten, für die der Patient vorbereitet werden soll; in welcher Reihenfolge und mit welchen Methoden?

Die Wahl der tatsächlichen Muster und Behandlungstechniken, die bei jedem einzelnen Fall in bestimmten Behandlungsphasen angewandt werden, sind von der allgemeinen Beurteilung abgeleitet.

6. Behandlungstechniken

Die vielen Arten der Behandlung, die in diesem Kapitel beschrieben werden, sollen Vorschläge und Ideen sein, wie man einem Patienten helfen kann. Sie sollen *nicht* als eine Folge von Übungen oder Mustern angesehen werden, die man in der gegebenen Reihenfolge und für *alle* Patienten benutzt. Man muß sich immer vor Augen halten, daß das Ziel dieser Behandlungsart die Verbesserung der Bewegungsqualität auf der betroffenen Seite ist. Beide Körperseiten sollen letztlich so harmonisch wie möglich im Bereich der zerebralen Schädigung zusammenarbeiten. Deshalb hängt die Technik, die sich der Therapeut aussucht, davon ab, was der einzelne Patient zuerst und am dringendsten braucht, um ihn zu einer möglichst normalen Wiederherstellung zu bringen. Die gewählte Behandlungstechnik muß dann mit dem Patienten ausprobiert und auf ihre Wirkung hin getestet werden, beides während derselben Behandlung. Die Wirkung zeigt sich – ob gut oder schlecht – in Veränderungen des Haltungstonus des Patienten, der motorischen Muster und in dem funktionellen Gebrauch als fortlaufende Antwort auf die Behandlung des Therapeuten. Nicht ein Muster oder eine Technik sollte für eine erwartete Reaktion verantwortlich gemacht werden. Wenn keine oder eine nachteilige Veränderung beobachtet wird, müssen die versuchten Verfahren abgebrochen werden. Es braucht aber nicht unbedingt die Technik oder das Muster zu sein, das ungeeignet ist; auch die Art und Weise kann es sein, und wie sie eingesetzt wurde, wenn der gewünschte Erfolg ausbleibt. Die richtige Behandlung beinhaltet viel Experimentieren, und alles hängt vom dauernden „Feedback" zwischen Patienten und Behandler ab. Techniken sind „Werkzeuge" und deshalb austauschbar. Wir behandeln die „Reaktionen" des Patienten und werden dauernd von seiner Reaktion auf unsere Behandlung geleitet. Diese Art der Arbeit zeigt dem Therapeuten während der eigentlichen Behandlung die erreichte Wirkung. Daher weiß er, welche der vielen Techniken für eine Besserung verantwortlich ist und welche nutzlos oder sogar schädlich ist. Die ständige Anpassung der Techniken auf die Antwort des Patienten während der Behandlung spart Zeit, gibt bessere Endresultate und macht eine systematischere Behandlung möglich. Ferner gibt sie Hinweise, was bei einem bestimmten Patiententyp nützlich war, und zeigt, was eventuell bei Patienten mit ähnlichen Schwierigkeiten und Bedürfnissen ebenso nützlich und erfolgreich sein kann.

Die angewandten Techniken hängen von dem Stand der Wiederherstellung des Patienten ab oder dem Punkt, an dem der Rehabilitationsprozeß stehengeblieben ist. Diese Stadien können so definiert werden:

1. erstes schlaffes Stadium,
2. spastisches Stadium,
3. Stadium relativer Wiederherstellung.

Die Wiederherstellung des einzelnen Patienten kann in jedem dieser Stadien zum Stillstand kommen. Kann nicht sofort beim Entstehen einer Hemiplegie mit der Behandlung begonnen werden, so muß sie bei dem Wiederherstellungsstadium einsetzen, das der Patient erreicht hat. Man sollte außerdem daran denken, daß sich die drei Stadien überschneiden und nicht genau getrennt werden können. Ein gewisses Maß an Spastik kann bereits im schlaffen Stadium gefunden werden, oder der Patient kann einige ziemlich unabhängige Bewegungen der Extremität während der spastischen Phase haben. Darüber hinaus kann Spastik immer noch, sogar während der dritten Periode relativer Wiederherstellung, selektive Bewegungen stören, nämlich wenn sich der Patient für eine schwierige Aufgabe anstrengen muß.

Anfängliches schlaffes Stadium

Ein Schlaganfall bewirkt eine komplette und plötzliche Veränderung, bei welcher der Patient keine Zeit hat, sich langsam anzupassen. Der Patient ist verwirrt und desorientiert. Die zwei Seiten seines Körpers liefern ihm verschiedene Empfindungen. Er ist sozusagen in zwei Hälften gespalten, und es gibt keinerlei Wechselwirkung zwischen der gesunden und der betroffenen Seite. Da auf der betroffenen Seite kein Gleichgewicht oder Stützfunktion vorhanden ist, hat der Patient große Angst, auf diese Seite zu fallen. Dies erhöht die Spastizität – sogar gesunde Leute werden steif, wenn sie zu fallen fürchten. All dies führt zu einer Negation der betroffenen Seite durch den Patienten und zu einer totalen Orientierung gegen die gesunde Seite: ein Ergebnis, das in der Behandlung korrigiert und nicht noch verstärkt werden sollte.

Die Behandlung sollte dem Patienten in der Frühphase helfen, Gewicht und seine betroffene Seite zu akzeptieren und zu lernen, auch auf dieser Seite beim Sitzen und Stehen das Gleichgewicht zu halten. Die Behandlung sollte auch die bilaterale Funktion der Arme und des Rumpfes berücksichtigen, so daß die nötige Wechselwirkung der gesunden Seite mit der kranken möglich wird.

Das anfängliche schlaffe Stadium wird bald nach dem Beginn der Hemiplegie gefunden und dauert von einigen Tagen bis zu mehreren Wochen oder sogar länger. Der Patient kann seine betroffene Seite nicht bewegen. Er hat den „Kontakt“ mit der betroffenen Seite verloren; oft fühlt er seinen Arm und sein Bein nicht. Seine früheren Bewegungsmuster hat er eingebüßt. Selbst die der gesunden Seite reichen nicht aus, um den Aktivitätsverlust der betroffenen Seite zu kompensieren. Er muß jetzt seine gesunde Seite anders einsetzen und weiß nicht sofort, wie er dies tun soll. Auf der betroffenen Seite besteht in diesem Stadium keine Bewegungseinschränkung bei passiven Bewegungen. Obwohl noch keine Anzeichen von Spastik da sind, kann man eine gewisse Retraktion der Skapula mit etwas Widerstand gegen die passive Bewegung des Schultergürtels nach vorn finden. Die Finger und das Handgelenk sind leicht gebeugt; bei plötzlicher passiver Streckung kann man etwas Widerstand spüren. Auch kann leichter Widerstand gegen die volle Supination des Unterarms (und Handgelenks) vorhanden sein, wenn man sie mit gestrecktem Ellbogen ausführt. Man kann die ersten Zeichen der Spastizität fühlen, wenn der Fuß und die Zehen mit gestreckter Hüfte und Knie dorsal flektiert werden. Bei manchen Fällen besteht ein leichter Widerstand gegen die Eversion im Fuß.

Im Bett hat der Patient folgende Lage: Der Kopf neigt sich leicht zur betroffenen Seite, die Schulter und der Arm sind zurückgezogen. Der Ellbogen ist in diesem Stadium noch gestreckt. Der Unterarm ist in Pronation (diese Pronation entspricht der Eversion im Fuß). Das Bein ist meist gestreckt und außenrotiert, der Fuß plantarflektiert und oft leicht invertiert (Supination entspricht der Inversion im Fuß). Einige Patienten, gewöhnlich die sehr alten oder die ganz schwer betroffenen, liegen mit gebeugtem und abduziertem Bein und invertiertem Fuß im Bett. In allen Fällen ist die ganze betroffene Seite (Schulter und Becken) leicht nach hinten gedreht.

Der Patient kann sich nicht zur gesunden Seite umdrehen, nicht ohne Unterstützung sitzen und nicht stehen oder gehen. Er tendiert dazu, gegen die betroffene Seite zu fallen, da ihm die Orientierung zur Mittellinie fehlt. Letzteres ist ein interessantes Phänomen, denn normalerweise würde ihn die Aktivität der gesunden Seite vor dem Fallen zur betroffenen bewahren. Man kann es dadurch erklären, daß die gesunde Seite nicht „weiß“, was auf der kranken Seite passiert, da ja kein Wechselspiel mehr zwischen ihnen stattfindet und die Empfindungen jeder Seite verschieden sind.

Solange nur ein Tonusmangel und keine Spastizität besteht, sind keine assoziierten Reaktionen beim Bewegen der gesunden Extremitäten vorhanden.

Pflege als Vorbereitung zum Umdrehen, Aufsetzen, Aufstehen und Gehen

In der ersten Phase spielt das Pflegepersonal eine wichtige Rolle bei der Rehabilitation des Patienten. Besonders während er noch im Bett liegt oder an einen Stuhl gefesselt ist und sehr viel Pflege braucht. In dieser Zeit kann man viele Fehler beim Umgang mit dem Patienten machen, die dann später eine ungünstige Auswirkung auf die Wiederherstellungschancen und die Behandlung haben. Bei adäquater Lagerung und beim Umgang mit dem Patienten kann man eine übermäßige Erhöhung der Spastizität, Kontrakturen, den Schulterschmerz und das Schulter-Hand-Syndrom, die Retraktion des Schultergürtels und des Beckens und sogar die Ablehnung der betroffenen Seite vermeiden.

Physiotherapie und Pflege sollen sich gegenseitig ergänzen, da sich Physiotherapie und Pflege überschneiden. In diesem frühen Stadium kümmert sich das Pflegepersonal den ganzen Tag um den Patienten, der Physiotherapeut dagegen ist jeden Tag nur kurze Zeit bei ihm.

Der Therapeut bringt dem Patienten bei, wie er sich wieder bewegen kann. Das Pflegepersonal kann dazu beitragen, daß der Patient die gesteckten Ziele erreicht. Dies geschieht durch die richtige Lagerung und den richtigen Umgang im Frühstadium. Die Physiotherapeuten und Beschäftigungstherapeuten können ihrerseits den Schwestern helfen, indem sie dem Patienten etwas Unabhängigkeit verschaffen und damit die Pflege erleichtern.

Zusammenarbeit zwischen Schwestern und Physiotherapeuten

Kooperation zwischen diesen Berufen ist daher nicht nur wünschenswert – man könnte sogar sagen lebenswichtig. Sie kann durch gute Kommunikation zwischen den verschiedenen Dienstleistungen und den Schwestern erreicht werden, welche die speziellen Probleme hemiplegischer Patienten verstehen. Diese Probleme unterscheiden sich nicht nur von den Patienten ohne Hirnschädigung, sondern auch von einem Hemiplegiker zum anderen. Viele Probleme sind ähnlich bei allen Hemiplegien, aber nicht alle Patienten sind in demselben Ausmaß betroffen. Das sensorische Defizit verschiedener Grade, verschiedene Tonusqualitäten, das Alter des Patienten, seine Ängstlichkeit und Unsicherheit, Verwirrung, geistiger und emotionaler Zustand und die Sprache, all das verursacht verschiedene individuelle Probleme. Der Zustand des Patienten ändert sich mit der Behandlung und bildet sich oft spontan zurück. Wenn sich die Fähigkeiten des Patienten entwickeln, tauchen wieder andere Probleme auf. Indem der Therapeut und die Schwester verschiedenen Teilen des Körpers Hilfe und Unterstützung gibt, ermöglicht sie dem Patienten, aktiv teilzunehmen, wenn er versorgt wird. Dadurch lernt er, sich ohne Hilfe zu bewegen. Zuerst kann der Patient nur Teile einer Bewegungsfolge ausführen. Er kann sich z. B. nur teilweise im Bett umdrehen, nur zum Teil aufsetzen, zum Teil vom Bett aus aufstehen oder von einem Stuhl usw. Der Patient muß alle Bewegungen wieder neu erlernen, oft sogar auf der nicht betroffenen Seite, da die gesunde Seite jetzt anders eingesetzt wird, um sich dem Bewegungsverlust der betroffenen Seite anzupassen. Das kann der Patient nicht schnell lernen, genausowenig wie er schnellen Bewegungen, welche der Therapeut mit ihm macht, aktiv folgen kann. Man muß ihm genügend Zeit lassen, um zu kooperieren, wenn man ihn bewegt. Viele Wiederholungen derselben Bewegungen sind nötig. Es passiert viel zu oft, daß der Patient zu schnell und ohne seine aktive Mithilfe bewegt wird. Zur selben Zeit wird von vielen Patienten erwartet, daß sie sich so schnell wie möglich anziehen, aufstehen, gehen und unabhängig werden, und dies ohne allmähliche und systematische Vorbereitung, die ihnen diese Unabhängigkeit erreichen hilft.

Der Umgang des Patienten durch die Schwestern sollte sich nicht von dem Umgang seitens des Therapeuten im frühen Stadium unterscheiden. Bestehen darin merkliche Unterschiede, so würde der Patient neu gelernte Bewegungen nicht behalten können und sie schon gar nicht ins tägliche Leben übertragen.

Um eine gute Zusammenarbeit zu erreichen, sollte der Therapeut die Schwester von Zeit zu Zeit über den Fortschritt des Patienten informieren und berichten, was dieser mit einem Minimum an Hilfe gelernt hat. Der Therapeut sollte der Schwester auch zeigen, wie er den Patienten handhabt und welche Änderungen sich in der Behandlung ergeben. Es wäre von Vorteil, wenn die Schwester zusammen mit dem Therapeuten eine erste Prüfung der Fähigkeiten und Unfähigkeiten des Patienten vornehmen würde und dann ab und zu bei Behandlungen zugegen wäre. Diese Zusammenarbeit würde das Pflegepersonal viel mehr in die wirkliche Rehabilitation des Patienten mit einbeziehen und ihre Arbeit viel lohnender gestalten und weniger zur Routine werden lassen.

Natürlich muß man anerkennen, daß das Pflegepersonal seine Schwierigkeiten hat, obwohl auch viel vom jeweiligen Krankenhaus abhängt. Häufig gibt es zu wenig Schwestern; sie sind überarbeitet und immer in Eile; das vermindert jegliche aktive Kooperation mit dem Patienten. Er muß jedoch so aktiv wie möglich sein, wenn er bewegt wird, als Vorbereitung zum späteren Bewegen ohne Hilfe. Wird er von zwei Schwestern betreut, wenn sein Bett gemacht wird oder wenn er in einen Stuhl gehoben wird, so hat er keine Chance zu helfen, selbst wenn er es wollte. Deshalb wäre es für den Patienten besser, wenn er nur von einer Schwester betreut und ermuntert würde, ihr zu helfen. Dies nimmt zwar etwas mehr Zeit in Anspruch, als wenn ihn zwei Schwestern zusammen pflegen. Soweit es das Personal betrifft, käme es auf dasselbe heraus, da sich die zweite Schwester schon mit einem anderen Patienten beschäftigen könnte.

Wird der Patient zu Hause gepflegt, muß man unbedingt den Verwandten beibringen, den Patienten allein zu betreuen, wie es im Abschnitt „Lagerung und Bewegen des hemiplegischen Patienten“ (S. 96) beschrieben wird.

Spezielle Pflegeprobleme der Hemiplegien

Neben den rein medizinischen Gesichtspunkten wie Herztätigkeit, Atmung und Kreislauf bestehen spezielle Probleme bei der Pflege der Hemiplegiker, welche die Pfleger betreffen und die von ihnen verstanden werden sollten:

1. *Der Körper des Patienten ist scheinbar in zwei Hälften geteilt;* die eine hat nichts mit der anderen zu tun. Der Patient fühlt den betroffenen Arm oder das Bein gar nicht, aber er empfängt, selbst wenn kein oder nur ein geringes sensorisches Defizit besteht, abnorme Sensationen von seinen spastischen Muskeln und unbeweglichen Gelenken. Der psychologische Effekt dieser „Teilung“ zeigt sich darin, wie der Patient von der betroffenen Seite wegsieht, und in seiner „Ablehnung“ des betroffenen Armes und Beines.

2. *Der Haltungstonus der beiden Seiten ist verschieden.* Zuerst ist der Patient schlaff und erscheint zu schwach, um den Arm oder das Bein zu bewegen. Bei einigen Fällen dauert das nur wenige Tage, bei anderen längere Zeit. Die Schlaffheit betrifft mehr und für längere Perioden den Arm als das Bein. Früher oder später entwickelt sich die Spastizität, und er wird zu steif, um sich zu bewegen. Die Spastizität verstärkt sich, wenn sich der Patient anstrengt, wenn er aufgeregt wird, wenn er sich mitteilen möchte, aber nicht sprechen kann, und wenn er Angst hat. Spastizität zeigt sich in bestimmten abnormen Haltungsmustern, z. B. in Beugung und Retraktion des Armes und in Streckung des Beines mit einer Rückdrehung des Beckens. Wird die Spastizität stark, kann sie mit der Zeit Kontrakturen verursachen. Sie stört immer die Fähigkeit des Patienten, sich später zu bewegen. Beispielsweise hindert sie ihn daran, das Knie zu beugen und die Ferse beim Gehen auf den Boden zu bekommen, oder sie läßt den Fuß umknicken. Der Patient kann den Arm nicht heben, den Ellbogen und das Handgelenk nicht strecken oder seine Hand und die Finger nicht zum Greifen öffnen. Durch spezielle Lagerung des Patienten im Bett oder beim Sitzen im Stuhl kann das Pflegepersonal mithelfen zu verhindern, daß sich abnorme Haltungsmuster etablieren. Die Lagerung verhindert spastische Muster und hilft die potentielle Funktion des Patienten zu erhalten oder sogar wieder zu erweitern.

3. *Der Patient weiß nicht mehr, wie man sich bewegt.* Er muß wieder lernen, wie man sich im Bett umdreht, wie man sich aufsetzt und wieder hinlegt, wie man aufsteht, steht und geht. Der Patient ist konfus und weiß oft nicht, wie er seine normale Seite einsetzen soll, um den Bewegungsverlust der kranken Seite wettzumachen. Er „kennt" seine kranke Seite nicht mehr und weiß nicht mehr, wie er sie gebrauchen soll. Er hat kein oder nur wenig Gleichgewicht und hat Angst, zur kranken Seite zu fallen. Diese „Fallangst" ist eines der größten Probleme, nicht nur in der Frühphase, sondern später noch mehr, wenn der Patient steht und geht. Deshalb sollen die Schwestern, der Physiotherapeut und die Verwandten des Patienten immer auf der geschädigten Seite sein, wenn sie ihm helfen, und nicht – wie es gewöhnlich passiert – auf seiner gesunden Seite. Diese Seite kann er ohne Hilfe selbst einsetzen. Indem man auf der betroffenen Seite steht, kann man ihm helfen, sein volles Gewicht darauf zu geben und sein Gleichgewicht zu verbessern. Steht man dagegen auf der gesunden Seite des Patienten, kann man ihm nicht helfen, wenn er das Gleichgewicht verlieren sollte und zu fallen droht.

Jede Bewegung, welche die Schwester mit dem Patienten übt, ist ihm neu. Er muß lernen, sich anzupassen und mit jeder neuen Situation fertigzuwerden. Wie schon erwähnt, kann er dies nicht schnell tun und muß sich in der Tat an jedes „Stadium" der Bewegung gewöhnen. Er sollte weder hastig von der Schwester bewegt werden, noch sollte er passiv sein, wenn er von einer Lage in die andere bewegt wird. Er sollte Zeit und Gelegenheit bekommen, aktiv den Bewegungen zu folgen, die mit ihm geübt werden. Der Physiotherapeut muß herausfinden, wann und wo Hilfe und Unterstützung nötig und – noch wichtiger – wie sie nicht nötig ist. Die Schwester wird herausfinden, daß der Patient oft mehr tun kann als sie erwartet, wenn er die notwendige, aber minimale Hilfe im rechten Moment und an der richtigen Stelle bekommt.

4. *Die drei vorhergehenden Punkte* – ein scheinbar geteilter Körper, verschiedener Haltungstonus auf jeder Seite, Unkenntnis der Bewegungsmuster – kombiniert, erzeugen im Patienten für lange Zeit die Angst zu fallen, selbst wenn er mit Hilfe eines Stockes gehen kann. Die Schwierigkeiten im Gleichgewicht kann man sogar schon im Liegen und Sitzen sehen. Im Sitzen und Stehen wird keinerlei Gewicht auf die betroffene Seite genommen. Die Seitbeugung des Halses und des Rumpfes gegen die kranke Seite, zusammen mit der Unfähigkeit des Patienten, sich mit dem betroffenen Arm abzustützen, lassen ihn leicht zu dieser Seite fallen.

Lagerung und Bewegen des hemiplegischen Patienten (für Schwestern und Physiotherapeuten)

Arm und Kopf

Lage im Bett: Der Patient liegt auf dem Rücken.

Zur Verhütung der Schulterretraktion: Lege den ausgestreckten Arm auf ein Kissen neben den Körper, das etwas höher als der Rumpf ist. Lege die ausgestreckte Hand auf ein Kissen oder, besser, supiniert gegen die Außenkante des Kissens.

Wichtig: Lege den Kopf zur gesunden Seite. Die betroffene Schulter auf das Kissen, so weit nach vorn wie möglich (Abb. 6.**1a**).

Becken und Bein

Man braucht verschiedene Lagerungen für die Patienten mit oder ohne Extensorenspastizität.

Patienten mit Beugetendenz des Beines und Mangel an Extensorentonus: Diese Patienten bleiben zu Anfang länger schlaff als spastisch, häufig infolge eines sehr schweren Schlaganfalles. Bei einigen Fällen von Senilität sind sie ohne Blasen- und Mastdarmkontrolle.

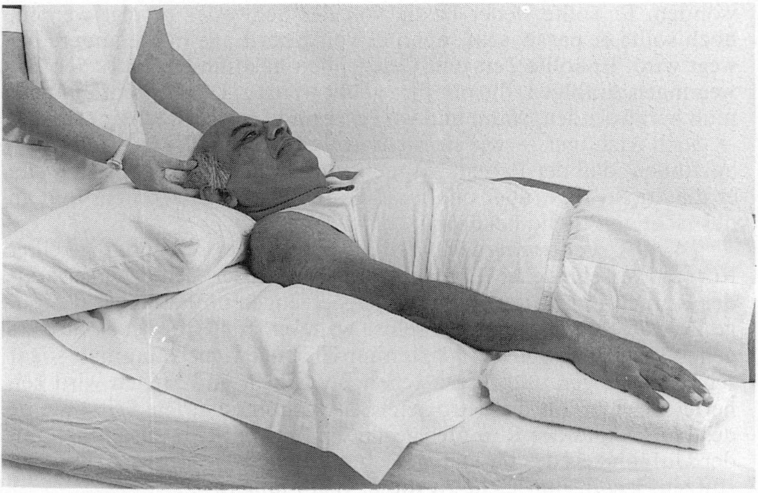

Abb. 6.**1 a–c**

a Neigen des Kopfes seitlich zur gesunden Seite. Die Schulter wird nach vorn gebracht

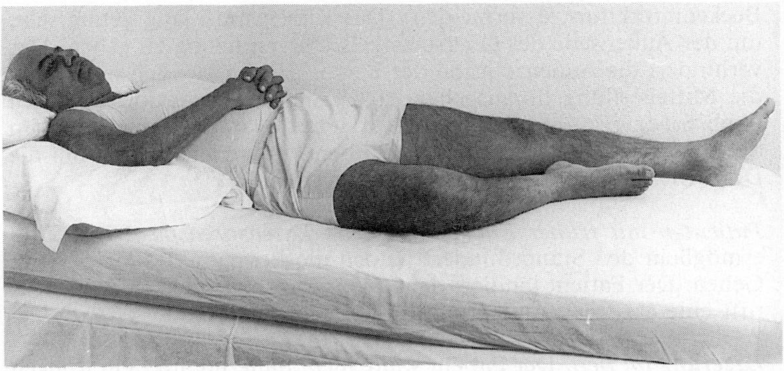

b So sollte das Bein niemals liegen. Beachte: Beuge-Abduktions-Muster der Hüfte und des Knies, Inversion im Fuß

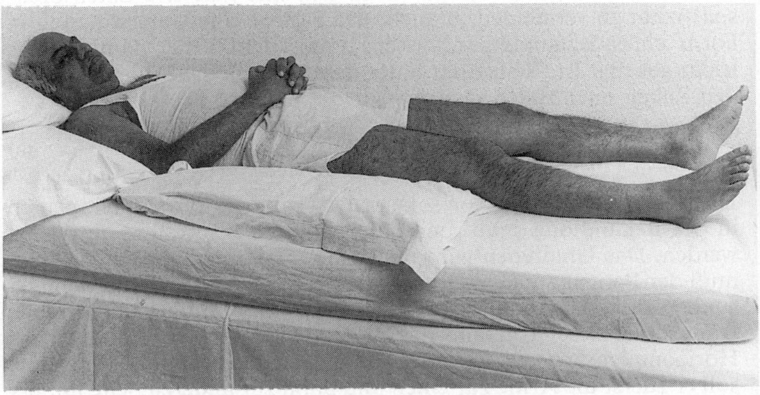

c Das Becken wird angehoben und die Außenseite des Oberschenkels mit einem Kissen unterstützt. Damit erreicht man eine gute Lagerung des Beines

Die Tendenz zur Beugung ist für die Rehabilitation gefährlich. Kann sich das Beugemuster fest etablieren, und entwickeln sich Kontrakturen, dann hat dieser Patiententyp nicht genügend Extensorentonus, um ihm das Aufstehen zu ermöglichen, zu stehen oder zu gehen. Deshalb muß man folgendes unbedingt vermeiden: Beugekontrakturen der Hüfte und des Knies; die Inversionsstellung des Fußes und Druckstellen am Unterschenkel (Abb. **6.1 b**).

Lagerung im Bett: Rückenlage. Ein Kissen oder Sandsack wird unter das Becken der betroffenen Seite gelegt, um es anzuheben (um eine

Beckenretraktion zu vermeiden). Das Kissen muß lang genug sein, um der Außenseite des Oberschenkels Unterstützung zu geben. Das verhindert die Außenrotation des Beines. Es darf jedoch nicht über die Mittelstellung hinausgehen, d. h. eine Innenrotation bewirken (Abb. 6.**1c**). Ergibt sich zuviel Extension oder Supination im Sprunggelenk, muß ein Brett gegen den Fuß getan werden, um die Dorsalflexion und die Eversion zu erreichen.

Patienten mit früher Entwicklung von Extensorenspastizität: Dies ermöglicht den Stand, hindert jedoch die Beugung des Knies beim Gehen. Der Patient tendiert dazu, das Becken zurückzuziehen. Das ruft eine exzessive Außenrotation im Bein hervor.

Lagerung im Bett: Der Patient sollte nicht dauernd auf dem Rücken liegen, sondern lernen, auf der gesunden sowie der kranken Seite zu liegen. Wie bei 1. wird das Becken mit einem Sandsack oder Kissen unterstützt und nach vorn gebracht. Um eine exzessive Extensorenspastizität zu vermeiden, braucht der Patient eine Unterstützung in Form eines Schaumgummikissens unter dem Knie, damit dieses leicht gebeugt ist. Kein Brett unter dem Fuß, da der Patient nur mit den Zehen nach unten dagegentritt.

Bewegungen, um den Patienten auf die Seite zu drehen

Die folgenden Bewegungen sollen zuerst mit dem Physiotherapeuten in der Behandlung geübt und dann von den Schwestern eingesetzt werden. Das Umdrehen wird mit dem Oberkörper begonnen. Dazu muß der Patient zunächst lernen, den betroffenen Arm mit dem gesunden zu heben und die Hände zu falten (d. h. Finger ineinander). Dann sollte er seine gefalteten Hände mit gestrecktem Ellbogen zur Horizontalen heben und, wenn möglich, über den Kopf. Von dort soll er zuerst die Arme zur einen und dann zur anderen Seite hin bewegen (Abb. 6.**2a**). Das Umdrehen zur gesunden Seite sollte auch mit den Armen und dem Rumpf beginnen (Hände gefaltet). Dabei braucht der Patient, wenn überhaupt, nur minimale Hilfe, um das Becken zu drehen und das betrofffene Bein zur gesunden Seite hin zu bewegen (Abb. 6.**2b**). Liegt er auf der gesunden Seite, sollte die Schulter der betroffenen Seite gut nach vorn gebracht werden, der Arm auf einem Kissen unterstützt sein und im Ellbogen gestreckt. So kann das Kissen von beiden Armen „umarmt“ werden. Sich nach der betroffenen Seite hin umzudrehen, ist für den Patienten einfacher als sich zur gesunden Seite zu drehen. Er braucht vielleicht gar keine Hilfe, da er den gesunden Arm und das Bein zum Umdrehen einsetzen kann. Liegt der Patient auf der betroffenen Seite, muß man die betroffene Schulter gut nach vorn bringen: Der Arm befin-

Abb. 6.**2 a – c**

a Mit gefalteten Händen dreht sich der Patient zur gesunden Seite. Beachte: Die Schulter wird dabei nach vorn gebracht. Das Knie wird durch ein kleines Kissen in leichter Beugung gehalten

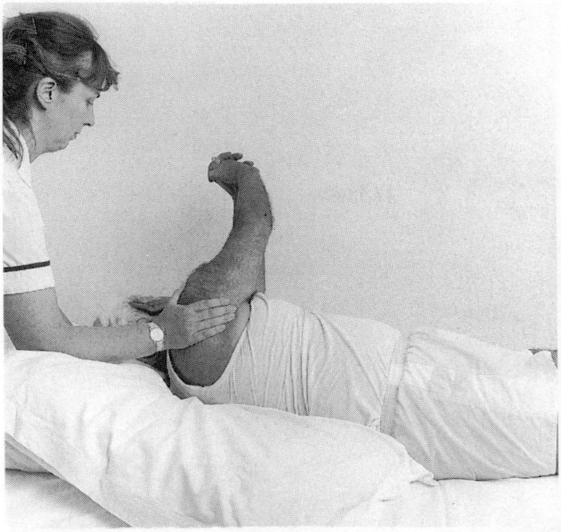

b Das Becken wird nach vorn bewegt

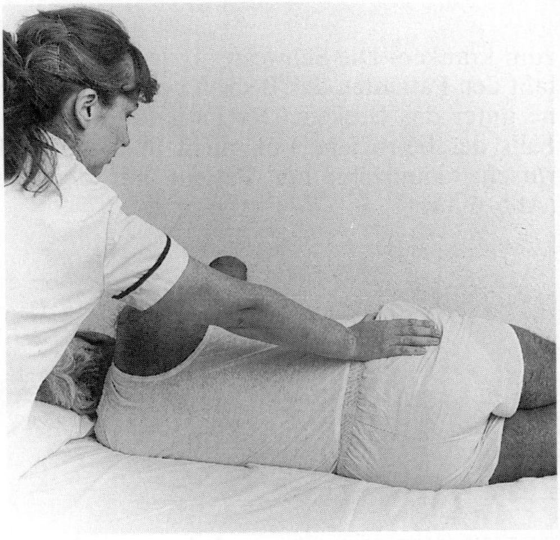

det sich damit in Außenrotation und im Ellbogen gestreckt (Abb. 6.**2 c**).

Gebrauch der Bettschüssel

Falls nötig, hilft die Schwester dem Patienten das betroffene Bein zu beugen und den Fuß flach auf das Bett zu stellen. Dann beugt der Patient das gesunde Bein und setzt diesen Fuß parallel und nahe

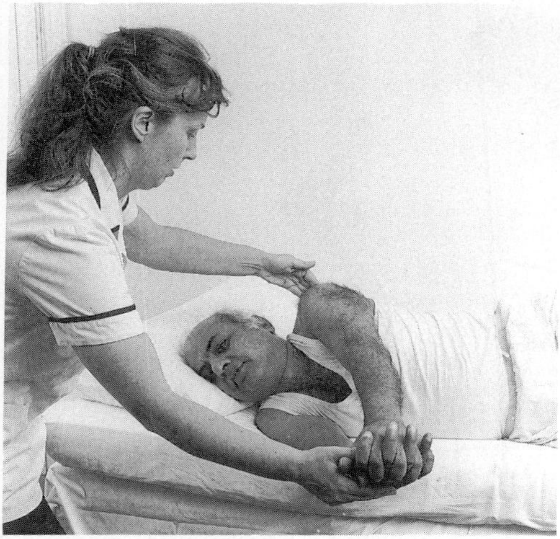

Abb. 6.**2**
c Drehen zur betroffenen Seite, Schulter gut vorn

zum kranken. Die Schwester fixiert beide Füße mit einer Hand und läßt den Patienten das Becken heben. Dann schiebt sie die Bettpfanne unter das Becken. Der Patient soll seine Beine gebeugt halten. Falls der betroffene Fuß nicht in dieser Stellung bleibt und wegrutscht, kann ihn der Patient mit dem gesunden Fuß fixieren (Abb. 6.3**a**).

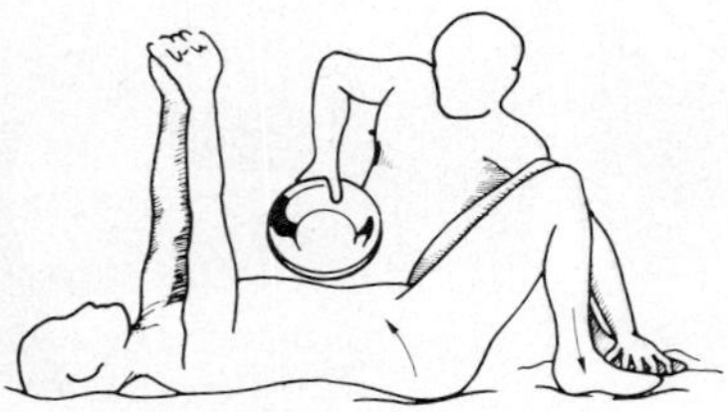

Abb. 6.**3a–c**
a Der Patient hebt das Becken, der Therapeut fixiert die Füße

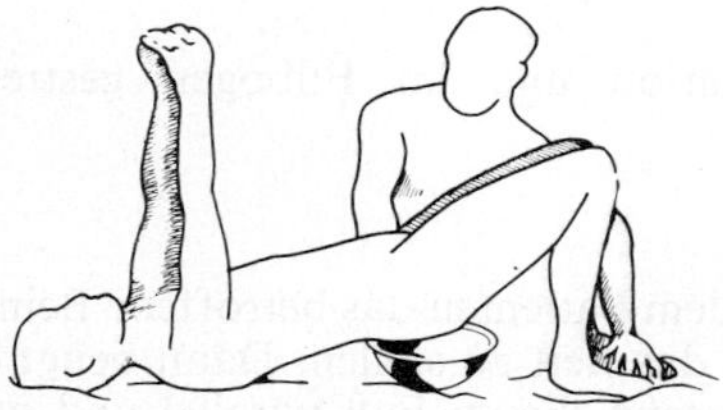

Abb. 6.**3**

b Fixation des Fußes des Patienten durch Druck auf das gebeugte Knie des hemiplegischen Beines

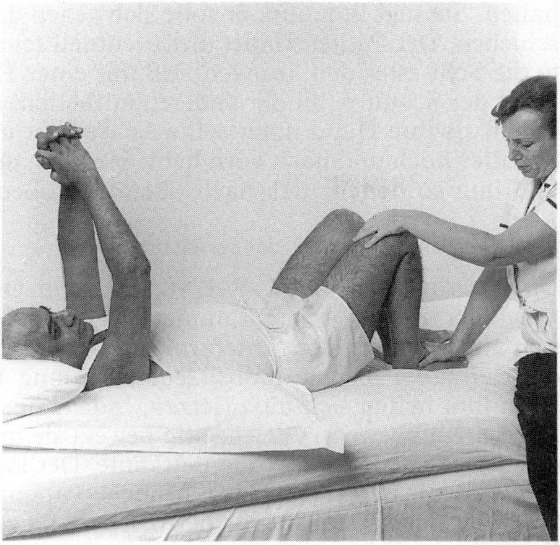

c Heben des Beckens, um den Patienten im Bett nach oben zu bringen

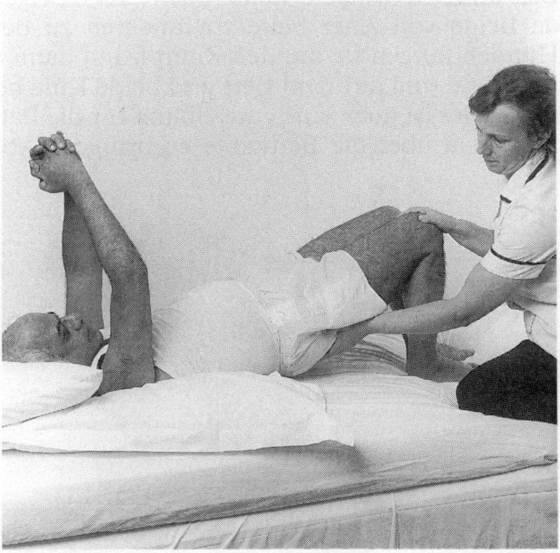

Wenn der Patient nach unten gerutscht ist, stößt er sich selbst wieder nach oben

Mit Hilfe der Schwester macht der Patient die oben beschriebenen Bewegungen wie beim Benützen der Bettschüssel. Die Füße, die nahe an das Becken herangezogen wurden, werden von der Schwester gehalten. Sie sagt ihm nun, er solle sich gegen das Kopfende hin hochschieben. Der Patient findet dies eventuell sehr schwierig. Dann sollte die Schwester den kranken Fuß mit einer Hand fixieren und ihm unter der Schulter mit der anderen mithelfen. Dies tut sie am besten, indem sie ihre Hand unter seine Achsel legt und zur selben Zeit die Schulter hoch und nach vorn hebt. Sie kann auch sein Becken heben und ihm so helfen, sich nach oben zu stoßen (Abb. **6.3 b, c**).

Umdrehen zum Sitzen an der Bettkante

Über die gesunde Seite: Wie vorher beim Umdrehen beschrieben, fängt der Patient mit zusammengefalteten Händen an und stützt sich auf den gesunden Unterarm, während er das gesunde Bein über die Bettkante in eine halbsitzende Stellung bringt. Die Schwester kann ihm helfen sich aufzusetzen, indem sie seinen Kopf zur kranken Seite hinbewegt. Gleichzeitig bewegt sie mit ihrer anderen Hand das betroffene Bein über die Bettkante. Der Patient sollte seine Hände gefaltet lassen (Abb. **6.4 a**). Manche Patienten brauchen nicht die Hilfe der Schwester, um das betroffene Bein zum Aufsitzen über die Bettkante zu bringen, wenn ihnen zuerst beigebracht worden ist, beide Beine von einer Seite zur anderen zu bewegen. Mit gefalteten Händen fangen sie an, den Rumpf und dann das Becken zu drehen. Die Füße sind auf dem Bett und beide Knie beim Umdrehen zusammen. Dies ist auch eine gute Übung für die Patienten, um das betroffene Bein über die Bettkante zu bringen (Abb. **6.4 b, c**).

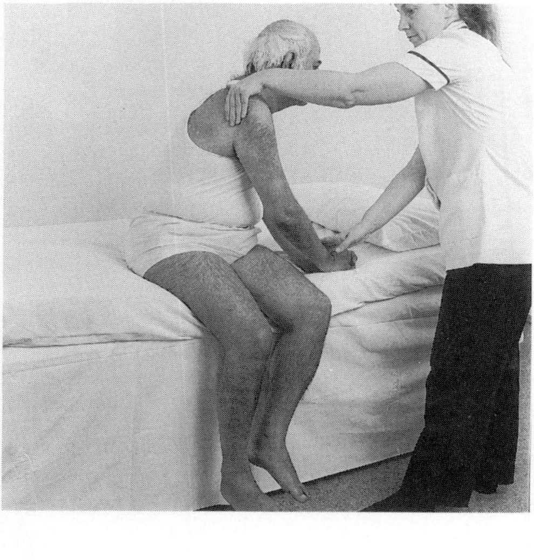

Abb. 6.**4 a – f**
a Aufsetzen über die gesunde Seite. Beachte: Halte die betroffene Schulter und den Arm gut nach vorn

Abb. 6.**4**
b u. **c**
Der Patient dreht sich in die Seitlage, die Knie soll er zusammenhalten

b

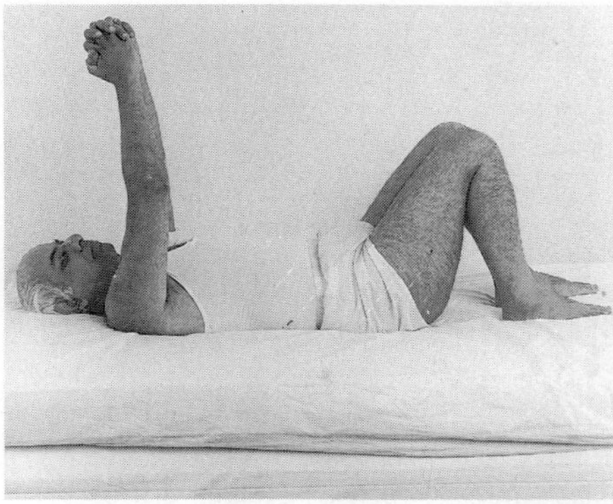

c

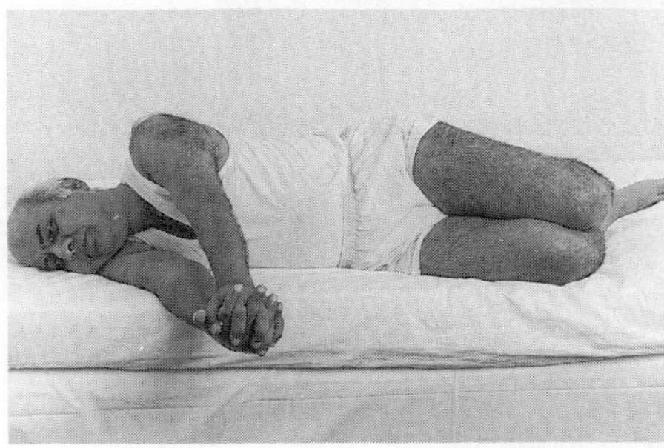

d Aufsetzen über die betroffene Seite

d

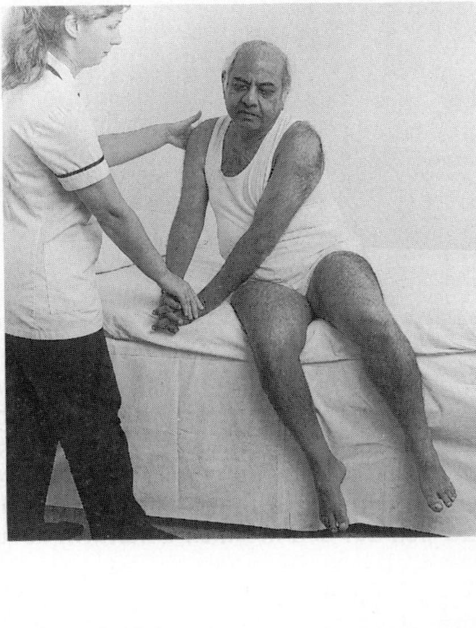

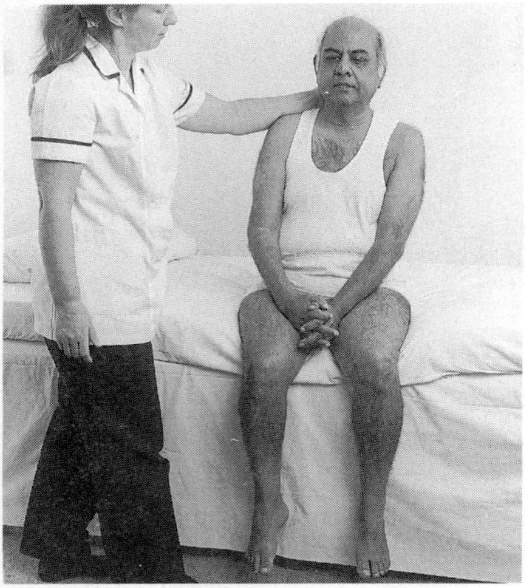

Abb. 6.**4**
e Der Therapeut oder die Schwester neigt den Kopf des Patienten zur gesunden Seite

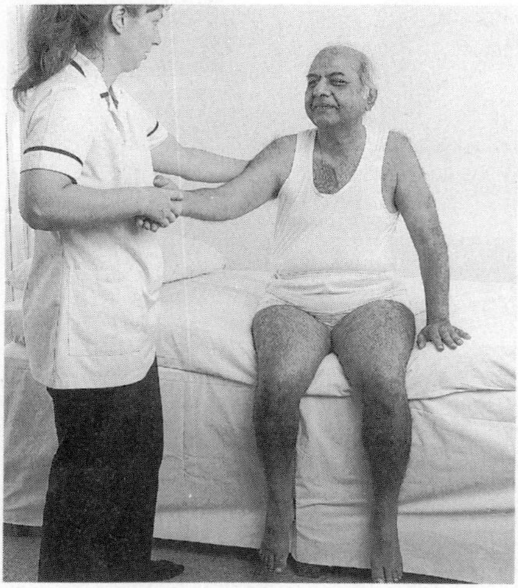

f Der Therapeut bewegt die Schulter und den gestreckten Arm nach vorn. Der Patient stützt sich mit dem gesunden Arm ab

Über die kranke Seite: Dies ist zwar etwas schwieriger für den Patienten, aber es ist eine notwendige Übung für ihn. Der Patient dreht sich wie vorher beschrieben mit gefalteten Händen um. Liegt er auf der kranken Seite, unterstützt die Schwester den Kopf auf der kranken Seite und hilft ihm, den Kopf gegen die gesunde Seite zu heben und sich auf den kranken Unterarm abzustützen. Dann hilft ihm die

Schwester, das betroffene Bein über die Bettkante zu bringen (Abb. 6.**4d, e**). Während der Patient sein gesundes Bein über die Bettkante bringt, hebt die Schwester seinen Kopf weiter von der betroffenen zur gesunden Seite und somit zum Sitzen (Abb. 6.**4f**). Wenn der Arm des Patienten nicht zu spastisch in Beugung ist, dann hält oder legt die Schwester die betroffene Hand gestreckt auf das Bett, so daß der Patient den Ellbogen streckt. Während dieser Phase ist der gesunde Arm frei, um bei der Aufrichtung des Rumpfes zu helfen.

Vom Sitzen zum Hinlegen

Die Schwester hält die kranke Hand des Patienten; sein Arm ist außenrotiert und diagonal in Schulterhöhe nach vorn gestreckt. Der Patient legt sich langsam hin; dabei stützt er sich mit dem gesunden Arm. Auf diese Weise verhütet die Schwester eine Retraktion der Schulter und die Beugung des betroffenen Armes. Dann hebt der Patient das gesunde Bein auf das Bett. Wenn überhaupt möglich, sollte er nun das betroffene Bein im Knie beugen und aufs Bett heben. Die Schwester hilft etwas, indem sie es unter dem Knie hebt. Er sollte nie das betroffene Knie mit dem gesunden heben. Dies ist in den meisten Fällen unnötig und sogar schädlich. Der Patient sollte gar nicht erst die Gewohnheit annehmen, das Bein passiv mit dem gesunden zu bewegen, sondern so früh als möglich lernen, es aktiv zu heben.

Sitzen und Aufstehen

Zum Stehen sollte vor das Bett eine Matte gelegt werden. Die Schwester sollte niemals auf der gesunden Seite des Patienten sein, wenn er sitzt, steht oder geht. Er kann seine gesunde Seite gebrauchen und benötigt die Schwester dort nicht. Die Hilfsperson sollte entweder vor ihm stehen oder, besser, auf seiner betroffenen Seite. Das ermöglicht dem Patienten, sein Gewicht im Sitzen, Stand oder Gehen auf die betroffene Seite zu bringen und sich in einen Stuhl zu setzen oder vom Stuhl aufs Bett zu gelangen. Nimmt der Patient sein Gewicht auf seine betroffene Seite, wird er nach und nach seine Angst vor dem Fallen überwinden können.

Vom Sitzen zum Stand: Der Patient sitzt auf dem Bett. Die Schwester steht vor ihm. Um sich festzuhalten legt der Patient seinen gesunden Arm um ihre Taille. Dann nimmt sie den betroffenen Arm und hebt, mit einer Hand in der Achsel, die Schulter, rotiert den Arm nach außen und streckt den Ellbogen. Nun bringt sie den Arm nach vorn und auf ihre Hüfte genau wie den gesunden Arm (Abb. 6.**5a**). Sie fixiert seinen Arm mit ihrem Unterarm gegen ihren

Körper, so daß sie beide Hände frei hat, um dem Patienten beim Aufstehen zu helfen. Ehe er aufsteht, hilft sie ihm, sich von der Hüfte an nach vorn zu bewegen, da er dazu neigt, die Schulter nach hinten zu ziehen und den Rumpf nach hinten zu legen, besonders auf der betroffenen Seite (Abb. **6.5 b**). Gewöhnlich hat der Patient sogar Angst zu fallen, wenn jemand vor ihm steht. Auch befürchtet er, zur betroffenen Seite zu fallen. Diese Furcht kann die Schwester mildern, indem sie eine Hand unter seine Schulter legt und ihn leicht gegen die betroffene Seite zieht, so daß die betroffene Hüfte das Gewicht übernehmen muß. Mit ihrer anderen Hand neigt sie seinen Kopf gegen die gesunde Seite, denn das Fallen gegen die kranke Seite geht im allgemeinen vom Kopf aus (von der Kopfhaltung). Dieser laterale Gegendruck an der Kopfseite verhindert ein Fallen zur betroffenen Seite. Beim Setzen sollte der Patient den Kopf hochhalten und die Schwester ansehen, nicht nach unten. Kann der Patient dies tun, dann sollte er diese Position, d. h. Sitzen, ohne sich nach hinten zu lehnen, ausnutzen, um den gesunden Fuß auf den Boden zu bringen, dann den kranken, um aufzustehen. Braucht er Hilfe für den betroffenen Fuß, so sollte die Schwester das Bein über dem Knie nach unten drücken. Sollte der Fuß, wenn er auf dem Boden ist, die Tendenz haben, wieder nach oben zu ziehen, dann kann die Schwester zunächst ihren Fuß leicht daraufsetzen. Steht der Patient, so kann sie ihre Hand, die auf seiner gesunden Seite ist, auf seinen Rücken legen und die Lendenwirbelsäule nach vorne bringen. So werden die Hüften gestreckt und ermöglichen es ihm, sich gerade hinzustellen. Zunächst darf er sich am Bett anlehnen.

Kann er einen Moment stehen, ohne sich am Bett anzulehnen, dann kann ihn die Schwester gegen seinen Rollstuhl hin drehen. Sie fängt mit dem Oberkörper an, wobei sie ihn gut unter der Schulter und am Rücken auf der gesunden Seite abstützt. Der Rollstuhl sollte so gestellt werden, daß nur eine Vierteldrehung nötig ist. Beim Hinsetzen muß man den Oberkörper des Patienten nach vorn halten, bis er tatsächlich sitzt.

Aufstehen vom Stuhl: Die Schwester steht vor dem Patienten. Sie nimmt beide Hände nach vorn genauso wie beim Aufstehen vom Bett. Die Knie sollten in Mittellinie zusammen sein, die Füße parallel im rechten Winkel zu den Knien. Der betroffene Fuß sollte nicht vor dem gesunden stehen, zumindest nicht weit vor ihm, da er sonst kein Gewicht aufnimmt. Sollte der Patient versuchen, den betroffenen Fuß vom Boden zu heben, kann die Schwester ihren eigenen Fuß leicht daraufstellen. Sie sollte etwas Druck auf das betroffene Knie geben, ehe er aufsteht, um ihm das Gefühl der Gewichtsübernahme zu vermitteln. Sie nimmt dazu die Hand, die auf der gesunden Seite ist. Dann nimmt sie ihre Hand vom Knie, unterstützt damit den

a

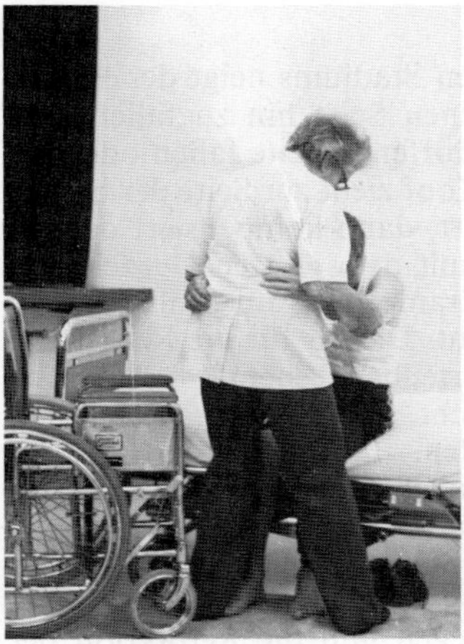

b

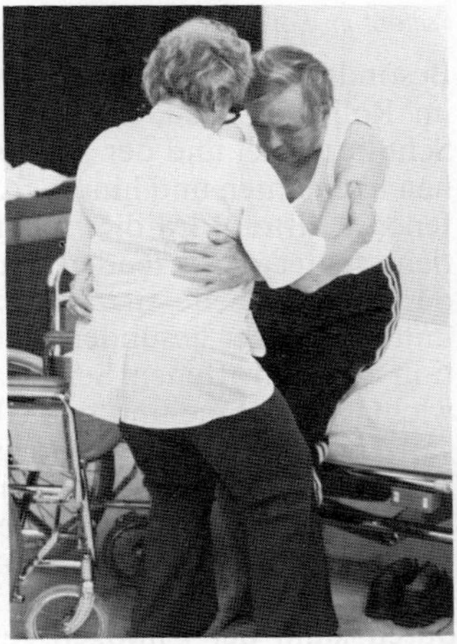

c

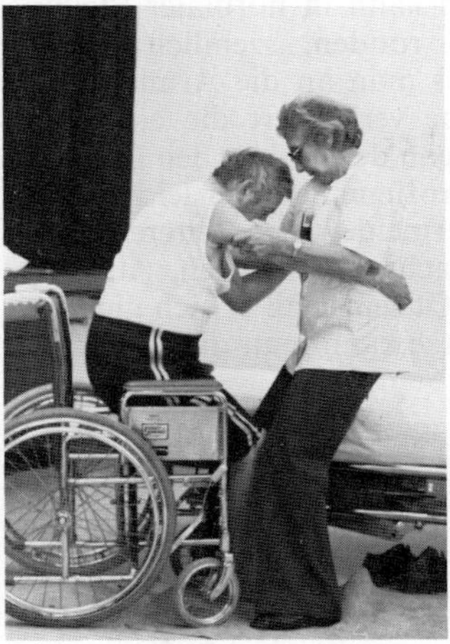

Abb. 6.**5 a – c**
a Patient im Sitz. Ehe er aufsteht, wird der betroffene Arm des Patienten um die Taille des Therapeuten gelegt
b Der Patient steht auf, indem er den Rumpf in den Hüften gut nach vorn bewegt
c Aufstehen aus dem und Hinsetzen in den Rollstuhl

Rücken in der Lendengegend und bringt seinen Rumpf nach vorn. Der Kopf des Patienten sollte nicht nach unten geneigt sein, sondern er soll die Schwester ansehen. Sie drückt dann ihre Knie gegen die Knie des Patienten und hilft ihm, in derselben Weise aufzustehen, wie sie ihm geholfen hat vom Bett aufzustehen (Abb. 6.**5c**).

Patient im Rollstuhl

Besonders während des ersten schlaffen Stadiums neigt der Patient im Rollstuhl dazu, nach der betroffenen Seite hin zu fallen. Der Schultergürtel und der Rumpf der betroffenen Seite fallen oder ziehen nach unten und hinten. Auch der Kopf zieht zur Seite der betroffenen Hälfte. Wird dies nicht korrigiert, dann kompensiert der Patient später diese Tendenz, indem er mit dem ganzen Gewicht auf der anderen Seite sitzt, sich immer krampfhaft am Stuhl festhält und nur zu der gesunden Seite hin sieht. Das ist für die Rehabilitation der betroffenen Seite ganz unvorteilhaft, ebenso für die Gewichtsübernahme und das Gleichgewicht, und sollte deshalb schon ganz früh beim Sitzen korrigiert werden.

Der Stuhl sollte eine Armlehne haben, die breit genug ist, den Arm bequem zu unterstützen, ohne daß er nach innen oder außen herunterrutscht. Die Armlehne sollte auch lang genug sein, damit der Arm so weit wie möglich nach vorn gebracht werden kann. Dadurch kann der Ellbogen gestreckt liegen und die Retraktion der Schulter vermieden werden. Die Hand kann in normaler Stellung mit gestreckten Fingern auf einem runden, ziemlich flachen Schaumstoffstück gelagert werden, das man an die Armlehne geklebt hat (Abb. 6.**6a**). Diese Armlehne verhindert die assoziierte Beugung und Retraktion des Armes, wenn der Patient den Rollstuhl selbst schiebt. Ein Kissen sollte die betroffene Schulter leicht unterstützen, um ihren Zug nach unten zu vermeiden. Ein weiteres Kissen hinter der kranken Schulter soll sie nach vorn bringen. Auch der Rumpf des Patienten sollte so unterstützt sein, daß er sich nicht zurücklehnen kann. Mit einer Rückenstütze kann man dies erreichen.

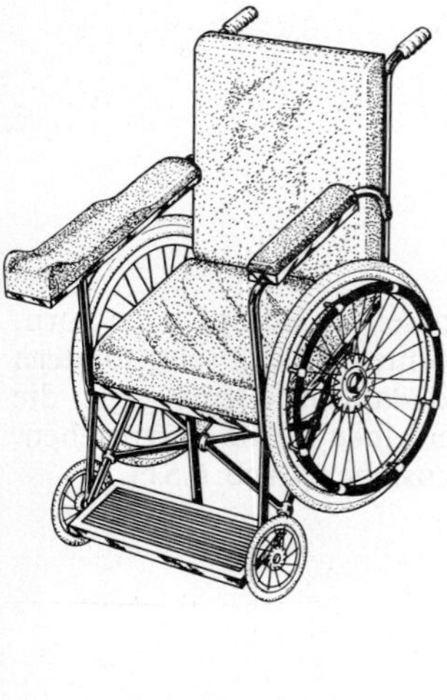

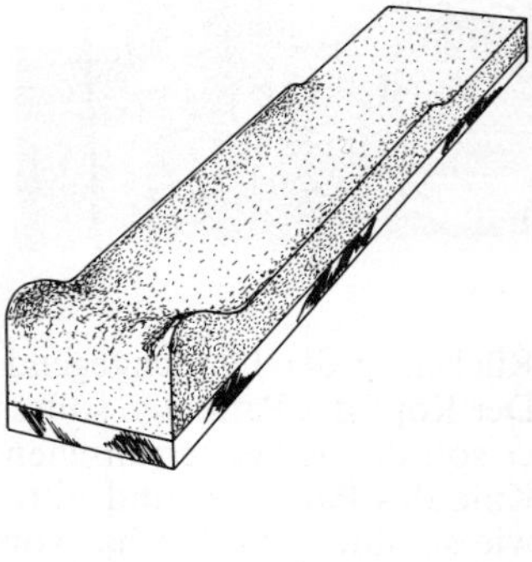

Abb. 6.**6a–d**
a Zeichnung eines Rollstuhles und einer Armstütze

b

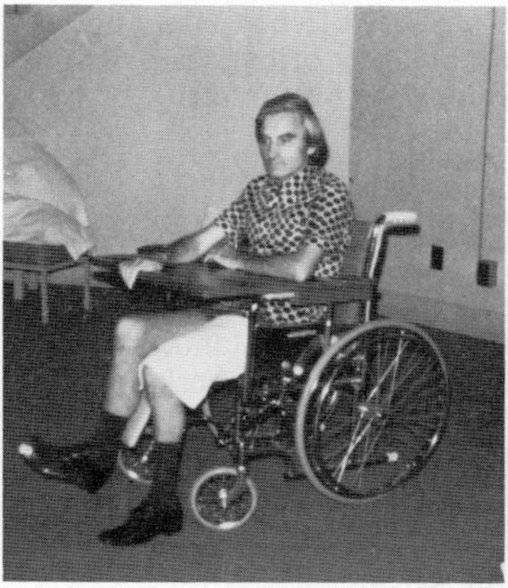

c

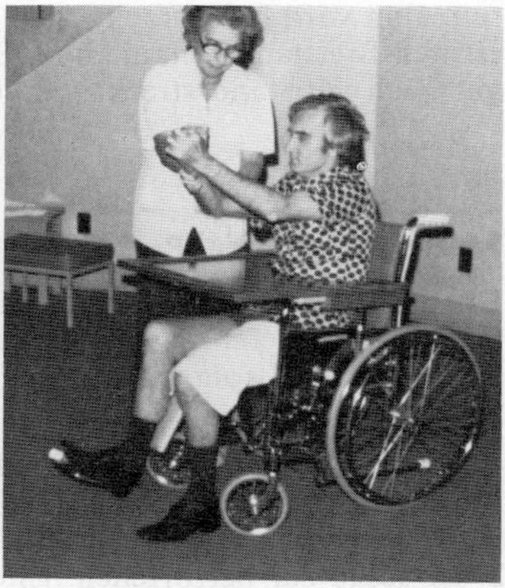

d

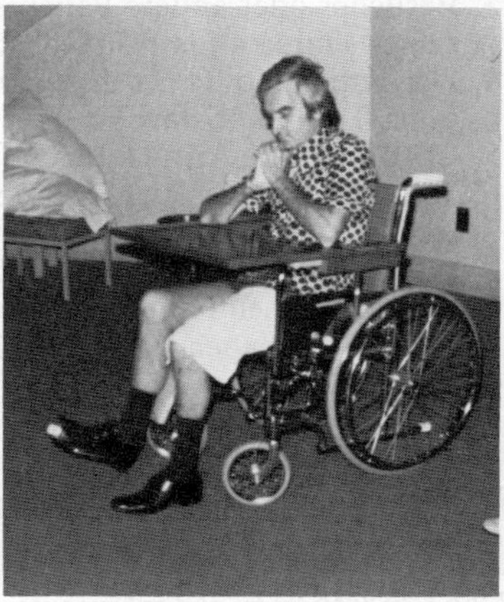

b Rollstuhl mit einem Brett davor. Beachte: Der Patient hält sich mit der betroffenen Hand am Brett fest
c Der Patient übt bilaterale Armbewegungen mit gefalteten Händen
d Der Patient bewegt die gefalteten Hände zum Mund

Man muß darauf achten, daß das betroffene Bein nicht abduziert ist. Ein kleiner Sandsack, außen gegen den Oberschenkel gelegt, verhindert das ganz leicht.

Noch besser als die Armlehne ist ein wegnehmbares Brett vor dem Patienten. Dies ermöglicht es ihm, beide Arme vorn zu haben. Er kann den betroffenen Arm und die Hand sehen, ebenso kann er bilaterale Übungen machen. Gewöhnt er sich an diese Stellung im Rollstuhl, wird er gut vorbereitet sein, dasselbe am Tisch sitzend zu tun. Ihm wird beigebracht, sich mit der betroffenen Hand am entfernten Brettrand festzuhalten. Diese Stellung bringt seine Schulter gut nach vorn und streckt seinen Ellbogen (Abb. 6.**6b, d**).

Spezielle Punkte der Prophylaxe

Um dem Patienten zu helfen, seine betroffene Seite in sein Körperbild zu integrieren, besonders den Arm und die Hand, sollte die Schwester den folgenden Punkten besondere Aufmerksamkeiten widmen:

1. Der Patient sollte viel mit gefalteten Händen sitzen und oft die Arme über den Kopf heben. Er sollte die betroffene Hand nicht mit der gesunden „hätscheln".
2. Er sollte zur betroffenen Seite hin sehen.
3. Besucher oder andere Patienten, mit denen er spricht, sollten auf seiner kranken Seite sitzen oder stehen.
4. Der Patient sollte oft an einem Tisch sitzen, statt in einem Stuhl ohne Tischbrett davor.
5. Er sollte beide Arme mit gefalteten Händen auf dem Tisch haben. Wenn er ißt oder etwas mit der gesunden Hand tut, sollte der betroffene Arm gestreckt auf dem Tisch liegen. Man kann ihn auch einen senkrecht am Tisch befestigten Stab halten lassen.
6. Ist beim Gehen Hilfe nötig, sollte die Schwester sie auf der betroffenen Seite geben und niemals auf der gesunden Seite.

Physiotherapeutische Behandlung im anfänglich schlaffen Stadium

Umdrehen von Rückenlage in Seitlage

Das Umdrehen zu jeder Seite ist eine der ersten Aktivitäten, auf welche der Therapeut in seiner Behandlung hinarbeiten sollte. Die Rückenlage ist eine Stellung, welche die maximale Extensorenspastizität hervorruft, d. h. Retraktion des Armes in der Schulter und Extensorenspasmus im Bein. Deshalb sollte der Patient nicht dauernd in Rückenlage bleiben, sondern bald lernen, seinen Rumpf, d. h. Schultergürtel und Becken, einzusetzen, um sich umzudrehen und um für einige Zeit auf der Seite zu liegen. Dreht er sich um und liegt auf der gesunden Seite (mit dem betroffenen Arm oben), müssen die Schulter und der Arm gut nach vorn gebracht werden. Der Ellbogen sollte gestreckt, das betroffene Bein in der natürlichen Lage einer Semiflexion sein. Liegt er auf der betroffenen Seite, so sollte wiederum die Schulter dieser Seite gut nach vorn gebracht werden, der Ellbogen gestreckt und in Supination. Diese Lagerung verhütet die Schulterretraktion und die Entwicklung einer Beugespastizität mit Pronation im gesunden Arm. Die Lagerung in Rückenlage wurde im vorherigen Kapitel über die Pflege durch Schwestern beschrieben (S. 96).

Das Umdrehen kann am besten mit Schultergürtel- und Armbewegungen eingeleitet werden. Der Patient faltet in Rückenlage seine Hände. Der Daumen der betroffenen Seite ist über dem gesunden, um eine maximale Abduktion zu erhalten. Das Falten der Hände gibt dem Patienten das Bewußtsein der Gleichheit beider Hände, außerdem eine Supination des betroffenen Armes. Das Spreizen der Finger in den Grundgelenken erleichtert die Streckung des Handgelenks und der Finger und wirkt gegen die Beugespastizität.

Ehe er sich umdreht, muß der Patient üben, seine gefalteten Hände über den Kopf zu heben und wieder zu senken. Die Ellbogen sollen dabei gestreckt sein. Der Behandler muß aufpassen, daß beide Arme gleichmäßig supiniert sind (Abb. 6.7**a**). Dann soll der Patient die Arme horizontal nach vorn strecken, das Beugen der Ellbogen üben und dabei die gefalteten Hände auf die Brust legen (Abb. 6.7**b**). Der Ellbogen des betroffenen Armes sollte gut angehoben sein, um die Extension des Handgelenks zuzulassen. Dann bewegt er seine Arme wieder nach oben und vorn. Aus dieser Stellung bringt er beide Arme mit gefalteten Händen zuerst zu einer Seite, dann zur anderen (Abb. 6.7**c**). Dann wird ihm, falls nötig, geholfen, sein Becken und das Bein in Seitlage zu bringen. Wenn er auf der betroffenen Seite liegt, soll seine Schulter so weit wie möglich nach vorn gelagert werden, um der Retraktion des Schulterblattes entgegenzuwirken. Der Arm ist jetzt in Außenrotation, der Unterarm supiniert und der Ellbogen gestreckt (Abb. 6.8**a**). Dies ist ein „reflexhemmendes Muster", das der Flexorenspastizität und Pronation entgegenwirkt, und ist nützlich, isoliert die Beugung des Ellbogens ohne Schulterretraktion zu üben, um die Hand zum Mund zu bringen (abwechselnd mit Streckung) (Abb. 6.8**b**). Der Patient kann fühlen, wie seine Hand den Mund berührt. Er freut sich darüber; oft lutscht er an den Fingern und lächelt. Es scheint, als ob er seine Hand durch den Mund eher erkennt und akzeptiert als wenn er seine Hand nur ansieht. Hand und Mund sind bei normaler kindlicher Entwicklung eng verbunden. Das Baby lernt zuerst seine Hand durch den Mundkontakt kennen, und das scheint auch beim hemiplegischen Patienten der Fall zu sein.

Vorbereiten des Patienten zum Aufsetzen und Stehen

Die folgenden Behandlungsfolgen sollen den Patienten darauf vorbereiten, aus der Rückenlage über die Seitlage zum Sitzen zu kom-

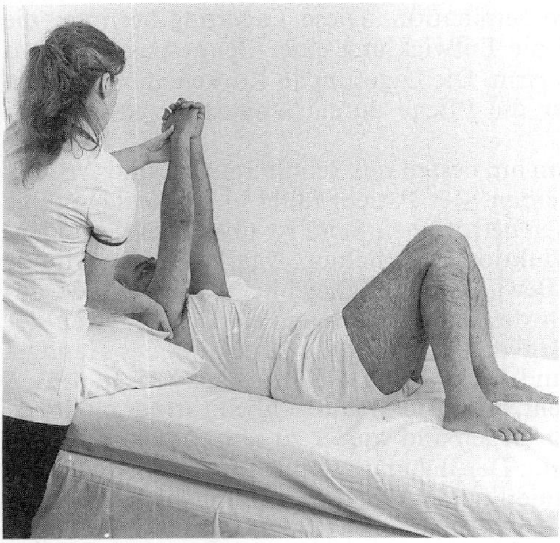

Abb. 6.**7a–c**
a Der Patient faltet die Hände, dann hebt er die Arme. Beachte: Der Schultergürtel wird nach vorn und oben gebracht

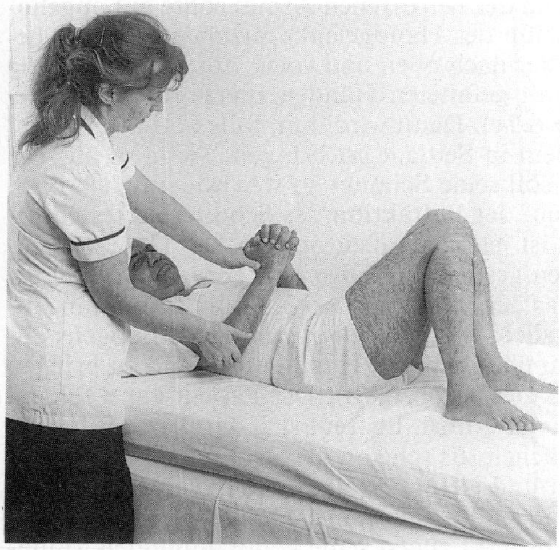

b Die Arme werden dann mit gefalteten Händen zur Brust gesenkt

men und von da zum Aufstehen. Obwohl man bei der Beschreibung der verschiedenen Behandlungsarten eine künstliche Teilung machen muß, und zwar zwischen der Arbeit für die Kontrolle des Beckens und des Beines und der für Schultergürtel und Arm, muß der Physiotherapeut immer vor Augen haben, daß die ganze betroffene Seite

Abb. 6.**7**
c Mit gefalteten Händen dreht sich der Patient zur gesunden Seite, Schulter bleibt gut vorn

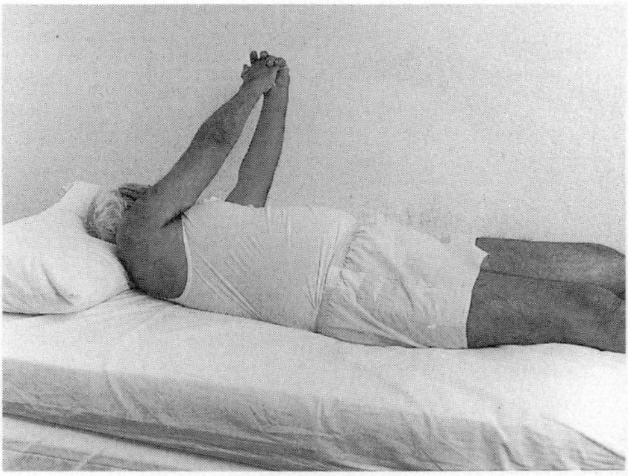

behandelt wird; selbst wenn besondere Betonung auf die Kontrolle des Beines oder Armes gelegt wird. Arbeitet man an der Kontrolle des Armes, so arbeitet man am Schultergürtel mit all seinen muskulären Verbindungen zum Kopf, zur Wirbelsäule und dem Becken, d. h. am Rumpf. Kontrolle für das Bein zu erarbeiten, heißt mit dem Becken und all seinen Verbindungen zur Wirbelsäule und dem Schultergürtel zu arbeiten, also wiederum mit dem Rumpf. Bewegungen des Armes sollen im Schultergürtel beginnen und Bewegungen des Beines im Becken. Spastizität des Beines wirkt auf den Arm und Spastizität des Armes auf das Bein.

Erarbeiten der Kontrolle des Beines: Leider werden Patienten oft angehalten zu laufen, ohne zunächst die Kontrolle des Beines in Rückenlage oder im Sitzen zu haben. Vielen Patienten bringt man bei, das betroffene Bein mit dem gesunden zu bewegen und zu heben. Dies ist in den meisten Fällen unnötig und beraubt nicht nur das geschädigte Bein jeglicher Aktivität während des Tages, sondern ruft auch eine Streck- und Adduktorenspastizität mit Inversion des Fußes hervor oder verstärkt diese Spastizität. Außerdem werden die Übungen, die in der Behandlung zur Erreichung aktiver Beugung gemacht werden, nicht in tägliche Funktionen integriert, da es dem Patienten leichter fällt, das betroffene Bein passiv mit dem gesunden zu heben. Er gewöhnt sich daran und macht es weiter, selbst wenn er später sein krankes Bein aktiv heben kann.

Beugung und Heben des Beines: Während der Behandlung des Beines muß sorgfältig darauf geachtet werden, eine assoziierte Beugung

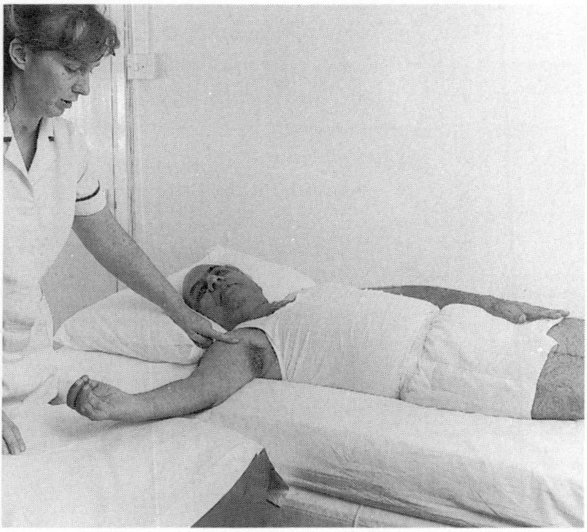

Abb. 6.**8a** u. **b**
a Außenrotation des Armes in horizontaler Abduktion. Beachte: Schulter nach vorn gebracht

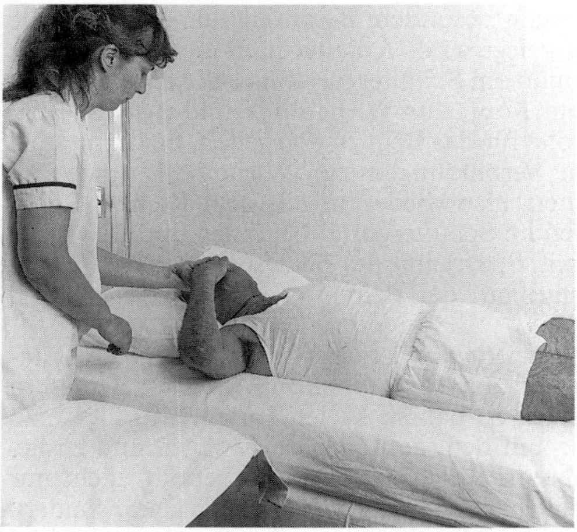

b Abwechselnde Beugung und Streckung des Ellbogens mit Supination des Unterarms. Handfläche zum Gesicht

des Armes und die Retraktion der Schulter zu vermeiden. Das kann erreicht werden, wenn der Patient in Rückenlage seine Hände faltet und die Arme über den Kopf hebt. Ist dies zu schwer für den Patienten, d. h., wenn er Schmerzen in der Schulter hat, kann man den Arm gestreckt an seine Seite legen. Kommt es zur Beugung aufgrund der Anstrengung, die der Patient macht, sollte der Therapeut den

Arm heben, den Beugespasmus hemmen und ihn dann wieder in Streckung ablegen.

Die Beugung des Beines in Hüfte und Knie (noch mehr die Beugung des Knies mit gestreckter Hüfte, eine Bewegung, die zum Gehen ohne Zirkumduktion nötig ist) ist schwierig, da jede Aktivität in exzessiver und unkontrollierter Streckung des Beines endet. Versucht der Patient das Bein zu beugen und zu heben, so tritt eine Kokontraktion auf, d. h. gleichzeitige Kontraktion der Strecker zusammen mit den Beugemuskelgruppen. Die Kontraktion der Strecker kann so stark sein, daß der Patient sein Bein streckt, ehe er versucht es zu beugen. Das Bein ist dann schwer, fällt wieder herunter und widersteht danach der Beugung. Deshalb muß man bei der Behandlung zunächst kontrollierte Streckung ohne Extensorenspastizität erhalten, damit Beugung ohne Widerstand möglich ist und so leichter für den Patienten wird. Dies macht man folgendermaßen:

Der Therapeut beugt das Bein des Patienten, aber vermeidet, daß es in Abduktion fällt. Die Abduktion ist Teil des abnormen Beugemusters. Der Fuß wird in Dorsalflexion und Eversion gehalten. Der Therapeut wartet, bis jeder Widerstand aufgehört hat, und streckt dann das Bein langsam und in Etappen. Dabei soll der Patient das Bein nicht fallenlassen oder gegen die Hand des Therapeuten stoßen. Fühlt der Therapeut an irgendeiner Stelle dieser Bewegung das volle Gewicht des Beines oder den geringsten Stoß gegen die Hand, wird der Patient aufgefordert wieder etwas zu beugen, bis er das Bein wieder hält und kontrolliert.

So lernt er die Bewegung umkehren, indem er Beugung gegen Streckung einsetzt und aktiv die Extensorenspastizität hemmt. Nach und nach soll er lernen, das volle Bewegungsausmaß zu kontrollieren, und fähig sein, die Bewegung zu jedem Zeitpunkt umzukehren. Die einzige Unterstützung wird an der Fußsohle gegeben; den Fußballen sollte man nicht berühren, da dies die Extensorenspastizität vermehren würde (Abb. **6.9a, b**). Auf dem Weg zur vollen Streckung sollte der Fuß nahe der Unterlage gehalten werden, so daß die Bewegung dem Gehen ähnelt. Hochheben des geraden Beines sollte nicht geübt werden, da es keine funktionelle Bedeutung hat und nur die Streckspastizität in Knie und Fuß erhöht. Kann der Patient sein Bein in etwas Beugung kontrollieren, die Ferse dabei fest auf der Unterlage, so kann die aktive Dorsalflexion geübt werden. Der Physiotherapeut flektiert den Fuß dorsal, indem er gegen den Knöchel etwas Druck nach hinten und unten gibt und gleichzeitig mit der anderen Hand den Vorfuß mit dorsal flektierten Zehen hebt. Der Außenrand des Fußes sollte etwas mehr gehoben werden als der Innenrand, um eine Eversion zu erhalten (Abb. **6.9c**). Ist der Widerstand in voller

a b c d

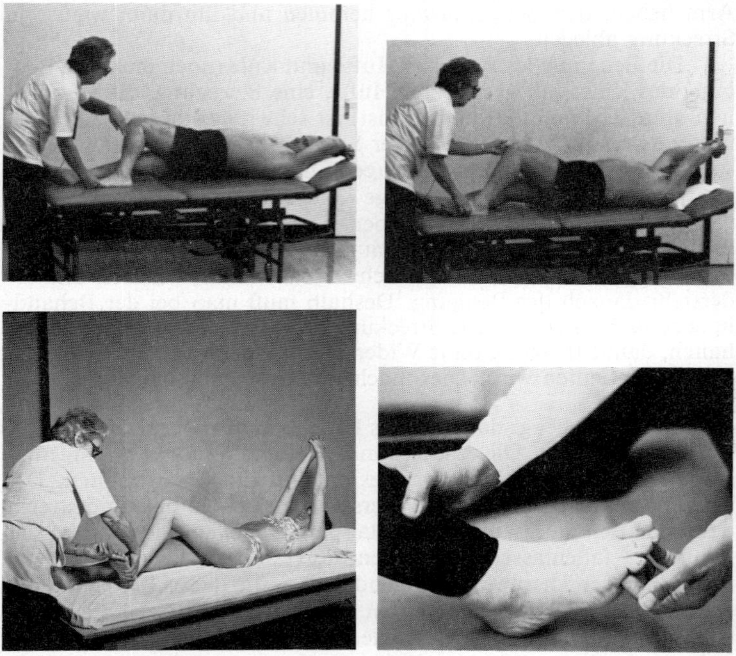

Abb. 6.**9 a – d**
a u. **b** In Rückenlage wird das Bein in verschiedene Grade der Beugung in Adduktion „plaziert". Beachte: Der Patient soll die verschiedenen Stellungen kontrollieren und nicht in die Streckung stoßen
c Erarbeiten der aktiven Dorsalflexion des Fußes und der Zehen. Beachte: Der Außenrand des Fußes ist gehoben. Auf den Knöchel wird Druck ausgeübt
d Streichen der Plantarseite der Zehen, um die Dorsalflexion zu erhalten

Dorsalflexion verschwunden, wird der Patient aufgefordert, den Fuß oben zu halten und die Zehen nicht nach unten zu drücken, wenn der Therapeut den Fuß senkt. Kann er dies kontrollieren, so kann er bei der nächsten Dorsalflexion mithelfen. Die Dorsalflexion mit Eversion im Fuß kann durch die Dorsalflexion der Zehen verstärkt werden. Dies kann durch die sensorische Stimulation geschehen, mit schnellen streichenden Bewegungen unter den Zehen (ohne Großzehe) (Abb. 6.**9d**).

Streckung zur Vorbereitung der Gewichtsübernahme: Jetzt sollte die Streckung ohne Extensorenspastizität zur Vorbereitung der Gewichtsübernahme geübt werden. Der Therapeut stellt den dorsal flektierten und evertierten Fuß des Patienten gegen den Oberschenkel, hält ihn in dieser Stellung und fordert den Patienten auf, kleine isolierte Bewegungen von abwechselnd Beugung und Streckung im Knie zu machen. Mit der Hand unter seinem Knie kann er der Streckung Widerstand geben, wenn der Patient die Kniekehle gegen seine Hand nach unten bewegt. Dies bewirkt selektive Quadrizepskontraktionen im Wechsel mit leichter Beugung und bereitet so die spätere Gewichtsübernahme ohne Hyperextension vor (Abb. **6.10**).

Kann der Patient sein Bein während der Extensorenphase kontrollieren, so hilft ihm der Therapeut mit der beschriebenen Handhabung das Bein zu beugen und den Unterschenkel über die Bettkante oder die Kante der Liege zu bewegen, so daß er die Hüfte, bei gebeugtem Knie, streckt. Aus dieser Lage soll er das Bein wieder heben und den Fuß auf die Unterlage stellen. Wenn der Patient dies allein tun kann, dann hat er es nicht nötig, das kranke Bein mit dem gesunden zum Aufsetzen zu heben.

Vorbereitung zum Gehen ohne Zirkumduktion

Die folgenden Arten der Behandlung sind zur Vorbereitung zum Gehen ohne Zirkumduktion nützlich.

Der Unterschenkel des Patienten hängt über die Bett- oder Liegekante, die Hüfte ist gestreckt. Der Therapeut unterstützt den Fuß in Dorsalflexion und hilft ihm, das Knie so weit als möglich ohne Hüftbeugung zu beugen; dies wird mit der Streckung abgewechselt. Dabei muß man aufpassen, das Knie nicht weiter zu strecken als es ohne Extensorenspasmus möglich ist. Schießt ein Extensorenspasmus ein, so kann der Patient das Knie nicht wieder beugen. Das Ausmaß der Streckung sollte stufenweise erhöht werden. Oft hilft es, wenn die Fußsohle auf dem Boden entlangschleift, solange das Knie gebeugt wird, doch die Dorsalflexion und die Eversion sollte beibehalten werden (Abb. **6.11 a, b**).

Der Fuß des Patienten liegt auf dem Bett oder der Liege, das Knie in Beugung, das gesunde Bein ist gestreckt. Der Patient wird aufgefordert, das Bein zu adduzieren und das Becken auf der betroffenen Seite nach vorn zu drehen. Gegen die Adduktion besteht eventuell bei gebeugtem Bein Widerstand, und der Therapeut muß die ganze betroffene Seite dehnen, d. h. die Seitbeuger des Rumpfes und die Abduktoren des Beines. Ist das Becken gut nach vorn gedreht und auf der betroffenen Seite abgehoben, erhält man eine Hüftstreckung mit gebeugtem Knie. Dieses Muster wird zum Gehen gebraucht. Der Fuß ist dann in einer Stellung von Dorsalflexion und Eversion, und der Patient kann ihn einsetzen, um das Becken nach vorn gegen die gesunde Seite zu schieben und die Hüfte zu strecken (Abb. **6.12 a**). Wenn das Becken gut nach vorn gedreht ist, kann das

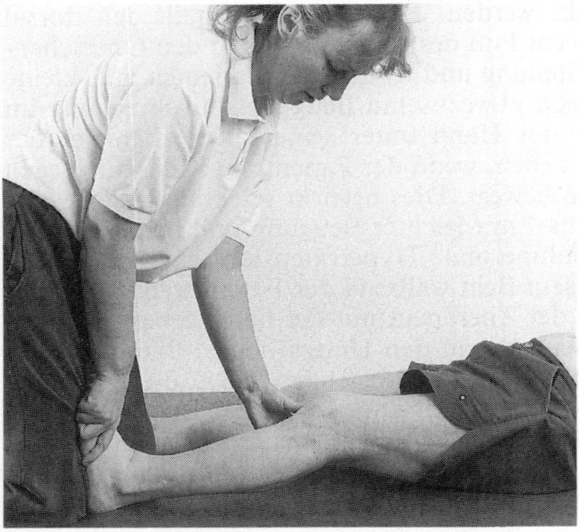

Abb. 6.**10** Streckung des Knies mit dorsal flektiertem Fuß

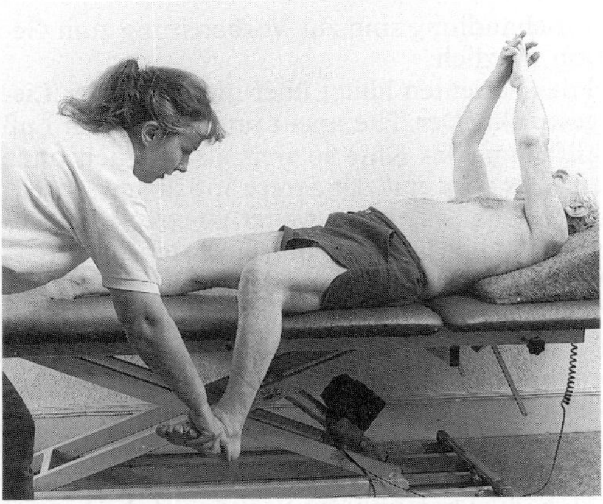

Abb. 6.**11 a** u. **b**
a Beugung des Knies. Die Hüfte wird gestreckt, wenn der Fuß nach unten gesetzt wird

geschädigte Bein über das gesunde bewegt werden und der Fuß mit seinem Innenrand eine Wand berühren (Abb. 6.**12 b**). Dann kann man die isolierte Beugung und Streckung im Knie üben, indem der Fuß an der Wand auf und ab wandert. Oft ist dann der Patient fähig, die Zehen dorsal zu flektieren, besonders wenn der Therapeut sie gegen die übliche Plantarflexion mobilisiert hat.

Abb. 6.**11**
b Mit gestreckter Hüfte widersteht das Knie jetzt der Beugung

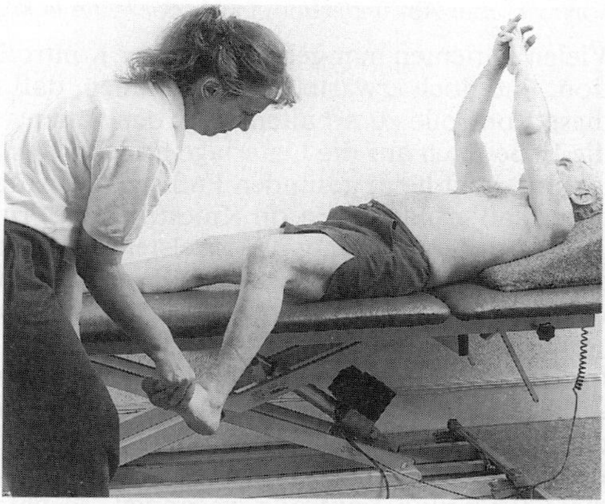

Abb. 6.**12 a** u. **b**
a Streckung der Hüfte mit gebeugtem Knie. Der Patient stößt sich mit dem Fuß ab und dreht das Becken nach vorn.

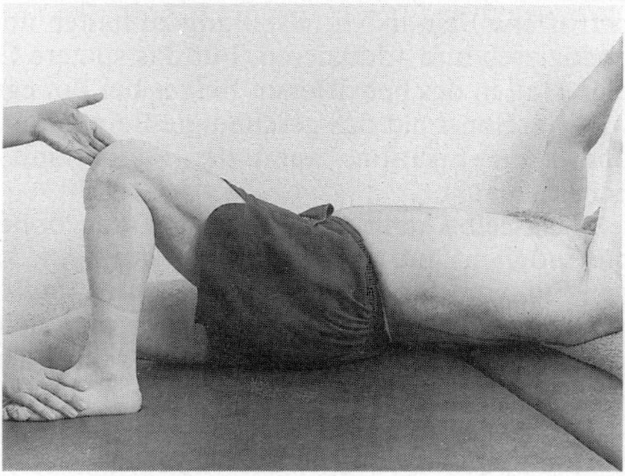

b Das Bein wird mit dem Fuß an der Wand auf und ab bewegt. Dabei werden die selektive Beugung und die Streckung des Knies eingesetzt

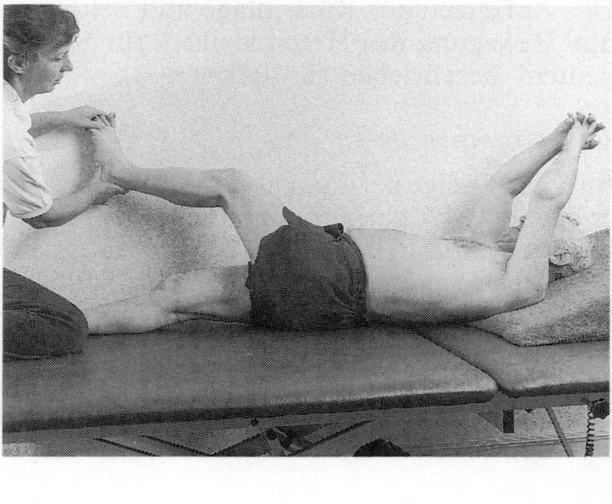

Kontrolle über Ab- und Adduktion in der Hüfte in Rückenlage

Vielen Patienten mangelt es an dieser Kontrolle der Ab- und Adduktion, und doch erwartet man von ihnen, daß sie gehen können. Um diese Kontrolle zu erhalten, liegt der Patient mit gebeugten Beinen, die Füße flach auf die Unterlage gestellt. Der kranke Fuß soll parallel und dicht beim gesunden Fuß stehen. Anfangs muß man verhindern, daß er nach vorn (in Kniestreckung) rutscht. Der Patient soll das gesunde Knie ruhig in Mittelstellung halten. Das heißt, wenn er aufgefordert wird, mit dem betroffenen Bein abwechselnd kleine Bewegungen von Adduktion und Abduktion auszuführen, soll er das gesunde nicht bewegen. Er muß lernen, diese Bewegungen bei Aufforderung anzuhalten und zu halten, wo und wann es verlangt wird. Zu Anfang schießt er eventuell über die gewünschte Stellung hinaus und kann die Bewegung nicht mehr umkehren, besonders wenn das Bein dazu neigt, nach außen in Abduktion zu fallen. Hat er über diese Bewegung Kontrolle gewonnen, so wird er aufgefordert, das betroffene Bein in Mittelstellung zu halten und das gesunde Bein zu abduzieren und adduzieren. Für das spätere Gehen ist das unabhängige Halten des betroffenen Beines bei Bewegung des gesunden sehr wichtig. Sonst hat das geschädigte Bein in der Hüfte keine Kontrolle und keine Fixation, wenn der Patient mit dem gesunden einen Schritt macht.

Dasselbe kann man später mit abgehobenem Becken üben. Ist das möglich, und macht der Patient es gut, kann er als nächstes einen Fuß vom Bett oder der Liege heben und sich nur auf dem anderen abstützen. Hebt er dabei das gesunde Bein, so muß sein Becken gerade gehalten werden und darf nicht auf der betroffenen Seite absinken.

Aufsetzen aus Rückenlage und Seitlage

Das Aufsetzen aus Rückenlage und Seitlage wurde unter „Lagerung und Bewegung des Hemiplegikers für Schwestern und Physiotherapeuten“ beschrieben (S. 102).

Rumpfbalance im Sitzen

Im Sitzen neigt der Patient dazu, zur betroffenen Seite zu fallen. Da er davor Angst hat, nimmt er kein Gewicht auf die betroffene Hüfte. Die Flexorspastizität zieht den Kopf und den Nacken seitlich auf die betroffene Seite, zusammen mit den Seitbeugern des Rumpfes. Dieses Beugemuster verstärkt die Beugung im Arm und den Druck des Schultergürtels nach unten. Damit verhindert es die Streckung und den Armstütz auf der kranken Seite. Beim Sitzen und Stehen läßt das Balancieren ohne Armunterstützung bei Gewichtsverlagerung zu einer Seite bei einem Gesunden den Kopf seitlich zur Gegenseite bewegen. Es ist erstaunlich, daß die gesunde Seite eines hemiplegischen Patienten nicht fähig ist, dem Zug zur betroffenen Seite entgegenzuarbeiten. Vielleicht liegt der Grund im Zug der spastischen Muskeln zur betroffenen Seite und auch dem sensorischen Verlust, der die gesunde Seite jeglicher Information über das Geschehen auf der betroffenen Seite beraubt. Was aber der Grund sein mag, der Patient fühlt sich nicht sicher genug, die betroffene Seite zu belasten und sich auszubalancieren, es sei denn, er bekommt eine gute Rumpfkontrolle mit Ausrichten des Kopfes zur gesunden Seite. Dazu braucht er die Dehnung der Seitbeuger von Rumpf und Hals und das Heben des Schultergürtels auf der betroffenen Seite. Dies sollte so früh wie möglich mit Stütz auf den Unterarm und später auf den gestreckten Arm (der kranken Seite) verbunden werden.

Bei der Behandlung sitzt der Patient auf dem Bett oder der Behandlungsbank; der Therapeut steht auf seiner geschädigten Seite. Er hebt den Schultergürtel, indem er ihn unter der Achsel stützt, hält seinen Arm abduziert in lateraler Rotation (laterale Rotation ist gleichzusetzen mit Außenrotation, mediale Rotation mit Innenrotation) und im Ellbogen gestreckt. Die Hand ist dabei im Handgelenk gestreckt, wenn möglich auch die Finger. Der Patient soll sich dabei nicht mit seiner gesunden Hand abstützen, sondern sie lieber auf sein Knie legen oder, besser, abheben. Dann soll sich der Patient gegen den Behandler lehnen und sich zur Mittelstellung aufrichten. Die Übung wird eingeleitet, indem der Patient den Kopf lateral zur gesunden Seite hin beugt und nicht nur den Kopf dreht. Wenn er sich zur kranken Seite hin bewegt, soll er sich nicht nach hinten lehnen. Der Schultergürtel muß vom Therapeuten gestützt werden. Als nächstes wird die Hand des Patienten etwas weiter vom Körper weg auf die Unterlage plaziert. Der Therapeut hält die Hand fest nach unten, während er mit der anderen den Schultergürtel nach oben hält. Der Patient wird wieder aufgefordert, seinen Rumpf zum Therapeuten hin zu bewegen, so daß er das volle Gewicht auf die betroffene Hüfte nimmt (Abb. **6.13a**). Dann hilft man ihm, das Gewicht auf den Unterarm zu nehmen, Hände gefaltet. Dabei wird die Hand entweder mit der gesunden Hand oder vom Therapeuten flach auf der Unterlage gehalten. Fühlt er sich sehr unsicher und neigt dazu, mit seinem Arm einzuknicken, dann muß der Therapeut seinen Schultergürtel weiter nach oben halten oder, wenn möglich, nur den Kopf seitlich gegen die gesunde Seite beugen, um den Zug nach unten oder das Fallen zur betroffenen Seite zu verhindern (Abb. **6.13b**).

Für den Patienten ist es immer schwierig, sich in den Hüften (ohne Angst vor dem Fallen) nach vorn zu lehnen. Es ist wichtig, daß man dies sowohl fürs Gleichgewicht als auch zum Aufstehen übt. Der Therapeut steht vor dem Patienten, fixiert seinen betroffenen, gestreckten Arm mit seinem Ellbogen gegen die Taille, und der

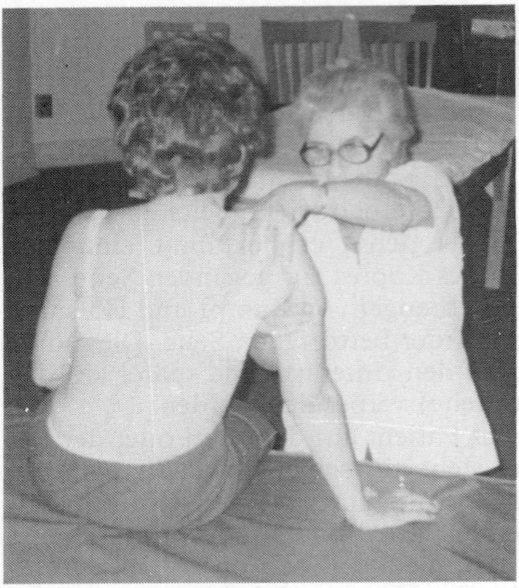

Abb. 6.**13a** u. **b**
a Gewichtsverlagerung zur betroffenen Seite, Stütz auf dem gestreckten Arm

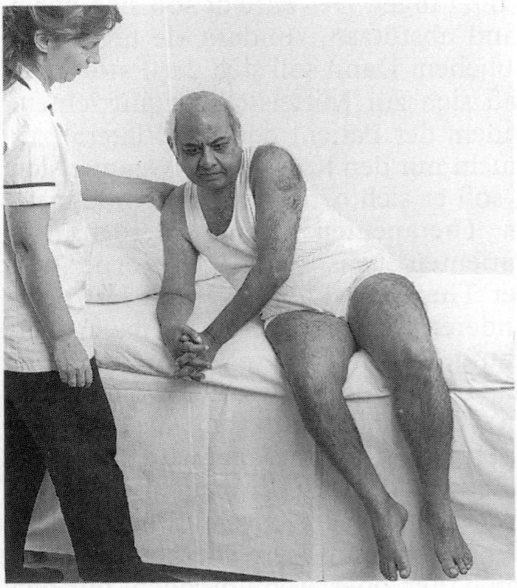

b Stütz auf dem Unterarm der betroffenen Seite

Patient hält sich am Therapeuten mit dem gesunden Arm fest. Dann wird er aufgefordert – oder es wird ihm geholfen – sich in den Hüften gut nach vorn zu neigen (Abb. 6.**14a**).

Man muß darauf achten, daß er den Rücken streckt und nicht den Kopf hängen läßt und nach unten sieht. Aus dieser Stellung

a b c d

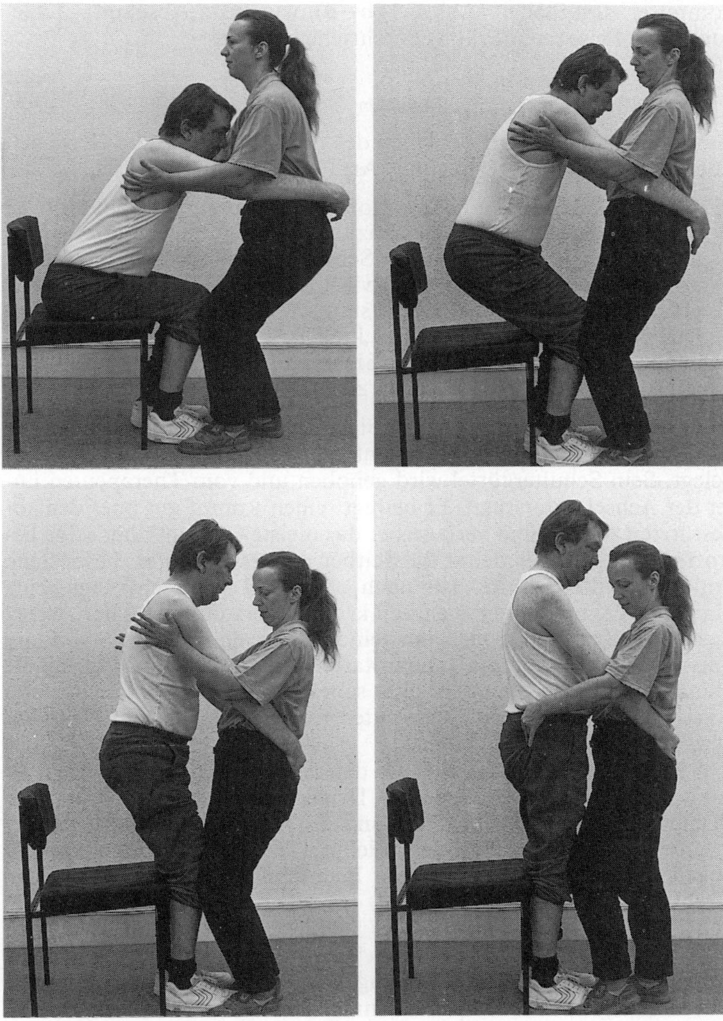

Abb. 6.**14 a – d** Der Patient übt das Aufstehen (s. Text)
Beachte:

a Der Patient nimmt zunächst das Gewicht auf die gebeugten Hüften und Knie
b Dann hilft man ihm die Hüften zu strecken und sie nach vorn zu bringen
c Das Knie des Therapeuten drückt gegen das Knie des Patienten
d Der Patient steht auf

kommt er zum Stehen (Abb. 6.**14b–d**), wie es im Abschnitt „Lagerung und Bewegen" (S. 105) beschrieben wurde.

Erarbeiten des gestreckten Armstützes im Sitzen

Aus zwei Gründen sind das Üben des Armstützes und die Gewichtsübernahme auf den gestreckten Arm wichtig:

1. Die Streckung mit Außenrotation, Abduktion und Supination arbeitet gegen die Flexorenspastizität, die mit Innenrotation, Pronation und Retraktion in der Schulter verbunden ist. Belastung auf dem gestreckten Arm aktiviert die Extensoren in einem viel gebrauchten funktionellen Muster.
2. Die Belastung auf dem gestreckten Arm ist Teil des Balancegewinns und gibt dem Patienten Sicherheit, sein Gewicht ohne Fallangst auf die betroffene Seite zu nehmen.

Die Gewichtsverlagerung kann folgendermaßen geübt werden: Die Hand des Patienten wird etwas entfernt von ihm auf die Unterlage gelegt. Sein Schultergürtel wird gehoben und vom Therapeuten unter der Achsel unterstützt. Er bewegt seinen Rumpf gut über den abgestützten Arm, damit verlagert er das meiste Gewicht über seine betroffene Hüfte. Dies dehnt die Seitbeuger des Rumpfes dieser Seite und bringt die Schulter gut nach oben und senkrecht über seine Hand. Dabei braucht er eventuell keine Unterstützung in der Achsel mehr, und der Therapeut kann seinen Ellbogen in voller Streckung unterstützen. Damit die Innenrotation vermieden wird, sollte die Hand zur Seite zeigen oder sogar schräg nach hinten, niemals nach vorn. Sie sollte flach mit gestreckten Fingern auf der Unterlage liegen.

Kann der Patient ohne Hilfe den Ellbogen gestreckt halten, so kann man auf die Schulter etwas Druck nach unten geben, um die Extensorenaktivität zu erhöhen und die Stabilität zu verbessern.

Er wird dann aufgefordert, kleine selektive Bewegungen im Ellbogen auszuführen, z. B. leichte Beugung im Wechsel mit voller Streckung (Abb. 6.**15a** u. **b**).

Ist die Flexorenspastizität so stark, daß der Patient den Arm nicht gestreckt an der Seite halten kann, so kann man sie hemmen, indem man den Arm in Streckung und voller Außenrotation nach hinten bewegt. Der Therapeut befindet sich dabei hinter dem Patienten. Die Hand des Patienten wird in Streckung unterstützt. Um die Schultern auf der gleichen Ebene zu halten und die gesunde Schulter vor dem Ausweichen nach vorn zu bewahren (dies würde den Effekt der Übung reduzieren), kann man die gesunde Hand gleichzeitig genauso halten, so daß beide Arme nach hinten gestreckt sind. Man kann den Patienten auch auffordern, die gesunde Hand nach hinten

a b

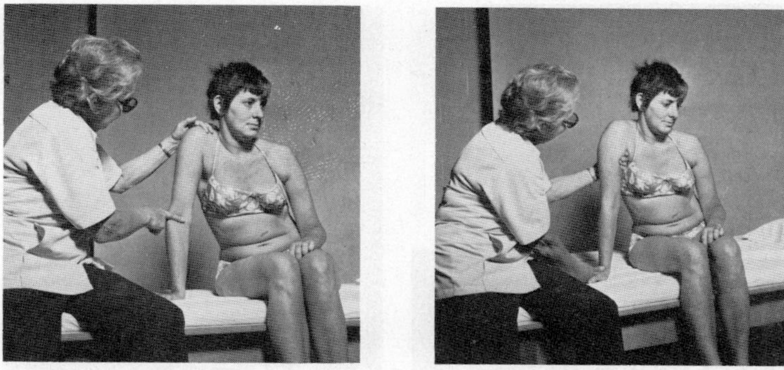

Abb. 6.**15a** u. **b** Der Patient stützt sich auf den betroffenen Arm, die Schulter ist gut oben. Er führt kleine isolierte Bewegungen im Ellbogen aus. Er beugt auch den Rumpf nach vorn, hinten und seitwärts

auf die Unterlage zu legen. Nimmt man beide Arme nach hinten, kann man sie abheben und langsam gegen die Hände Druck nach vorn geben, so daß der Patient den Rumpf in den Hüften nach vorn bewegt. Dies bewirkt eine gute Extension der Wirbelsäule und der Arme. Ein leichter abwechselnder Druck und Zug stimuliert die aktive Streckung (Abb. 6.**16a** u. **b**).

Dem kann entweder das Absetzen der betroffenen Hand seitwärts auf die Unterlage folgen, wie wir es vorher beschrieben haben, oder man hebt den gestreckten Arm seitlich hoch, wobei man dauernd einen feinen Zug oder Druck ausübt. Der Patient soll den Arm gestreckt halten und braucht zu Beginn sicher etwas Unterstützung im Ellbogen.

Kontrolle des Armes in der Schulter

In Rückenlage ist es für den Patienten leichter, eine Kontrolle über den Schultergürtel und den Arm zu bekommen, als im Sitzen, denn die Hüftbeugung verstärkt die Tendenz zu Flexorenspastizität.

Bei allen Übungen für Streckung und Heben des Armes soll das Bein des Patienten etwas in Beugung sein, der Fuß evertiert und die Fußsohle auf der Unterlage. Das Bein soll adduziert und das Becken nach vorn gegen die gesunde Seite gedreht sein, um das gebeugte Bein nicht zu abduzieren, damit das Becken nicht nach hinten zieht. Man muß unbedingt die Beugung im Bein beibehalten, um das Auftreten der Extensorenspastizität durch assoziierte Reaktionen zu vermeiden. Dies gilt besonders, wenn sich der Patient anstrengt, den Arm zu heben oder oben zu halten.

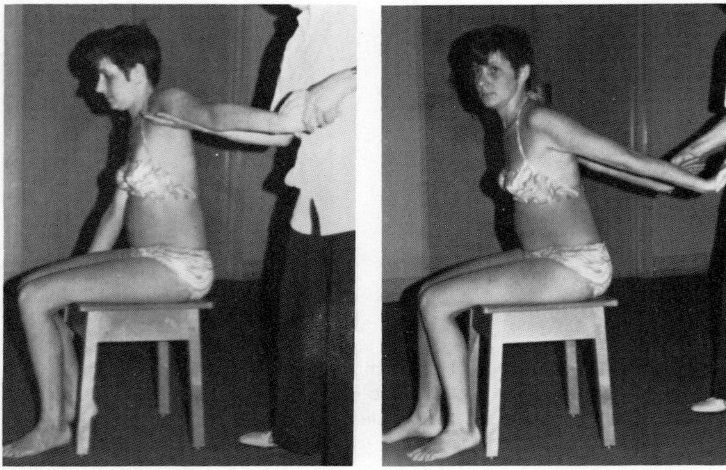

Abb. 6.**16a** u. **b** Hemmung der Flexorenspastizität des betroffenen Armes.
a Beachte: Der Schultergürtel wird gehoben, um dem Druck nach unten entgegenzuwirken. Der Patient bewegt den Rumpf und Schultergürtel, während der Therapeut Flexorenspastizität inhibiert
b Sanfter Druck und Zug stimulieren die aktive Streckung des Armes

Mobilisation des Schultergürtels

Die Mobilisation der Skapula ist nicht nur wichtig, um Bewegungen des Armes in der Schulter auszuführen, sondern auch, um den Schulterschmerz zu vermeiden. Bei allen Fällen, selbst bei schlaffem Arm, finden wir eine Kombination von Flexorenspastizität der Seitbeuger des Rumpfes, Depression und Retraktion der Schulter und eine Fixation der Skapula. Die Spastizität der Rhomboiden, des Trapezius und des Latissimus dorsi hemmt die Drehung des unteren Winkels der Skapula nach außen und oben, wenn der Arm gehoben wird. Kann sich die Skapula nicht frei bewegen, so wird der Humerus bei passivem Heben des Armes über die Horizontale, besonders mit Innenrotation, gegen das Akromion gedrückt. Dies ist schmerzhaft, da auch Supraspinatus und Kapsel zusammengedrückt werden.

Die Mobilisation des Schultergürtels geschieht am besten in Rückenlage, kann aber auch in Seitlage ausgeführt werden. Die schmerzfreie Elevation des Armes ist das Ziel. Der Arm des Patienten wird vom Therapeuten mit gestrecktem Ellbogen und in Außenrotation unterstützt. Dieser braucht beide Hände, um die Schulter

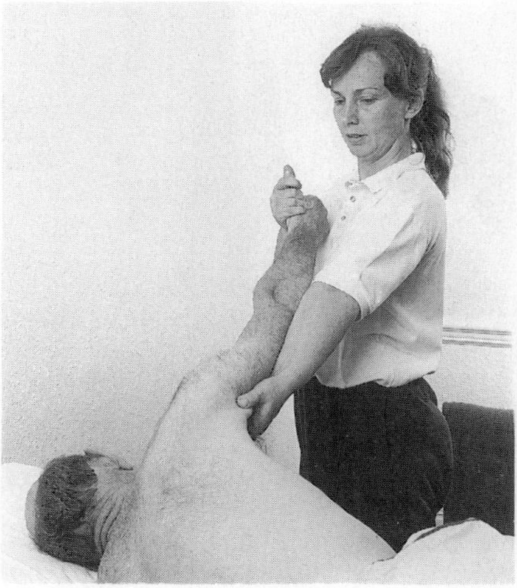

Abb. 6.**17 a – d**
a In Seitlage wird der Schultergürtel des Patienten mobilisiert. Beachte: Die Schulter und die Skapula werden nach oben und vorn bewegt

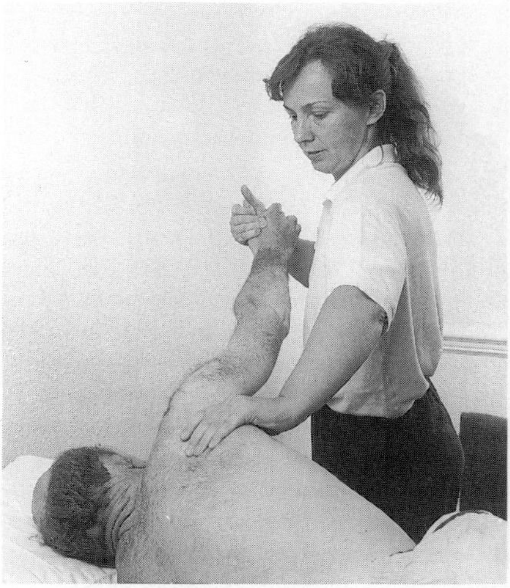

b Hier wird die Bewegung mit Außenrotation ausgeführt

nach oben, vorn und unten zu bewegen. Er vermeidet die Bewegung nach hinten, da dies die Retraktion der Skapula verstärkt. Der Kopf des Patienten soll dabei deutlich gegen die gesunde Seite gebeugt sein. Ist die Retraktion der Schulter sehr stark, so kann man das in Seitlage auf der gesunden Seite ausführen. Dabei läßt sich der Schultergürtel leichter nach vorn bringen (Abb. 6.**17 a – d**).

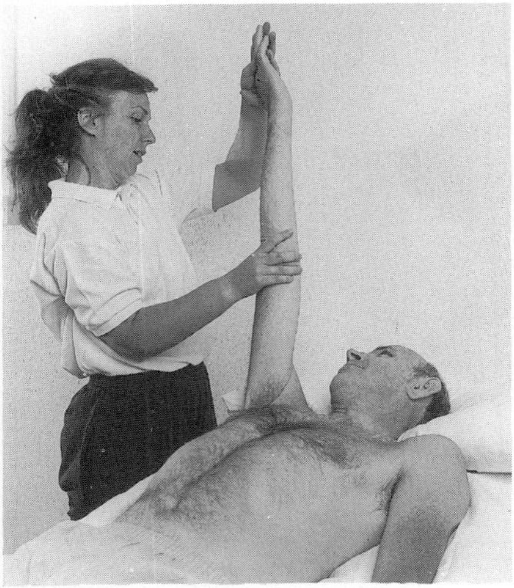

Abb. 6.**17**

c Patient in Rückenlage. Mobilisation des Schultergürtels nach vorn und oben. Arm in Streckung und Supination

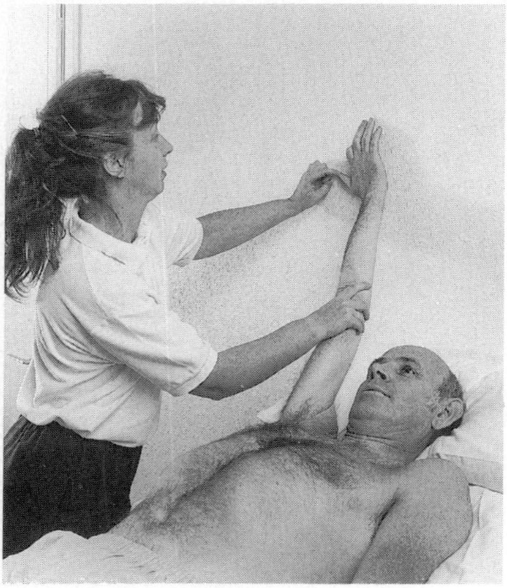

d Elevation des Armes. „Plazieren" der Handfläche gegen die Wand. Beachte: Abduktion des Daumens

Eine andere Möglichkeit, den Schultergürtel zu mobilisieren, ist, den Arm des Patienten über seinen Kopf zu strecken. Die Hand wird fest in dieser Stellung gehalten; der Arm ist in Außenrotation. Dann wird der Patient aufgefordert, sich in Seit- oder Bauchlage zu drehen, d. h., er bewegt den Körper gegen den Arm. Ist er auf der

a b c d

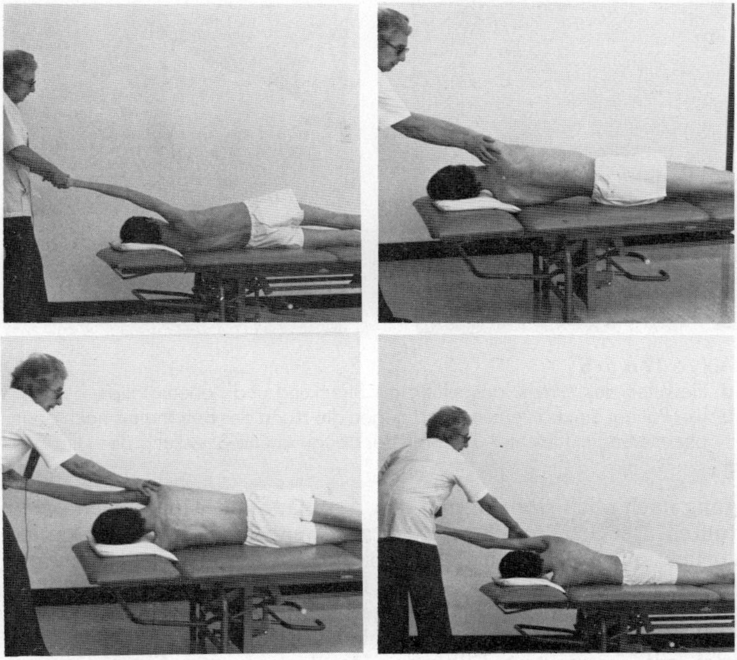

Abb. 6.**18 a – d**
a Die Schulterretraktion läßt den Patienten die Bewegung vom Becken aus beginnen
b Der Therapeut hilft dem Patienten, indem er den Schultergürtel und den Rumpf mobilisiert und sie nach vorn bringt
c Beachte: Dehnung der ganzen betroffenen Seite bei der Umdrehbewegung
d Fast beendete Bewegung. Beachte: Die Dehnung der betroffenen Seite wurde bei der Drehung beibehalten

Seite, so braucht er eventuell Hilfe, um die Schulter gut nach vorn zu bewegen. Es reduziert die Spastizität effektiver, wenn man den Rumpf gegen die Extremität bewegt, als wenn man den Arm gegen den Rumpf führt. Die ganze betroffene Seite wird maximal gedehnt. Wenn man so die Rotation einsetzt, geht der Patient aktiv gegen seine Beugespastizität an (Abb. 6.**18 a – d**).

Wenn beim Bewegen des Schultergürtels kein Widerstand mehr zu fühlen ist, hebt man in Rückenlage den gestreckten Arm nach und nach. Dabei setzt man etwas Zug ein und hält die Schulter gut nach vorn. Beim ersten Anzeichen von Schmerz muß man die Bewe-

a

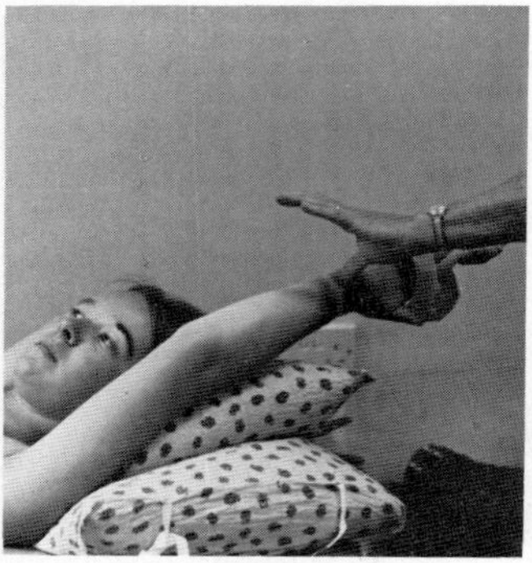

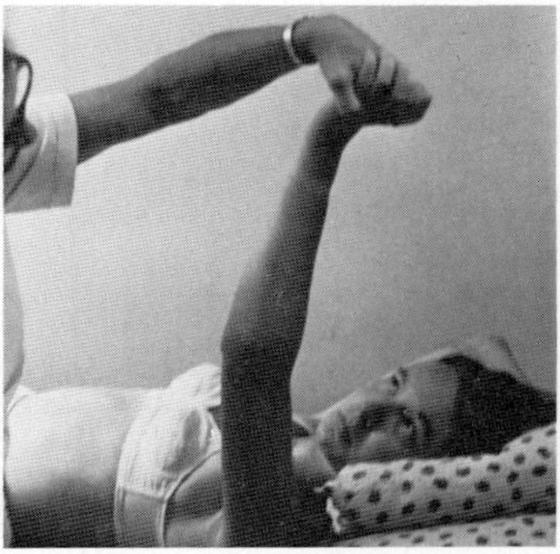

b

Abb. 6.**19a** u. **b**
a Elevation des Armes, ausgeführt mit Streckung und Außenrotation
b Der Patient drückt intermittierend gegen die Hand des Behandlers nach oben, alternierend mit leichter und isolierter Beugung und Streckung des Ellbogens

gung nach oben stoppen und den Arm langsam wieder nach unten führen. Der Schulterschmerz tritt auf, wenn der Patient die Skapula zurück und nach unten zieht. Der Arm wird dann wieder langsam nach oben bewegt, bis die volle Elevation ohne Schmerz erreicht werden kann. Durch die Verlängerung der Rumpfseite, die Bewegung der Schulter nach vorn und oben, durch Außenrotation des Armes mit gestrecktem Ellbogen, Handgelenk und Fingern, wenn möglich, muß man dem kompletten Beugemuster entgegenarbeiten (Abb. 6.**19a**).

Sobald der vollen Elevation des Armes kein Widerstand mehr entgegengesetzt wird, wird der Patient ermutigt, den Ellbogen aktiv zu strecken, während die Hand noch in Extension unterstützt ist. Er soll gegen die Hand des Therapeuten nach oben stoßen. Um selektive Bewegungen des Ellbogens zu erreichen, werden abwechselnd kleine Beuge- und Streckbewegungen geübt (Abb. 6.**19b**). Kann der Patient dies tun, dann läßt der Therapeut seine Hand los, und er versucht, den Arm ohne Hilfe oben zu behalten. Er versucht ihn dann etwas zu bewegen, ohne ihn zur Seite, nach vorn und unten fallen zu lassen. Alle Bewegungen nach vorn, d. h. in Beugung, sind für ihn schwieriger zu kontrollieren als Adduktion und Abduktion in der Schulter. Der Patient soll den Arm nur so weit bewegen, wie er die Bewegungen kontrollieren und umkehren kann, d. h. den Arm wieder heben. Später soll er lernen, die Bewegung nach unten an jedem beliebigen Punkt anzuhalten, und von dort ausgehend den Arm gestreckt heben. Zunächst muß der Therapeut wahrscheinlich die Schulter nach vorn halten, um den Schultergürtel zu stabilisieren.

Spastisches Stadium

Die allmähliche Entwicklung der Spastizität setzt während des ersten Stadiums ein, d. h. des hauptsächlich schlaffen Stadiums. Deshalb überschneiden sich die Behandlungsformen dieser zwei Stadien: Ein Teil der Behandlung, z. B. in Rückenlage, wird fortgesetzt, jedoch in Richtung Sitzen und Stand erweitert.

Hat sich die Spastizität entwickelt, so stoppt oft der spontane Heilungsprozeß. Die meisten Patienten mit Resthemiplegien kommen in dieser Phase zur ambulanten Behandlung.

Spastizität entwickelt sich langsam; besonders betroffen sind die Beugemuskeln der oberen Extremität und die Streckmuskeln der unteren Extremität. Mit zunehmender Aktivität des Patienten und bei vermehrter Anstrengung nimmt die Spastizität während der ersten 18 Monate zu. Einige Patienten jedoch entwickeln sehr bald eine starke Spastizität, d. h. in einigen Tagen. Wenn sich die Spastik entwickelt, entsteht ein wachsender Widerstand gegen bestimmte passive Bewegungen. Folgende Muskelgruppen sind hauptsächlich betroffen: die Depressoren von Schultergürtel und Arm, die Fixatoren und Retraktoren der Skapula, die Seitbeuger des Rumpfes, die Adduktoren und Innenrotatoren des Armes, die Beuger und Pronatoren des Ellbogens und des Handgelenks sowie die Beuger und Adduktoren der Finger. Beim Bein ist die Spastik der Strecker von Hüfte, Knie und Sprunggelenk und der Inversoren des Fußes am hervorstechendsten. Die Zehen werden dorsal, der Fuß plantar flektiert. Wird der Fuß jedoch passiv dorsal flektiert, dann flektieren die Zehen plantar und geben der Dorsalflexion Widerstand. Dieses „Springen“ der Spastik kann auch bei der Hand beobachtet werden. Einige Patienten zeigen eine starke Beugespastik in Ellbogen und Handgelenk; die Finger sind mehr oder weniger gestreckt. Beim passiven Strecken des Ellbogens und des Handgelenks jedoch beugen sich die Finger und bieten der Streckung Widerstand.

Wenn man den spastischen Widerstand der Muskeln testet, um die Bewegungsfähigkeit des Patienten einzuschätzen, ist es nicht ausreichend, die Spastizität einzelner Muskeln, Gelenk um Gelenk einer Extremität zu prüfen, ohne die Stellung der proximalen Gelenke und des Kopfes bei der Prüfung in Betracht zu ziehen. Zum Beispiel kann der Widerstand gegen die Ellbogenstreckung stark sein, wenn der Arm seitlich am Körper ist, jedoch weniger stark, wenn der Arm in der Schulter zur Horizontalen vorgebracht ist. Tatsächlich kann in dieser Stellung, mit dem Unterarm in Pronation, Widerstand gegen die Ellbogenbeugung angetroffen werden. Elevation des Armes kann bei Innenrotation mit gebeugtem Ellbogen unmöglich sein oder starken Widerstand hervorrufen, wogegen sie bei Außenrotation mit gestrecktem Ellbogen möglich ist und weniger Widerstand bietet. Streckung des Ellbogens kann leichter sein, wenn das Gesicht des Patienten gegen die kranke Seite gedreht ist. Tatsächlich kann der Ellbogen steif gestreckt und der Beugung, wenn man die Hand des Patienten gegen sein Gesicht oder auf seinen Kopf legt, starker Widerstand entgegengesetzt werden. Die Beugung der Hüfte und des Knies kann in Rückenlage starken Widerstand haben, jedoch weniger in Seitlage (betroffenes Bein oben).

Diese wenigen Beispiele zeigen die Vielfalt der Stärke und der Verteilung der Spastik beim Testen einzelner Muskeln. Es ist also besser und verläßlicher, anstatt die spastischen Muskeln einzeln zu prüfen, den spastischen Widerstand gegen die „Bewegungsmuster" zu testen, die der Patient nicht ausführen kann, z. B.: Elevation des Armes mit gebeugtem Ellbogen, Supination des Unterarmes mit gestrecktem Ellbogen, Handgelenk und in den Fingern usw. Diese Art des Testens gibt uns nicht nur die nötige Information über den Widerstand funktioneller Muster, sondern auch für die Behandlung, die darauf abzielt, die spastischen Muster zu hemmen, welche die funktionellen stören.

Während im „schlaffen" Stadium die Spastizität vorübergehend besteht, finden wir im zweiten Stadium eine ständige Hypertonie der Muskeln. Der Arm und das Bein nehmen eine ständige und ziemlich typische Haltung von Beugung, Innenrotation und Pronation von Arm und Hand ein; das Bein zeigt eine Streckung mit Plantarflexion und Inversion des Fußes.

Ist die Spastizität mäßig, so kann der Patient sein Bein beugen, doch nur in Abduktion und in einem totalen Beugemuster. Er wendet eine übermäßige Anstrengung an, um den Widerstand der spastischen Extensoren zu überwinden. Streckt er sein Bein, so hat er keine Kontrolle über die verschiedenen Phasen von Streckung oder Beugung. Er kann die Bewegung nicht an irgendeinem Punkt aufhalten. Um das Knie zu beugen, muß er zuerst das Bein mit gestrecktem Knie heben, bis er genügend Hüftbeugung hat, um die Beugung im Knie zu ermöglichen. Leider hat aber das Hochheben des gestreckten Beines keinen funktionellen Nutzen und sollte deshalb nicht geübt werden. Der Patient kann mit gebeugtem Bein den Fuß nicht auf der Unterlage halten und muß dies von Anfang an lernen. Der Mangel an Kontrolle über die Streckung hat einen schädlichen Einfluß auf das Gehen, denn der Patient stößt das Bein nach unten, wenn er einen Schritt machen will. Das Bein, besonders der Knöchel, ist dann steif. Der Fußballen berührt zuerst den Boden und drückt dagegen. Die Dorsalflexion des Fußes fehlt; deshalb ist die Gewichtsverlagerung über das Standbein schwer oder unmöglich. Das führt zur Überstreckung im Knie. Das Bein ist dann zu steif, um es leicht für den nächsten Schritt abzuheben. Um ein etwas normaleres Gangbild vorzubereiten, muß man unbedingt die Streckung in

Rückenlage kontrolliert beherrschen, d. h. die Hemmung der Extensorenspastizität. Die Dorsalflexion des Fußes ist mit gebeugtem Bein möglich (vorausgesetzt, der Fuß ist evertiert), jedoch mit gestrecktem Bein unmöglich.

Wenn er sitzt, belastet der Patient mehr die gesunde als die kranke Hüfte. Der betroffene Arm ist gebeugt; das Bein ist, wenn es im Knie gebeugt ist, weiter abduziert als das gesunde. Besteht jedoch eine starke Extensorenspastizität, dann ist das Knie etwas gestreckt und das Bein adduziert. Der Rumpf ist zur betroffenen Seite gebeugt, und die Schulter auf der betroffenen Seite wird tiefer als die der gesunden Seite gehalten. Beim Aufstehen steht der kranke Fuß vor dem gesunden. Das ganze Gewicht lastet auf dem gesunden Bein, wenn sich der Patient mit dem gesunden Arm hochstemmt. Gewöhnlich kann der Patient in dieser Phase stehen, aber fast sein ganzes Gewicht lastet auf dem gesunden Bein. Er kann nicht mit kleiner Unterstützungsfläche stehen und lernt, meist anomal zu gehen. Dabei hält er das kranke Bein in Streckung und Außenrotation und schwingt es mit der ganzen kranken Seite nach vorn. Er zirkumduziert das gestreckte Bein und setzt den Fuß in Außenrotation ab, um die Ferse auf den Boden zu bekommen. In einigen Fällen, bei denen das Bein weniger steif ist, lehnen die Patienten den Rumpf zurück und schleudern das Becken und das Bein nach vorn, um einen Schritt zu machen. Andere Patienten beugen Hüfte und Knie etwas, wenn sie einen Schritt nach vorn machen, und zirkumduzieren weniger. Wenn der Fuß aber plantar flektiert und supiniert ist, können sie die Ferse nicht auf den Boden bringen und kippen leicht im Knöchel um. Ist die Spastik gering, so geht die Ferse auf den Boden, nachdem die Zehen den Boden berührt haben. Der spastische Widerstand der Wadenmuskeln macht eine volle Dorsalflexion bei Belastung und Gewichtsverlagerung in der Hüfte nach vorn unmöglich. Der Patient hält deshalb die Hüfte gebeugt, um das Gewicht über das Standbein zu bringen. Dies überstreckt wiederum das Knie.

Die Anstrengung, das steif gestreckte Bein beim Gehen zu heben, erhöht den Beugespasmus im Arm. Dies geschieht aufgrund der assoziierten Reaktionen, die in diesem Stadium der Spastizität stark sind. Der Patient nimmt sein betroffenes Bein als eine „steife Stütze" (Kokontraktion), um beim Stehen und Gehen sein Gewicht darauf zu legen; denn ohne Extensorenspastizität und Kokontraktion würde das Bein zusammenknicken. Bei einigen Fällen tauchen Elemente von Beugespastizität auf, die es dem Patienten erschweren, den Fuß auf den Boden zu bringen, nachdem er ihn für einen Schritt nach vorn bewegt hat. Der ständige Einsatz dieser abnormen motorischen Muster erhöht die Beugespastik im Arm und die Streckspastik im Bein.

Bewegungen im Arm sind auf ein Muster beschränkt. Wenn der Patient versucht den Arm zu heben, dann benutzt er die ganze betroffene Seite. Oft hebt er nur den Schultergürtel mit etwas Abduktion des Armes in der Schulter. Der Ellbogen bleibt gebeugt oder beugt sich sogar noch etwas mehr als vorher. Er kann den gestreckten Arm nicht nach vorn oder seitlich hochheben, den Unterarm nicht supinieren oder das Handgelenk und die Finger beugen. Einige Patienten tragen den Arm gebeugt und supiniert mit starker Retraktion in der Schulter. Unabhängige Bewegungen im Ellbogen sind unmöglich.

Wenn sich die Patienten aufrecht halten, z. B. im Sitzen, Stehen und Gehen, wird die Subluxation des Armes in der Schulter ein Problem, besonders bei den Patienten, die noch eine gewisse Schlaffheit im M. deltoideus und M. supraspinatus zeigen. Es besteht jedoch immer etwas Flexorenspastizität im vorwiegend schlaffen Arm. Ferner besteht die Tendenz der Beugung im Handgelenk und in den Fingern, und man findet spastische Veränderungen der lateralen Flexoren am Hals und um die Skapula herum. Der Schultergürtel ist retrahiert und widersteht der Bewegung nach vorn. Wenn der Arm gehoben wird, bewegt sich der untere Skapulawinkel nicht nach lateral und außen, weil die Skapula fixiert ist. Das Akromion dreht sich daher nicht nach oben, um den Humeruskopf in der Cavitas glenoidalis zu halten. Nicht nur die Schwerkraft zieht den Arm nach unten und aus der Pfanne, sondern auch die Spastik der Depressoren des Humerus, d. h. die Mm. subscapularis, infraspinatus und teres minor. Die Adduktoren und Innenrotatoren, d. h. die Mm. pectoralis major und latissimus dorsi, ebenso wie die Seitbeuger des Rumpfes verstärken die Muster von Beugung und Depression des Schultergürtels (Davies 1985). So lange die Skapula beweglich ist und gegen die Bewegung nach vorn und oben kein Widerstand besteht, verursacht die Subluxation keine Schmerzen, wenn man den Arm des Patienten passiv hebt. Werden jedoch die Rotation und Abduktion der Skapula durch Spastizität und durch Fixation der Mm. rhomboidei und des M. trapezius verhindert, dann bleibt die Gelenkpfanne nach unten anstatt nach oben gedreht, und ein passives Armheben über die Horizontale verursacht Schmerzen, weil die Kapsel und der Supraspinatus gegen das Akromion gedrückt werden. Dies ist besonders so, wenn der Arm nach innen rotiert ist und die Schulter retrahiert wird. Basmajian (1962) hat die Ursachen der Subluxation beschrieben und die Wichtigkeit der Rotation der Skapula genau erwähnt. Er schreibt: „Im Schultergelenk haben wir gefunden, daß die hauptsächliche Aktivität gegen die Dislokation nach unten im M. supraspinatus auftritt (und geringfügig in den hinteren und horizontal verlaufenden Fasern des Deltoideus). Trotz ihres vertikalen Verlaufs zeigen die Mm. deltoideus, biceps und triceps keine Aktivität. Überraschenderweise ist dies auch so, selbst wenn schwere Gewichte am Arm hängen. Die Funktion des M. supraspinatus ist offensichtlich mit einem vorher nicht beschriebenen Sperrmechanismus verbunden, die von der Neigung der Gelenkpfanne abhängt. Der horizontale Muskelzug verhindert gemeinsam mit einem extremen Zusammenziehen des oberen Kapselanteils, wenn der Arm senkrecht nach unten hängt, die Subluxation des Humeruskopfes nach unten."

Das Tragen einer Schlinge soll mechanisch den Humerus nach oben drücken und so eine Subluxation verhüten. Da jedoch dabei der Arm in der Schlinge in Beugung ist, dazu adduziert, proniert und innenrotiert, wird die Beugespastik, die der Hauptgrund für eine Subluxation ist, verstärkt. Darüber hinaus kann man eine Inaktivität der Muskeln nicht vermeiden, die gegen die Beugespastizität angehen sollen und das Heben des Armes ermöglichen. Dies sind der M. serratus, der M. deltoideus, M. supraspinatus und die Extensoren des Ellbogens. Gleichzeitig wird die Spastik der Beugesynergisten erhöht, d. h. die des M. pectoralis, der Innenrotatoren und Adduktoren von Arm und Skapula ebenso wie die der Beuger des Unterarms. Außerdem kann ein Handödem durch das Liegen in der Schlinge zusätzlich problematisch werden.

In den frühen Stadien, ehe der Patient die aktive Streckung einsetzen kann (das Heben und Halten des Armes gegen die Schwerkraft), kann dem Schultergürtel eine zeitweilige Unterstützung gegeben werden, um ein längeres Dehnen des oberen Kapselanteils und des M. supraspinatus zu vermeiden. Der Patient braucht diese Unterstützung, wenn er steht, so lange, bis er den M. supraspinatus und den M. deltoideus wieder einsetzen kann, um den Humeruskopf in der Gelenkpfanne zu halten. Diese Unterstützung kann am Oberarm in Form einer „Manschette" angebracht und durch eine Bandage in Achtertour gehalten werden (Williams 1988). Bis jetzt haben wir ein kleines weiches Schaumstoffkissen unter der Achsel verwandt, das den Arm leicht abduziert, aber den Humeruskopf etwas lateral versetzt (Abb. **6.20a–d**).

Solch eine Unterstützung des Oberarms läßt ihn mobil und den Ellbogen frei für Streckung. Wird es nötig, den Arm nicht nach unten hängen zu lassen, dann kann der Patient die Hand in die Tasche auf der Seite stecken. Dies ist jedoch nur bei sehr wenigen, schlaffen Patienten ratsam und nötig und hat den Nachteil, daß die Finger in Beugung gehalten werden. Um die Streckung des Handgelenks und der Finger zu erhalten, kann man einen „Fingerspreizer" aus Schaumstoff benutzen, der die Finger und den Daumen abduziert. Diese Abduktion erleichtert nicht nur die Streckung der Finger, sondern reduziert auch die Beugespastik im ganzen Arm. Der Patient findet das bequem und sollte den „Fingerspreizer" auch beim Schlafen tragen. Er hat einen besseren und dynamischeren Effekt als eine

a b c d

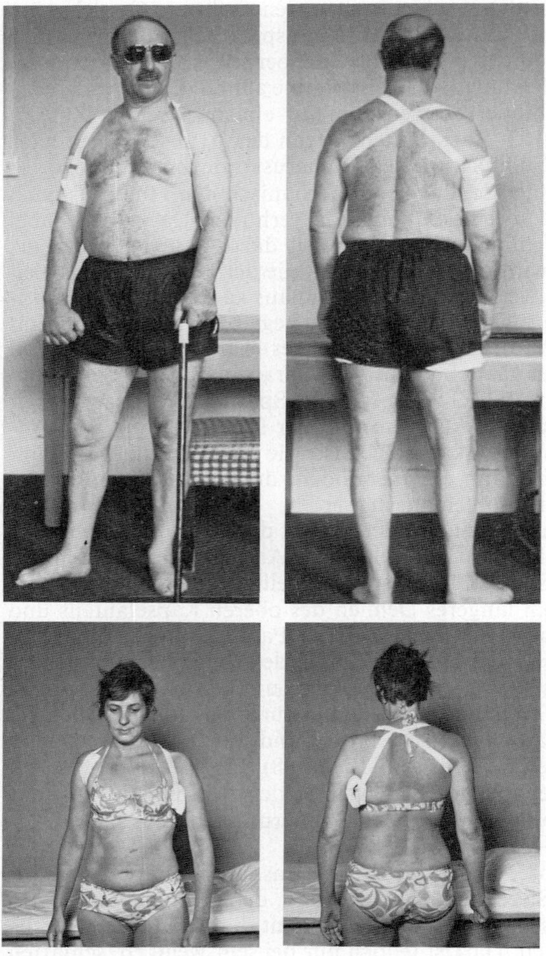

Abb. 6.**20 a – d**

a u. **b** Verhütung der Schultersubluxation, „Manschette" des Oberarms, um den Humeruskopf zu heben. Sie wird durch eine Bandage in Achtertour gehalten

c u. **d** Ein kleines Schaumstoffkissen in der Achsel; sie wird ebenfalls durch eine Bandage gehalten

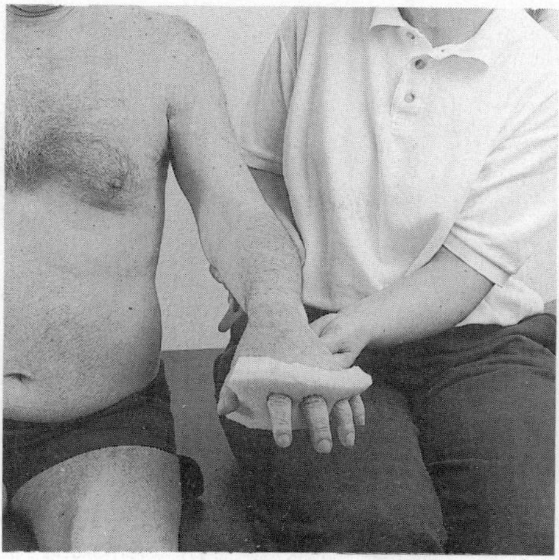

Abb. 6.**21** „Fingerspreizer" aus Schaumstoff, um Streckung und Abduktion der Finger und des Daumens zu erhalten. Er soll zwischen den Behandlungen getragen werden, um diese zu unterstützen

Gipsschiene und reduziert außerdem die Möglichkeit eines Ödems (Abb. 6.**21**).

Setzt der Patient die gesunde Hand nicht gerade für eine Aufgabe ein, dann soll er die Hände falten, statt die betroffene Hand wie üblich mit der gesunden „zu hätscheln". Das Händefalten hat dieselbe Wirkung wie der „Fingerspreizer", es reduziert die Flexorenspastizität, bewirkt durch die Abduktion der Finger und des Daumens eine Extension und hat zusätzlich den Vorteil, daß es den Unterarm in Supination halten kann. Der Patient sieht beide Arme und Hände vor sich und bekommt ein Gefühl der Beidseitigkeit. Die betroffene Hand sieht dann eher wie die gesunde aus – oder fühlt sich eher so an – und wird dadurch akzeptabler und eher wieder ein Teil seiner Körperperzeption. Wenn möglich, soll der Patient an einem Tisch sitzen. Im Rollstuhl soll ein Brett davor sein, so daß der Oberarm unterstützt und nach vorn gehoben ist.

Behandlung im zweiten Stadium

Die Behandlung ist eine Fortsetzung der Therapie im ersten Stadium. Obwohl jetzt viel im Sitzen und Stehen gemacht wird, muß man einige vorher geübte Aktivitäten fortsetzen. Während in der ersten Phase die Streckung, Außenrotation, Abduktion und Elevation des ganzen Armes und Beugung des Beines in allen Gelenken die Ziele waren, wird nun eine weitere Auflösung der totalen Muster benötigt, um eine bessere Anpassung der Bewegung für funktionelle und selektive Fertigkeiten zu erreichen.

a b c

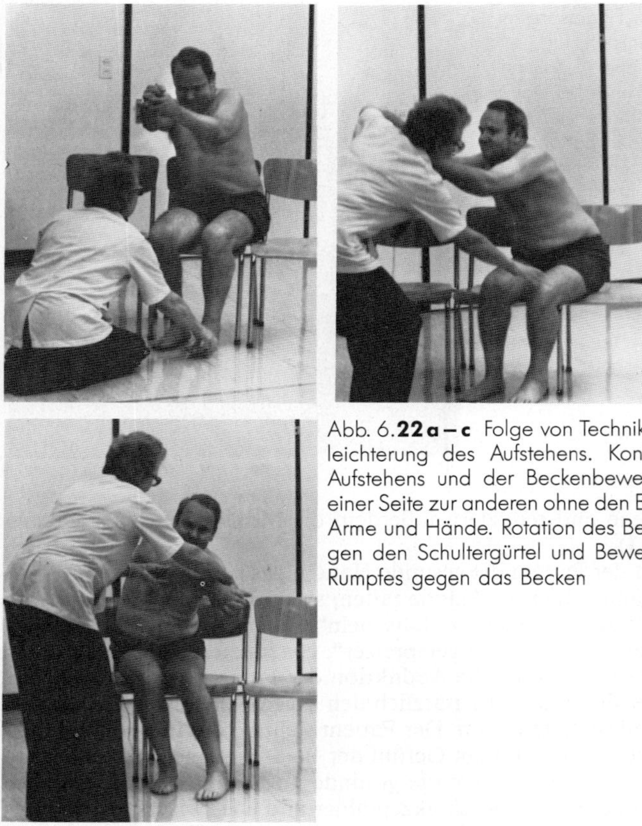

Abb. 6.**22a–c** Folge von Techniken zur Erleichterung des Aufstehens. Kontrolle des Aufstehens und der Beckenbewegung von einer Seite zur anderen ohne den Einsatz der Arme und Hände. Rotation des Beckens gegen den Schultergürtel und Bewegung des Rumpfes gegen das Becken

Es ist für den Patienten von höchster Dringlichkeit, nach dem Schlaganfall so bald wie möglich wieder auf die Beine zu kommen, um beim Sitzen und Stehen die betroffene Seite zu belasten (abhängig von der Erlaubnis des Arztes). Bei hemiplegischen Patienten, die schon schlecht gehen, speziell bei denen mit einer langen Krankheitsdauer, die nicht ohne Vierpunktstock oder Stock gehen können, muß man sich entscheiden, ob es wichtiger ist, das Gleichgewicht im Stehen und Gehen zu erarbeiten oder den Einsatz des Armes und der Hand zu verbessern. Man muß sich jedoch vor Augen halten, daß man keine Unterscheidung von Bein- und Armaktivität machen kann, selbst wenn die Betonung der Behandlung zeitweise mehr auf dem einen als auf dem anderen liegt. Wir müssen immer daran denken, daß der Mangel an Gleichgewicht und die Schwierigkeit, das betroffene Bein beim Gehen zu bewegen, die Flexorenspastizität im Arm und in der Hand vermehren und daß Anstrengung und abnormes Gehen jeglichen potentiellen Einsatz des betroffenen Armes hindern. Andererseits verursacht die Verringerung der Spastizität im Rumpf und im Arm eine Verminderung der Extensorenspastizität im Bein. Dies macht normalere Bewegungen des Beines beim Stehen und Gehen leichter und möglich. Auf welche Funktion auch immer man die Betonung bei der Behandlung legt, man muß immer die ganze betroffene Seite behandeln, d. h. den Rumpf zusammen mit dem Arm *und* dem Bein.

Behandlung im Sitzen und beim Aufstehen

Jetzt hat der Patient Kontrolle über den Rumpf und neigt nicht mehr dazu, auf die betroffene Seite zu fallen. Er nimmt jedoch nicht das volle Gewicht auf die betroffene Seite, da er ungenügendes Gleichgewicht hat. Zu Hause sitzt er gern in einem bequemen Sessel oder im Rollstuhl, wo er sich zurücklehnen kann. Dies gibt ihm keinerlei Gelegenheit, die nötigen Gleichgewichtsreaktionen zu üben. In dieser halb liegenden Stellung sind seine Hüfte und das Knie halb gestreckt, und das Knie ist zu steif, um es zu beugen. Das bedeutet, daß er die Ferse nicht nach hinten unter den Stuhl zum Aufstehen bringen kann. Deshalb sollte er so früh wie möglich lernen, zu Hause sicher auf einem gewöhnlichen Stuhl zu sitzen oder, bei der Behandlung, auf einem Hocker. Sein betroffener Fuß sollte nicht vor dem gesunden stehen. Das Gewicht sollte gleichmäßig auf beide Hüften verteilt sein oder, wenigstens in der Behandlung, mehr Gewicht auf der betroffenen Seite sein. Ist das Bein in Hüfte und Knie gut gebeugt, dann neigt es mehr zur Abduktion als das gesunde, d. h., es fällt tatsächlich nach außen. Gegen eine passive Adduktion besteht Widerstand, und aktive Adduktion ist schwierig aufgrund der Retraktion und der Drehung des Beckens sowie des Rumpfes nach hinten. Bei der Behandlung lassen wir den Patienten auf dem mittleren von drei Stühlen sitzen, oder wir stellen einen Stuhl zusätzlich auf seine betroffene Seite, da er sein Gewicht ängstlicher auf die betroffene Seite verlagert, wenn ihn dort nichts unterstützt. Außerdem ermöglicht es dem Therapeuten, Armstütz zu üben. Dann lernt er, sich von einem Stuhl zum anderen zu bewegen. Es hilft ihm, Kontrolle über sein Becken zu bekommen, wenn er die Mitte des Stuhles ohne hinzusehen findet. Auch macht es die Rotation des Rumpfes und die Dehnung der betroffenen Seite möglich, besonders wenn er sich zu dieser Seite hin bewegt. Alle diese Bewegungen soll er mit gut nach vorn geneigtem Rumpf ausführen; die Arme sollten mit gefal-

a

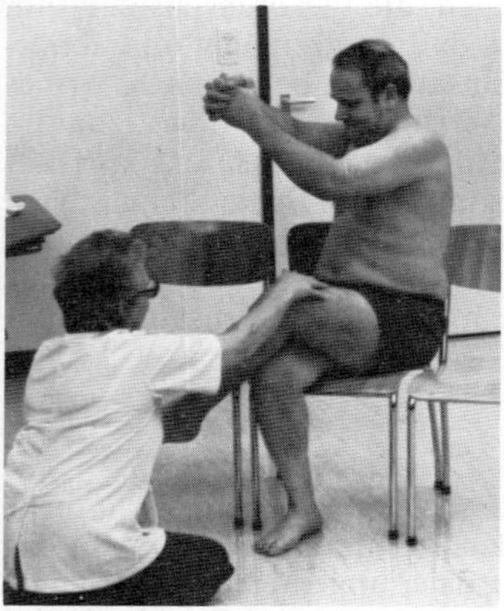

b

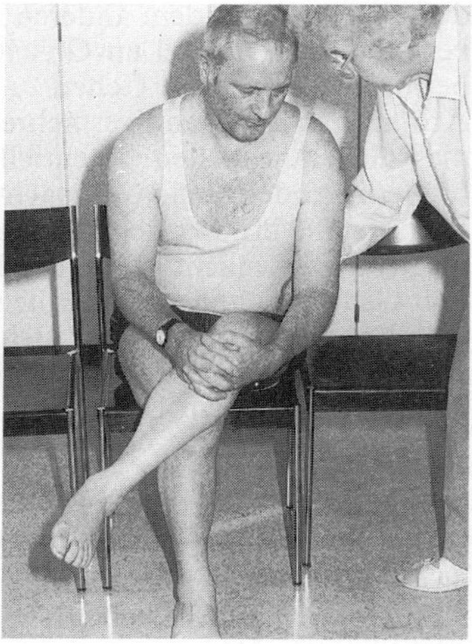

Abb. 6.**23a** u. **b**
a Heben des kranken Beines, Überschlagen über das gesunde
b Sitzen mit übereinandergeschlagenen Beinen. Beachte: Das spastische Bein liegt über dem gesunden

teten Händen gut nach vorn bewegt werden. Dasselbe kann man sitzend auf einer tiefen Liege vornehmen (Abb. 6.**22a–c**).

Die Kontrolle über die Adduktion und die Abduktion im Sitzen kann man wie vorher in Rückenlage üben (S. 120). Findet der Patient die Adduktion mit gebeugtem Bein schwer, dann fühlt der Therapeut Widerstand beim passiven Bewegen. Er kann diesen Widerstand reduzieren, indem er die Vorwärtsdrehung des Beckens veranlaßt. Dazu führt der Patient beide Beine zur gesunden Seite, die Knie bleiben nah beisammen. Der Therapeut kann auch dem Patienten helfen, das Bein zu heben und es über das gesunde Bein zu schlagen. Manchmal so zu sitzen hilft auch zu Hause. Er kann auch zwischendurch mit gefalteten Händen um sein Knie sitzen (Abb. 6.**23a** u. **b**).

Meist findet es der Patient sehr schwierig, sein Bein zu heben. Dem Therapeuten wird der Grund dafür klar, wenn er es passiv hebt. Er fühlt nicht nur das ganze Gewicht des Beines, sondern auch noch Druck nach unten. Tut er seine Hand unter den Fuß, wenn er noch auf dem Boden ist, dann fühlt er den Druck des Fußballens und der Zehen gegen seine Hand, das Ergebnis der Extensorenspastizität. Deshalb muß der Patient diesen Widerstand überwinden, wenn er das Bein, das sich für ihn wie ein schweres Gewicht anfühlt, heben soll. Man muß ihm erklären, daß er nicht zu schwach ist, das Bein zu heben, sondern daß er es nach unten drückt. Man kann ihm

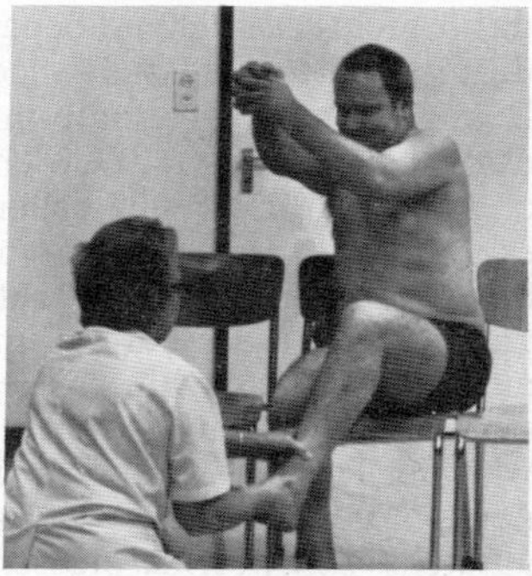

Abb. 6.**24** Langsames Senken des gebeugten betroffenen Beines. Der Patient hält und kontrolliert jede Phase

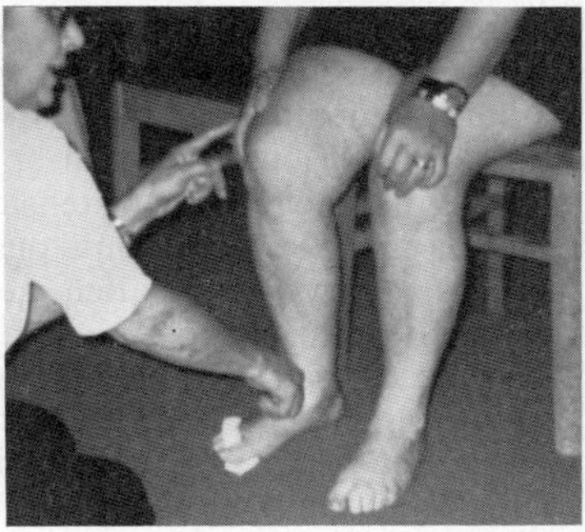

Abb. 6.**25** Vor dem Aufstehen wird der dorsal flektierte Fuß nach hinten bewegt

das beweisen, indem man das Bein passiv beugt, bis in voller Beugung kein Widerstand mehr da ist. Dann senkt man es ganz langsam, und er soll es halten und kontrollieren, bis der Fuß den Boden ohne Druck berührt. Darauf kann er es leichter wieder heben. Der Therapeut muß aber seine Hand leicht unter dem dorsal flektierten Fuß behalten, so daß er jeden Druck nach unten kontrollieren kann, der das aktive Beinheben stören würde (Abb. 6.**24**).

Eine andere Schwierigkeit, die überwunden werden muß, ist das Beugen des Knies, um den Fuß nach hinten unter den Stuhl zu bringen; die Ferse muß dabei auf dem Boden bleiben. Dies ist jedoch wesentlich für die Vorbereitung zum Aufstehen mit Gewicht auf dem betroffenen Bein. Diese Bewegung kommt auch dem Gehen des Patienten zugute, wenn er eine isolierte Kniebeugung braucht, ehe er einen Schritt nach vorn macht (Abb. 6.**25**).

Behandlung für das Aufstehen und Stehen

Beim Aufstehen zieht der Patient sofort den gesunden Fuß nach hinten unter den Stuhl. Das Knie des betroffenen Beines kann sich aber dafür nicht ausreichend beugen. Der betroffene Fuß steht immer vor dem gesunden, und das ganze Gewicht wird deshalb auf das gesunde Bein genommen. Deshalb muß man beim Aufstehen den Patienten dazu bringen, so viel Gewicht wie möglich auf das betroffene Bein zu verlagern. Die Füße sollen mindestens parallel stehen. Besser ist es, wenn der gesunde Fuß vor dem kranken steht. Selbst wenn man diese Stellung der Füße vor dem Aufstehen korrekt erreicht, kann es passieren, daß der Patient im letzten Augenblick den gesunden Fuß automatisch nach hinten zieht. Man kann dies verhindern, indem der Behandler den Fuß leicht auf den Fuß des Patienten stellt. Dann wird der Patient ermuntert, sich in den Hüften gut nach vorn zu lehnen, so daß er sein Gewicht auf die Beine nimmt, ehe er tatsächlich aufsteht. Seine Arme müssen mit gefalteten Händen gut nach vorn gestreckt sein, und er soll nicht nach unten sehen. Anfangs kann der Therapeut zur Unterstützung die gefalteten Hände des Patienten halten und ihn nach vorn und oben ziehen. Er kann Druck auf das Knie des Patienten ausüben, um das Gefühl des Gewichttragens zu verstärken. Gleichzeitig kann er das Knie etwas nach vorn ziehen, um eine plötzliche Hyperextension zu vermeiden und auch um das Zurückstoßen der Hüfte mit plantar flektiertem Fuß zu verhüten. Auf diese Art wird der Patient gezwungen, sein Gewicht auf das betroffene Bein zu verlagern, solange es noch etwas gebeugt ist. Auch bleibt die Dorsalflexion des Fußes erhalten, wenn er langsam Knie und Hüften streckt. Man muß gut aufpassen, daß sich der Rumpf nicht gegen die gesunde Seite neigt. Das Hinsetzen wird auf umgekehrte Weise geübt. Es ist nützlich, wenn der Patient neben dem Aufstehen und dem Setzen auch Zwischenphasen der Bewegung übt, d. h. nur etwas aufzustehen und nach unten gehen, ohne sich ganz hinzusetzen. Beim Hinsetzen ist es das letzte Stadium, das er am schwierigsten kontrollieren kann. Er neigt dazu, schwer mit dem Gesäß auf den Stuhl zu plumpsen, es ist jedoch die wichtigste Übungsphase. Die Stuhlhöhe sollte angepaßt werden. Man fängt ziemlich hoch an und geht stufenweise zu niedrigeren Stühlen oder zu einer tiefen Behandlungsbank über. Das Aufstehen ist schwieriger von einem tiefen Sitz oder Stuhl und verlangt die Gewichtsübernahme auf das gebeugte Bein. Dies ist ein Problem bei allen hemiplegischen Patienten (Abb. 6.**26a** u. **b**).

Eine andere Art, dem Patienten zum Aufstehen zu verhelfen und dazu zu bringen, das betroffene Bein voll zu belasten:

Von einer hohen Liege soll er den betroffenen Fuß nach unten auf den Boden bringen, während er noch auf der gesunden Beckenseite sitzt und sich mit der gesunden Hand abstützt. Sein Fuß soll den Boden so nah wie möglich an der Liege berühren. Dies bringt seine ganze betroffene Seite gut nach vorn, besonders das Becken und die Hüfte. Um dabei der Extensorenspastizität entgegenzuarbeiten, hält der Therapeut mit der einen Hand den Fuß in voller Dor-

Abb. 6.**26a** u. **b**
a Belastung auf gebeugten Beinen. Beachte: Das betroffene Bein steht neben dem gesunden

a

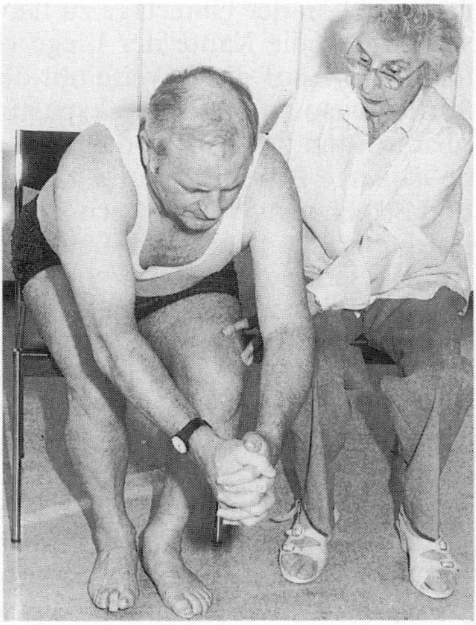

b Aufstehen. Belastung auf dem betroffenen Bein

b

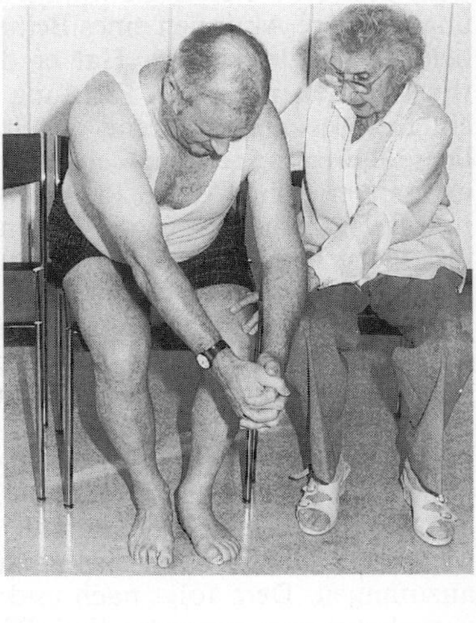

salflexion, während er mit seiner anderen die Hand des Patienten supiniert und den Ellbogen gestreckt hält, so daß assoziierte Reaktionen mit Erhöhung der Flexorenspastizität nicht auftreten können. Wenn die Ferse gut auf dem Boden steht, wird der Patient aufgefordert, das Knie zu strecken und es gestreckt zu halten. Nötigenfalls wird ihm dabei geholfen. Dabei streckt sich auch seine Hüfte, und mit etwas Zuspruch ist es ihm vielleicht sogar möglich, das Gesäß minimal von der Unterlage zu heben. Eine Überstreckung des Knies wird durch die Kante der Liege verhindert; er hält das Becken gut nach vorn. Auf diese Weise übt der Patient den Quadrizeps und die Hüftextensoren ohne Streckspastizität, da sein Fuß in Dorsalflexion bleibt. Kann der Patient das Knie gestreckt halten, dann soll er kleine isolierte Bewegungen im Knie üben, d. h. abwechselnd Beugung und Streckung. Wenn er sich sicher fühlt und die Erfahrung der Belastung mit kontrollierten Bewegungen des Knies gemacht hat, dann soll er die gesunde Hand von der Unterlage wegnehmen, um noch mehr Gewicht auf das Bein zu legen. Dadurch wird ihm bewußt, daß das Bein kräftig genug ist, um darauf zu stehen (Abb. **6.27a** u. **b**).

Bis jetzt hat der Patient gesessen. Aber nun soll er auch das gesunde Bein nach unten nehmen und den Fuß parallel zum betroffenen stellen. Er darf sich noch gegen die Behandlungsbank lehnen, sich aber nicht an ihr festhalten. Um anzufangen, soll sein Gewicht gleichmäßig auf beiden Beinen ruhen. Dann wird die Gewichtsverlagerung mit Betonung gegen die betroffene Seite hin geübt. Als nächstes wird der Patient aufgefordert, abwechselnd beide Knie zu beugen und zu strecken. Dann folgt das Beugen, während das andere Bein gestreckt bleibt. Gewöhnlich findet es der Patient schwierig, unabhängige Aktionen eines Beines vorzunehmen, und beugt lieber beide Knie gleichzeitig. Hat er diese Schwierigkeit gemeistert, so wird die Behandlung in Richtung reziproker Aktion erweitert, d. h. ein Knie beugen, während gleichzeitig das andere gestreckt wird. Diese Bewegung ist zum Gehen grundlegend, und es ist wichtig, daß man sie erreicht (Abb. **6.28a** u. **b**).

Bis jetzt durfte sich der Patient an der Liege anlehnen. Dies gab ihm Sicherheit, da er sich nicht ausbalancieren mußte. Jetzt wird er aufgefordert, die Hüften nach vorn und weg von der Behandlungsbank zu bringen. Vorher stand der Therapeut vor dem Patienten; jetzt steht er auf seiner betroffenen Seite. Er legt einen Arm um seine Taille, um ihn ins Gleichgewicht und um seine Hüften nach vorn zu bringen. Der Patient soll den Kopf hochhalten, weil der Blick nach unten die Hüftstreckung schwierig macht. Fühlt er sich sicher, ohne Stütze der Behandlungsbank und mit dem vollen Gewicht auf dem betroffenen Bein, dann soll er die Ferse des gesunden Fußes vom Boden abheben, um das Balancieren auf dem betroffenen Bein anzufangen. Dem folgt nach und nach ein kleiner Schritt vor und zurück mit dem gesunden Fuß. Diese Schritte sollen nicht nur kurz sein, sondern auch langsam gemacht werden, so daß der Patient so lange wie möglich das volle Gewicht auf dem betroffenen Bein behält. So lernt er auch, das Gewicht auf das Standbein zu verlagern und bringt das Becken mit gestreckter Hüfte nach vorn. Wird dies nicht ganz früh geübt, dann gewöhnt sich der Patient daran, ungleich lange Schritte zu machen, oder er macht lange schnelle Schrit-
krallen sich die Zehen sogar unter den Fuß und werden schmerzhaft.

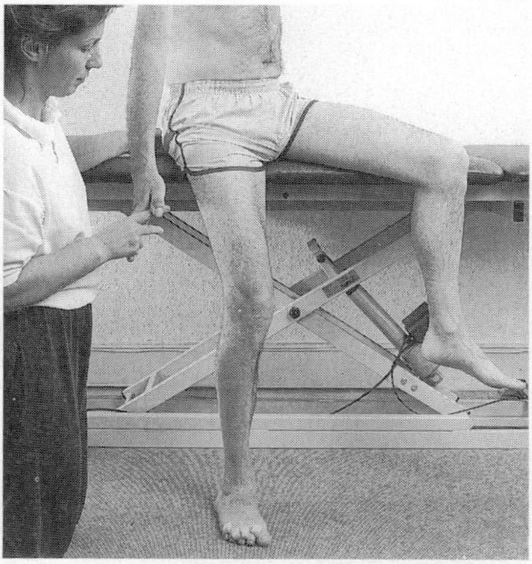

a

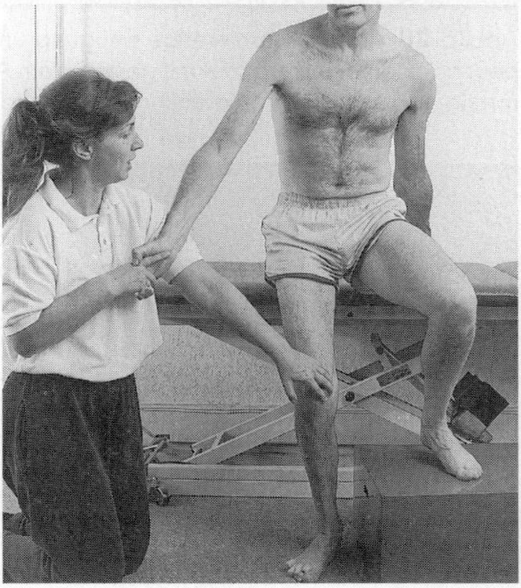

b

Abb. 6.**27a** u. **b** Vorbereitung zum Stand auf dem betroffenen Bein:
a Das Gewicht wird auf das betroffene Bein genommen
b Streckung der Hüfte und des Knies, der Fuß steht dabei fest auf dem Boden. Das gesunde Bein ist gebeugt und unbelastet

te mit dem gesunden Bein und zieht dann das betroffene Bein zum gesunden nach. Manche Patienten tun genau das Gegenteil. Sie machen große Schritte mit dem betroffenen Bein, können aber dann ihr Gewicht nicht weit genug nach vorn über den betroffenen Fuß verlagern, weil die Dorsalflexion ungenügend ist. Dann müssen sie einen schnellen kurzen Schritt mit dem gesunden Fuß machen, um ihn auf die Höhe des betroffenen zu bringen.

Die Extensorenspastizität stört die Dorsalflexion des Fußes und der Zehen. Bei den meisten Patienten finden wir beim Stehen und beim Gehen eine exzessive Plantarflexion der Zehen. Bei einigen

a b

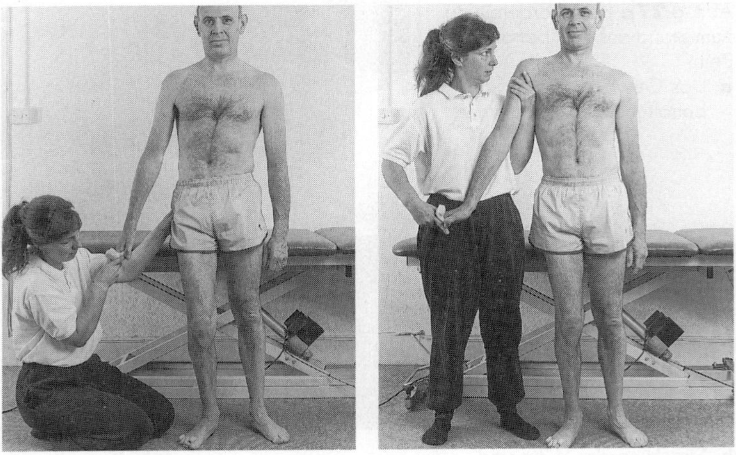

Abb. 6.**28 a** u. **b** Alternierende Beugung und Streckung des Knies. Der Therapeut hält den Schultergürtel mit gestrecktem Arm und gestreckter Hand in Außenrotation nach oben, Flexorenspastizität wird so inhibiert

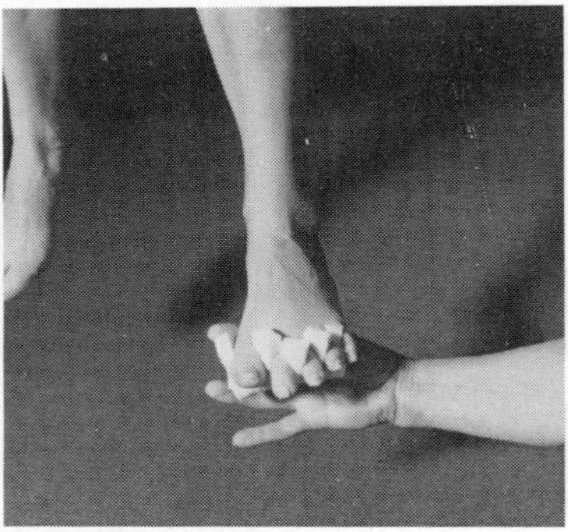

Abb. 6.**29** „Zehenspreizer" aus Schaumstoff für die Zehen, um die Plantarflexion und das Zehenkrallen zu hemmen

Ein „Zehenspreizer" aus Schaumstoff hilft die Zehen auseinanderzuhalten. Die Abduktion wirkt gegen die Plantarflexion und reduziert die Extensorenspastizität des ganzen Fußes, ja oft sogar die des ganzen Beines (Abb. 6.29). Legt der Therapeut seine Hand unter den Fußballen des Patienten, so fühlt er einen starken Druck und daß der Patient tatsächlich gegen seine Hand stößt. Dieser Druck versteift das Knie und verhindert die Dorsalflexion des Fußes und der Zehen. Das ist für die Schwungphase des Beines beim Gehen ein großes Hindernis, denn so kann der Patient das Knie und den Fuß

Abb. 6.**30** Schritt nach vorn mit dem betroffenen Bein. Der Therapeut kontrolliert den Druck des Beines und der Zehen nach unten. Beachte: Durch diese Kontrolle der Extensorenspastizität wird das Knie mobil gehalten

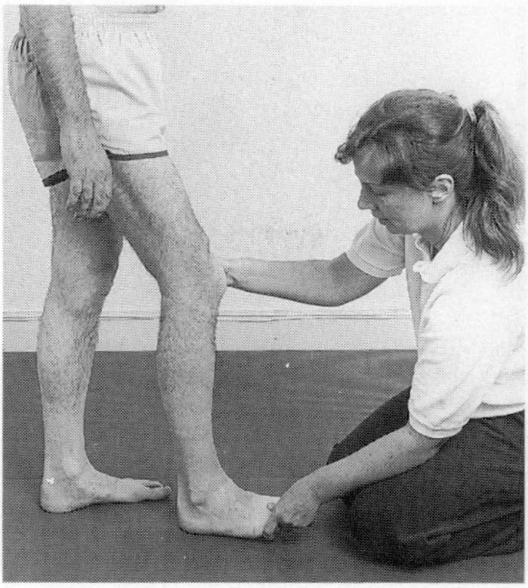

nicht lösen, um einen Schritt nach vorn zu machen. Es stört auch die Belastung auf der Ferse und die Gewichtsverlagerung von der Ferse zu den Zehen.

Deshalb legt der Therapeut bei der Behandlung seine Hand unter den Fußballen des Patienten, hebt die Zehen und flektiert den Fuß dorsal, während der Patient auf der Ferse steht. Dies wird so lange gemacht, bis kein Druck mehr zu fühlen ist. Dann wird der Vorfuß langsam wieder zum Boden gelassen und damit der Druck nach unten verhütet. Dadurch wird das Ausmaß der Dorsalflexion größer, der Patient wird aufgefordert, sein Gewicht mit gestreckten Hüften gut nach vorn zu bringen (wie beim Gewichtsverlagern), um einen Schritt mit dem gesunden Bein nach vorn zu machen (Abb. 6.**30**). Hyperextension im Knie sollte vermieden werden.

Behandlung für den Gang

Leider wird vielen Patienten eine kurze Schiene verordnet. Sie würden sie gar nicht brauchen, wenn in der Behandlung früh genug die Dorsalflexion des Fußes und der Zehen im Stand und die Gewichtsverlagerung über dem betroffenen Fuß geübt würde, d. h. geübt, ehe der Patient laufen darf. Eine Schiene kann bei Patienten mit großem sensorischen Defizit nötig sein, denn diese fühlen nicht, wenn sie mit dem Fuß falsch aufkommen. Bei einigen Fällen besteht keine Gefahr des Umknickens und wenig Spastizität im Bein, aber eine aktive Dorsalflexion des Fußes ist unmöglich: der Fuß hängt eher, als daß er nach unten stößt. Um den Fuß gebeugt zu halten, ist eine kleine Schiene, die der Wade angepaßt und am Schuh befestigt ist, einer gewöhnlichen Schiene vorzuziehen.

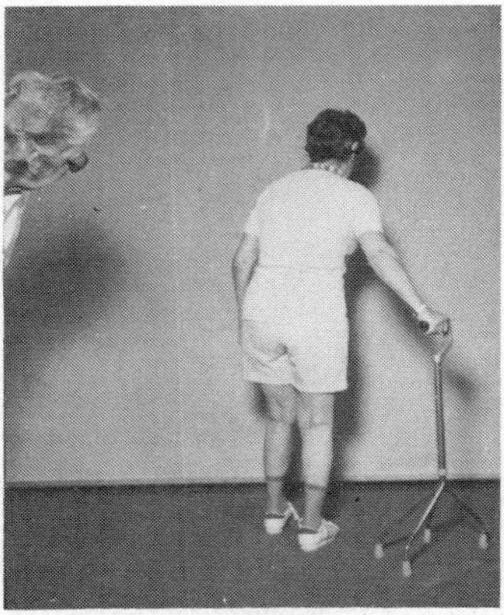

Abb. 6.**31** Gehen mit dem Vierpunktstock. Das gesamte Gewicht ruht auf der gesunden Seite. Beachte: Verkürzung der betroffenen Seite

Obwohl sich der Patient eventuell mit einer Schiene sicherer fühlt und auch eine für längere Ausgänge braucht, hat sie doch einige Nachteile:

1. Der Patient, der eher schlaff als spastisch ist, zeigt in der Hüfte und im Knie mehr Beuge- als Streckspastik, obwohl er den Fuß aktiv dorsal flektieren kann. Die Schiene verhindert, dadurch daß sie den Fuß in Dorsalflexion hält, die Extensorenaktivität im Knie und in der Hüfte. Die Hüfte bleibt leicht gebeugt und ist instabil. Um das Knie zu stabilisieren, blockiert es der Patient in Überstreckung.
2. Im Fuß kann sich kein Gleichgewicht entwickeln, da die Aktivität und das Empfinden im Fuß eingeschränkt sind und dadurch eine Muskelatrophie auftreten kann.
3. Ein Fußklonus kann durch den Streckreflex bei Patienten mit mäßiger oder leichter Spastizität hervorgerufen werden.

Beim Gehen mit dem Patienten sollten der Therapeut, die Schwester oder die Angehörigen niemals auf der gesunden Seite sein, da der Patient auf dieser Seite selbst das Gleichgewicht halten und seine Bewegungen kontrollieren kann. Hat man im Stand das Gleichgewicht und die Gewichtsverlagerung geübt und ist der Patient fähig, kleine Schritte mit dem gesunden Bein vor und zurück zu machen, dann sollte er mit einem normalen Stock auskommen und keinen Drei- oder Vierpunktstock als Stütze mehr benötigen. (Es gibt jedoch einige Ausnahmen, z. B. sehr alte Patienten und solche mit starkem sensorischen Defizit auf der betroffenen Seite.) Stützt sich der Patient schwer auf den Vierpunktstock, dann liegt das ganze Gewicht auf

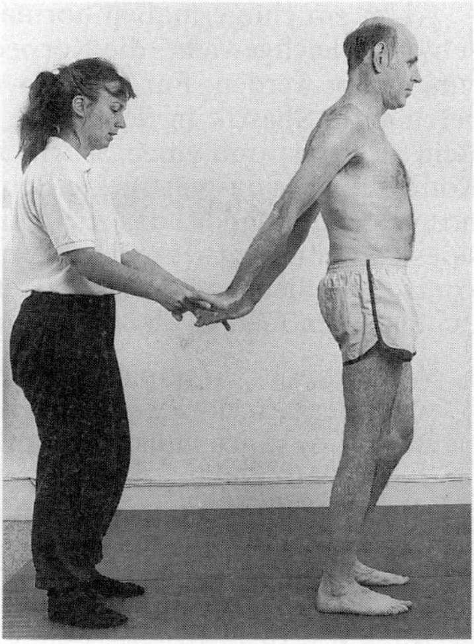

Abb. 6.**32** Vorschieben des Beckens über das betroffene Bein. Dies verhütet die Überstreckung des Knies. Beachte: Inhibition der Flexorenspastizität des Armes. Der Patient bewegt den Rumpf gegen die Gliedmaßen

dem gesunden Arm und Bein, und der Rumpf neigt sich hinüber zur Stütze wenn der Patient einen Schritt mit dem betroffenen Bein macht (Abb. 6.31). Das verkürzt die betroffene Rumpfseite und das Bein; der Patient bewegt sein Bein mit steifem Knie und Zirkumduktion der Hüfte nach vorn. Der Zug der Seitbeuger des Rumpfes auf der betroffenen Seite beim Hochheben des Beckens verstärkt die Beugespastizität in Arm und Hand. Der Therapeut soll dem Patienten nicht beibringen, das Knie in der Standphase zu „blockieren", da das zur Überstreckung führt und später schwer zu korrigieren ist. Wenn man ihn die Hüfte gut strecken und nach vorn bringen läßt, streckt sich auch sein Knie, aber ohne Überstreckung (Abb. 6.32). Alle verschiedenen Phasen beim Gehen kann man im Stehen vorbereiten. Dann sollte es nicht nötig sein das Knie zu schienen, da dies die Beugung beim Schritt verhindert und so die Zirkumduktion zur Notwendigkeit macht. Bei einigen Fällen kann es vorzuziehen sein, dem Patienten das Gehen mit leicht gebeugtem Knie beizubringen, aber nur als temporäre Maßnahme.

Die Gangschule soll von Anfang an ohne Stock gemacht werden, damit der Patient ein symmetrisches Gehmuster mit Belastung auf dem betroffenen Bein entwickelt (die Schwester oder der Physiotherapeut sollte den Patienten jedoch unterstützen, bis er genügend Gleichgewicht hat und nicht mehr in Gefahr ist zu fallen). Viele Patienten sind dann fähig, ohne einen Stock zu gehen, zumindest zu Hause. Draußen brauchen sie ihn zum sicheren Gehen.

Um ein einigermaßen normales Gangbild zu bekommen, müssen das Gleichgewicht, die Körperhaltung und die Gewichtsverlagerung geübt werden. Für die Schwungphase braucht der Patient eine verringerte Spastik in der Hüfte, dem Knie und dem Fuß, um das Bein zu heben und einen Schritt zu machen. Ebenso braucht er die Kontrolle über das gestreckte Bein, wenn er den Fuß auf den Boden bringt. Wenn man all das zuerst im Stand übt, dann wird er ein besseres Gangbild entwickeln, als wenn er sofort ohne die nötige Beinkontrolle gehen muß. Analysieren wir die Schwierigkeiten des Patienten beim Gehen, dann finden wir zwei Hauptprobleme:

1. Während der Standphase stellen wir exzessive Kokontraktion sowohl der Streck- als auch der Beugemuster fest. Sie hemmt die Bewegung. Dies läßt zwar den Patienten momentan Gewicht auf das betroffene Bein nehmen, macht es aber immobil und schließt alle Gleichgewichtsreaktionen aus. (Mäßige Kokontraktion spielt eine normale Rolle bei unseren Bewegungen. Sie ist für Stabilität nötig, damit wir die Haltung gegen die Schwerkraft bewahren können. Ebenso, um bewegten Gliedern Fixation zu geben zur Gewichtsübernahme und um im Arm Lasten heben und tragen zu können.)
2. In der Schwungphase das unbelastete betroffene Bein mit einem mobilen Knie zum Schritt zu bewegen, so daß er keine Zirkumduktion mit hochgezogenem Becken macht.

Es gibt zwei Arten von Patienten:

1. Die Patienten sowohl mit Beuge- als auch mit Streckspastik, aber mit vorwiegendem Extensorhypertonus des Beines, d. h. mit exzessiver Kokontraktion. Sie können stehen und für einen Augenblick Gewicht übernehmen, wenn sie mit einem steifen Bein gehen. Diese Patienten haben beim Gehen große Schwierigkeiten mit der Schwungphase.
2. Andere Patienten dagegen mit mäßiger Spastizität und wenig Kokontraktion können gehen und das unbelastete Bein bewegen, aber lediglich in einem totalen Muster von Beugung und Streckung. Sie mögen eine angemessene gute Schwungphase haben, können aber auf dem betroffenen Bein nicht sicher stehen und sind, wenn sie es belasten, instabil.

Beide Arten von Patienten haben Gleichgewichtsprobleme, der erste aus Mangel an Mobilität, der andere aus Mangel an Stabilität. Ist die Extensorenspastizität also stark, dann hat der Patient mit der Schwungphase mehr Schwierigkeiten als beim Stand und bei der Belastung, obwohl Gleichgewicht und Gewichtsverlagerung Probleme sind: Sein Knie und der Fuß sind zu steif, um einen Schritt zu machen. Patienten mit geringer Streckspastizität – dafür mit einer

Beugetendenz und Abduktion des Beines – finden den Stand und die Gewichtsübernahme problematischer. Diese Patienten können ihr Bein leicht zum Schritt heben, aber sie fallen auch leicht zusammen, wenn sie darauf stehen und das gesunde Bein für den nächsten Schritt heben. Sowohl die Stand- als auch die Schwungphase müssen gut vorbereitet sein, ehe man ein gutes Gehmuster erhalten kann (Lane 1978).

Standphase

Der Patient neigt dazu, sein Bein starr gestreckt zu halten und stößt mit dem Vorfuß und den Zehen gegen den Boden, was eine Dorsalflexion im Sprunggelenk und die Belastung nach vorn auf das betroffene Bein hemmt. Um die Ferse trotz ungenügender Dorsalflexion auf dem Boden zu lassen, überstreckt der Patient das Knie und beugt die Hüfte. Sein Bein ist steif, und er hat daher ungenügend Balance, um sicher auf ihm zu stehen, wenn er das gesunde Bein zum Schritt nach vorn hebt. Selbst wenn er auf beiden Füßen steht, hat er Angst, sein Gewicht vom gesunden Bein auf das kranke zu verlagern. Gewöhnlich steht er mit voller Belastung auf dem gesunden Bein, das kranke ist abduziert und ohne Belastung. Es ist schwer für ihn mit den Füßen parallel und nah beieinander zu stehen, aber es ist das beste Mittel, um nach und nach etwas Gewicht auf das kranke Bein zu bringen.

Bei der Behandlung läßt man den Patienten vor der Behandlungsbank stehen, die Füße nah zusammen. Der Therapeut steht auf seiner kranken Seite. Mit einer Hand unterstützt er ihn unter der Achsel, um den Schultergürtel zu heben, mit der anderen unterstützt er seine Hand mit gestrecktem Handgelenk und Ellbogen. Dann wird der Patient aufgefordert, die Hüfte zum Therapeuten hin zu bewegen und damit sein ganzes Gewicht auf die betroffene Seite zu bringen. Fühlt er sich sicher, dann soll er mit dem gesunden Bein ganz kleine Schritte vor und zurück machen. Wenn er zurücktritt, soll sich der gesunde Fuß gut hinter dem kranken bewegen. Er soll den Rumpf nicht nach vorn bringen und die Hüfte beugen, sondern sie gut gestreckt halten, da dies der Überstreckung des Knies entgegenarbeitet. So lernt er, das Gewicht über das Standbein zu verlagern und jede Phase zu kontrollieren.

Ist der Patient in Schrittstellung, soll er das ganze Gewicht auf dem kranken Bein halten und darauf balancieren; der gesunde Fuß soll dabei vorn sein. Dann soll er sein Gewicht nach vorn über das gesunde verlagern; das kranke bleibt dabei hinten stehen, mit der Ferse am Boden. Das größte Gleichgewichtsproblem stellt sich ein, wenn er sein ganzes Gewicht auf dem kranken Bein hat, während das gesunde vorn bleibt: Er fällt leicht nach hinten, wenn er die Hüfte des belasteten Beines beugt. Um die Mobilität des belasteten Bei-

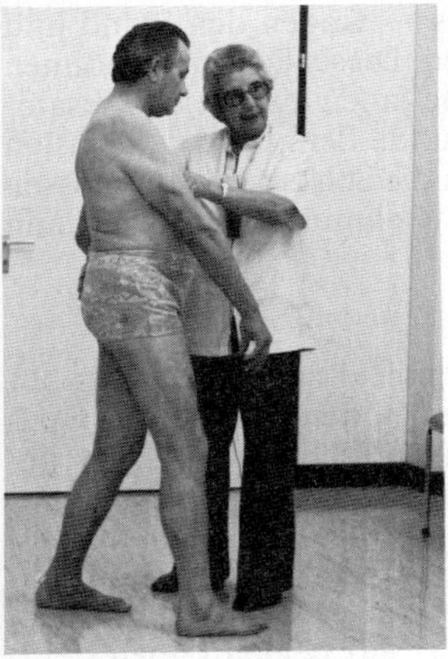

Abb. 6.**33** Belastung und Balance auf dem betroffenen linken Bein, das gesunde steht vorn

nes zu sichern, übt man kleine isolierte Bewegungen im Knie, d. h. abwechselnd Beugung und Streckung (Abb. 6.33).

Um Gewichtsübernahme mit Gewichtsverlagerung und Gleichgewicht auf dem Standbein beim Gehen zu erreichen, tritt der Patient vor und zurück. Er berührt jedoch den Boden nur leicht mit seinem gesunden Fuß. Sein Gewicht bleibt über dem betroffenen Bein, während er den Körper über das belastete Bein vor und zurück bringt. Dies kann man auch einsetzen wenn der Patient geht, indem man ihn den Boden ein-/zweimal vor einem Schritt mit dem gesunden Fuß berühren läßt, ohne Gewicht auf dieses Bein zu verlagern. Auf diese Weise erreicht man auf dem betroffenen Bein beim Gewichtsverlagern solide Belastung beim Gehen.

Schwungphase

Wenn das betroffene Bein des Patienten in Streckung steif ist und sein Fuß auf den Boden stößt, hat er Schwierigkeiten es nach vorn oder hinten zum Schritt zu bringen, ohne die Hüfte hochzuziehen und das Bein zu zirkumduzieren. Man sollte ihm nicht erlauben, sein Bein so hoch wie möglich zu heben, da er dies nur mit Heben des Beckens tun kann. Statt dessen sollte man ihm helfen, ehe er einen Schritt macht, das Knie zu lösen, leicht zu beugen und dann das gebeugte Knie mit gesenktem Becken nach vorn zu bringen (Abb. 6.**34**). Selektive Kniebewegungen wurden schon im Stand auf dem betroffenen Bein geübt, aber das Knie zu beugen und die Hüfte gestreckt zu halten, wenn das kranke Bein hinter dem gesunden steht, ist für ihn noch schwieriger. Die Hüftstreckung mit gebeugtem

Abb. 6.**34** Beugung des Knies mit gestreckter Hüfte, ohne das Becken vor dem Schritt nach oben zu ziehen

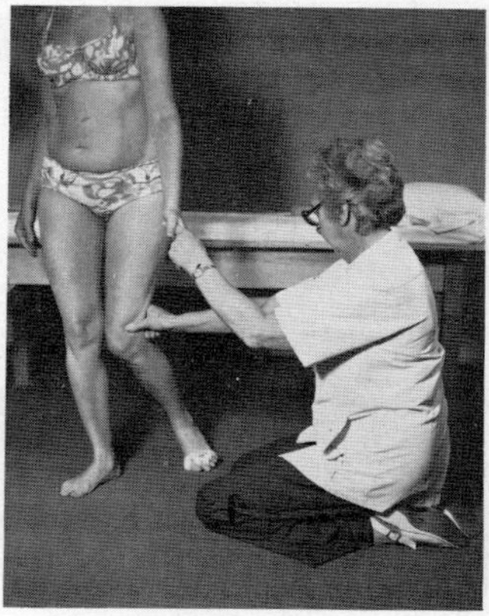

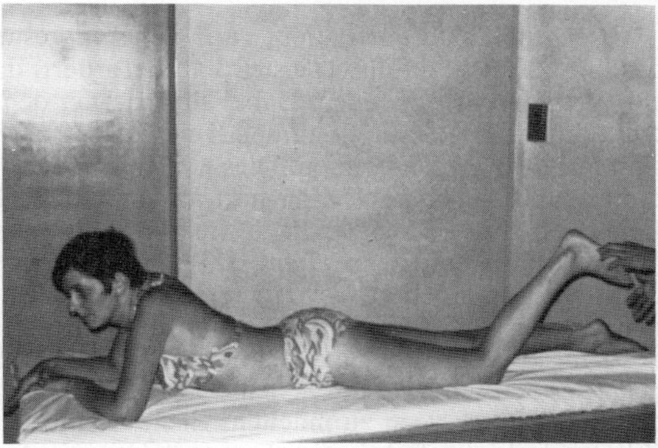

Abb. 6.**35** Vorbereitung der Kniebeugung mit gestreckter Hüfte und dorsal flektiertem Fuß als Vorbereitung zum Gehen ohne Zirkumduktion

Knie wurde vorher in Rückenlage geübt und sollte jetzt wieder geübt werden, indem das Bein über die Kante der Behandlungsbank hängt, die Hüfte voll gestreckt und das Knie gebeugt (Abb. **6.11a, b** und **6.12b**). Bei jüngeren Patienten, bei denen die Bauchlage im Gegensatz zu den alten Patienten kein Problem ist, kann man die Kniebeugung in Bauchlage üben. Der Therapeut beugt das Knie des Patienten so lange, bis er keinen Widerstand gegen die Beugung spürt. Dann soll der Patient das Knie gebeugt und verschiedene Grade der Beugung halten können, wenn das Bein nach und nach vom Therapeuten gestreckt wird (placing) (Abb. **6.35**).

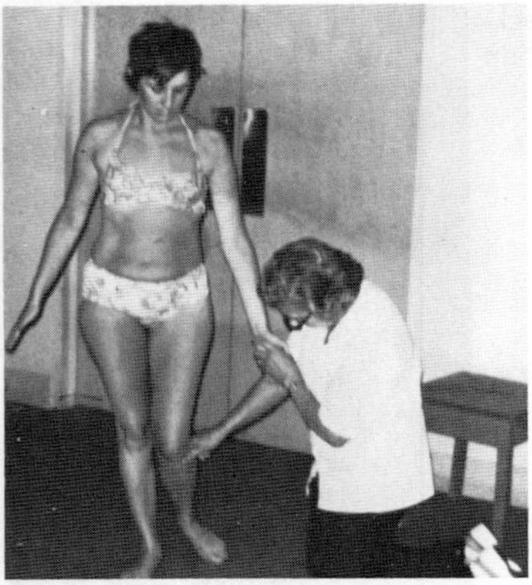

Abb. 6.**36** Beugung im Knie mit gestreckter Hüfte, um ohne Zirkumduktion einen Schritt zu machen (linkes Bein betroffen)

Jetzt soll sich der Patient ganz auf sein gesundes Bein stellen, das kranke leicht dahinter; er wird aufgefordert, das kranke Knie zu entspannen und zu beugen. Dabei adduziert er den Oberschenkel, so daß sein Knie nah zum gesunden Knie kommt. Der Fuß soll in Eversion auf dem Boden bleiben. Dies gibt ihm eine Vorstellung von Adduktion bei gebeugtem Knie und gesenktem Becken. Jetzt ist das Bein entspannt und in der Lage, einen Schritt nach vorn zu machen (Abb. 6.**36**). Wenn der Patient anfängt, einen Schritt zu machen, dann wird dennoch etwas Druck der Zehen gegen den Boden vorhanden sein, der dann eine Inversion des Fußes und die Versteifung des Knies hervorruft. Damit kann er das Knie nicht lösen und beugen oder den Fuß und die Zehen dorsal flektieren, um einen normalen Schritt nach vorn zu machen: Er muß einen Schritt mit steifem Knie und plantar flektiertem Fuß tun. Um mit den Zehen nicht auf dem Boden zu schaben, muß er das Becken hochziehen und das Bein zirkumduzieren. Deshalb hebt der Therapeut seinen Fuß vom Boden, gerade soviel, wie es der Patient zum Schritt nach vorn machen würde, und testet den Widerstand gegen diese Bewegung. Dann setzt der den Fuß wieder nach unten und sagt ihm, er solle nicht nach unten stoßen. Als nächstes soll der Patient den Fuß heben, ohne sein Becken nach oben zu ziehen; während er dies tut, muß der Therapeut eventuell seinen Fuß kontrollieren und die Inversion verhindern.

Der Patient soll ebenso kleine alternierende Bewegungen von Beugung und Streckung im Knie üben, während er die Zehen auf dem Boden behält (Abb. 6.**37a** u. **b**). Kann er dies, ohne sein Knie wieder zu versteifen, dann soll er einen Schritt vorwärts machen. Der Therapeut kann den Fuß führen und dabei die dorsal flektierten

a

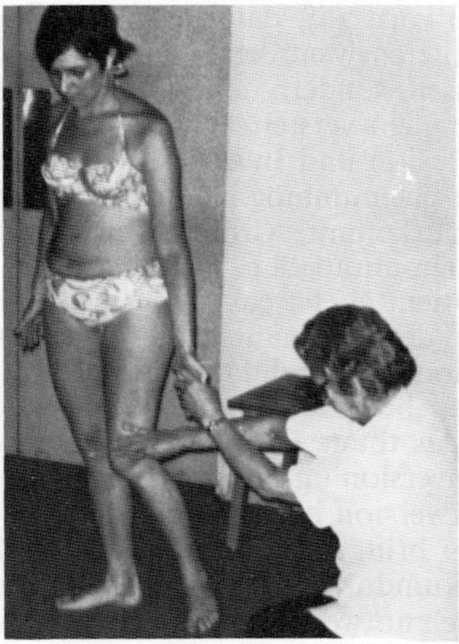

b

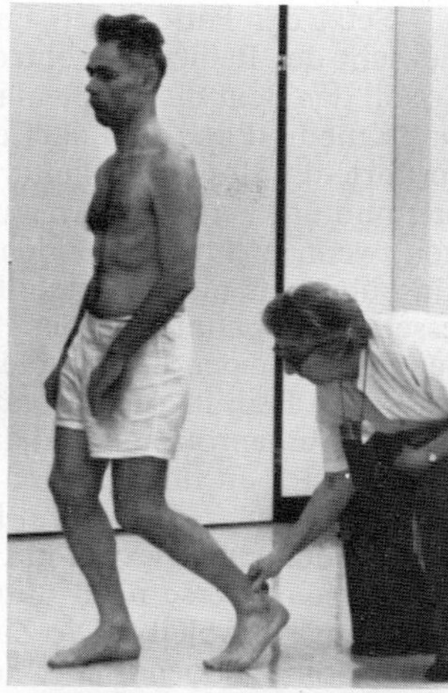

c

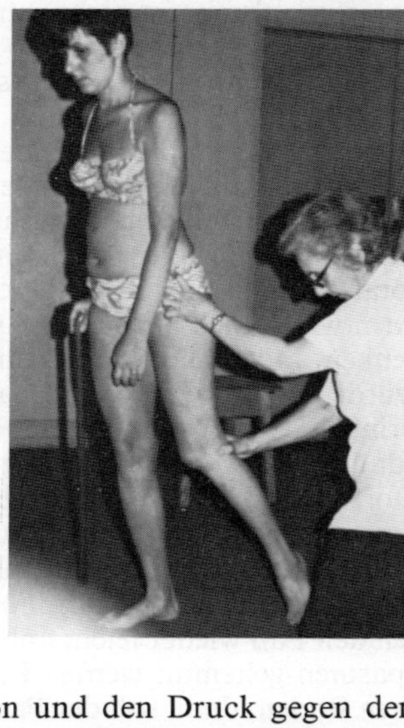

Abb. 6.**37 a – c**

a Der Patient macht kleine alternierende Bewegungen von Beugung und Streckung im Knie

b Vor dem Schritt nach vorn wird die Dorsalflexion des spastischen linken Fußes kontrolliert

c Für einen größeren Schritt wird die Beugung des Knies im betroffenen Bein geübt, wenn es weiter hinten steht. Dies ist schwieriger, da die vermehrte Hüftstreckung die Kniebeugung durch Streckspasmen erschwert. Der Therapeut verhindert Hochziehen der Hüfte

Zehen kontrollieren, um eine Inversion und den Druck gegen den Boden zu vermeiden, wenn er den Fuß vorn absetzt. Als Steigerung kann man dasselbe machen, aber das Bein des Patienten weiter hinter dem gesunden lassen, d. h. in einer Stellung, die er für einen größeren Schritt braucht. Das Lösen der Extensorenspastizität im Knie ist dann schwieriger, da die Hüfte voll gestreckt ist und die Zehen sich leichter gegen den Boden pressen (Abb. 6.**37 c**).

Setzt der Patient den Fuß vorn auf, dann muß er lernen, das Gewicht des Beines zu kontrollieren, wenn er es zum Boden senkt. Er soll das Bein nicht fallenlassen, sondern den Fuß sacht absetzen. Das Knie und den Fuß darf er nicht versteifen, wenn er den Boden berührt, da dies eine Plantarflexion und Inversion im Fuß hervorruft und das Fersen-Zehen-Aufsetzen unmöglich macht. Ist der Fuß steif, wenn er auf dem Boden aufkommt, wird die Gewichtsverlagerung über das nun belastete Bein unmöglich. Dann wird die Achillessehne verspannt, und der Patient überstreckt das Knie. Einige Patienten vermeiden das Problem des Fersenaufsetzens, indem sie das gestreckte Bein in Außenrotation und Abduktion in der Hüfte halten. Die Außenrotation und die Abduktion gehören dem totalen Flexorenmuster an und brechen das totale Extensorenmuster mit Adduktion, Plantarflexion und Inversion im Fuß auf. Damit wird eine genügende Dorsalflexion mit Eversion im Fuß möglich, so daß der Patient seine Ferse nach unten bringen kann, obwohl das Knie in Streckung steif bleibt. Die Zirkumduktion und das Hochziehen des Beckens sind jedoch immer noch notwendig, um vom Boden wegzukommen, aber es ist nicht wünschenswert, da es das abnorme Gangbild fortbestehen läßt.

Die Kontrolle der Streckspastizität wurde in Rückenlage und im Sitz geübt, soll jetzt aber im Stand und beim Gehen geübt werden. Nachdem der Patient sein Bein vorgebracht hat (das Knie führt, es soll nicht höher gehoben werden als für einen normalen Schritt), senkt er den Fuß sehr langsam zum Boden. Es ist nutzlos dem Patienten beizubringen, das Bein hochzuheben. Er würde lediglich ein totales Beugemuster mit großer Anstrengung einsetzen, und der Arm würde sich beugen und spastischer werden. Er würde das Bein senken, indem er den Fuß mit den Zehen zuerst nach unten stoßen würde. So hätte er dann Schwierigkeiten, die Ferse nach unten zu bringen. Beim normalen Gehen heben wir das Bein nicht vorn hoch, sondern bringen es mit dem gebeugten Knie führend und mit starker Dorsalflexion des Fußes und der Zehen nach vorn. Der Therapeut kontrolliert, wenn er den Patienten einen Schritt machen läßt, den Fuß in Dorsalflexion, und prüft, ob Druck des Fußes gegen seine Hand besteht (Abb. 6.**38**). Fühlt er Druck, dann läßt er den Patienten den Fuß wieder leicht anheben, ehe er ihn absetzt, so daß Streckspasmen gehemmt werden können. Ist der Fuß ohne Belastung auf dem Boden, dann soll der Patient isolierte Bewegungen im Knie wiederholt ausführen, um das Bein für den Schritt nach hinten mobil zu halten. Diesmal führt die Ferse nach hinten. Er wird aufgefordert, sehr kleine Schritte nach hinten und vorn zu machen, ohne Gewicht auf das Bein zu verlagern und ohne die Hüfte hochzuziehen. Falls nötig, kann der Therapeut das Becken auf der betroffenen Seite nach unten halten, um unabhängige Bewegungen seines Knies zu

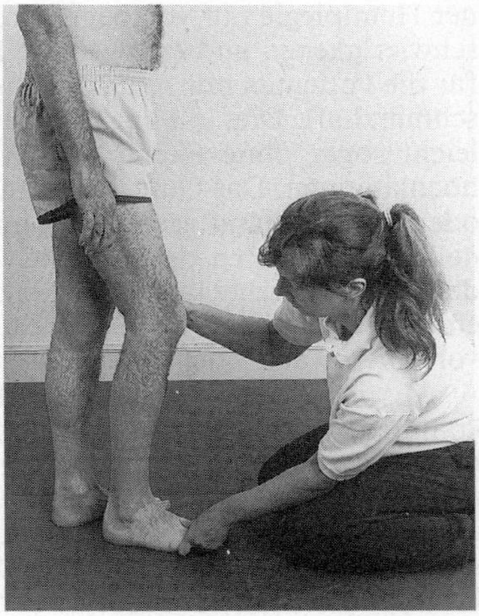

Abb. 6.**38** Der Patient macht einen Schritt nach vorn. Der Therapeut kontrolliert und hemmt exzessive Spastizität, die mit dem Druck des Fußes nach unten einhergeht

bahnen. Diese Maßnahmen können in sein Gangmuster eingebaut werden. Der Patient soll dann den Boden leicht mit den Zehen des Schwungbeines antippen, ehe er Gewicht darauf gibt. So kontrolliert er exzessive Streckaktivität und hält das Bein beweglich für den nächsten Schritt.

Man kann das Gangbild des Patienten verbessern, indem man ihn auf kleiner Unterstützungsfläche mit parallelen Füßen stehen läßt und sein Becken dreht, d. h. den Rumpf kurz gegen seine Beine. Es folgen einige Schritte mit besserer Koordination, danach wird das verbesserte Gangmuster auch schon wieder schlechter. Er soll dann wieder stillstehen und die Beckenrotation vor dem nächsten Schritt wiederholen. Die betroffene Seite sollte bei dieser Rotation gut nach vorn kommen. Rotation hemmt das spastische Muster und verhilft dem Patienten zu bilateraler Funktion anstelle des vorher eingesetzten asymmetrischen Musters. Die beiden Körperhälften beeinflussen sich dann gegenseitig und arbeiten nicht mehr isoliert.

Meist ist es für den Patienten leichter, auf einer Linie seitwärts als vor und zurück zu gehen, wenn man die Bewegung des Knies haben will, besonders wenn er seitwärts zur gesunden Seite geht. Vorteilhafter geht er seitwärts zur kranken Seite, denn dann muß er sein volles Gewicht auf dieses Bein bringen. Man muß sich jedoch vergewissern, daß der Patient den kranken Fuß nicht vor die Linie setzt.

Behandlung in Bauchlage und im Kniestand

Seit der 2. Auflage dieses Buches habe ich gefunden, daß die Behandlung in Bauchlage und im Kniestand für ältere Patienten mit einer Hemiplegie nur von begrenztem Wert ist. Viele haben Kreislaufschwierigkeiten und ertragen die Bauchlage nicht. Das Knien ist oft für die Patienten mit Arthrose und steifen Gelenken unbequem oder schmerzhaft. Dies gilt auch für die sehr schweren Patienten, die vielleicht sogar ohne Hemiplegie schwer auf den Boden und wieder hochkommen. Das Gute, das man von der Behandlung in Bauchlage oder im Kniestand erreichen kann, kann man auch durch funktionellere Aktivitäten des täglichen Lebens erhalten. Man kann z. B. den Unterarmstütz und Bewegungen des Ellbogens und der Hand an einem Tisch sitzend üben. Der Stütz auf dem gestreckten Arm kann vor einer Wand oder einem Tisch stehend geübt werden.

Es ist jedoch sehr wichtig, daß alle Patienten beigebracht bekommen, wie sie wieder vom Boden hochkommen, falls sie einmal fallen. Sie müssen lernen, sich zur gesunden Seite hin aufzusetzen, zum halben Kniestand mit dem gesunden Bein vorn hochzukommen und mit der gesunden Hand nach einer Stütze zu fassen und aufzustehen. Die Behandlung im Vierfüßlerstand, Kniestand und halbem Kniestand hilft ihnen vom Boden aufstehen zu üben und nimmt dem Patienten etwas die Angst vor dem Fallen. Die Behandlung im Kniestand ist wichtig, um die Belastung auf dem kranken Bein ohne totales Streckmuster vorzubereiten. Auch ist es wichtig, um Arm und Hand in Streckung zur Unterstützung und Balance zu benutzen. Aber diese Behandlung im Kniestand ist nur für die jungen und mobilen Patienten brauchbar.

Dem Patienten wird beigebracht, in den Vierfüßlerstand zu gehen, indem er sein krankes Bein zuerst beugt und sofort das Gewicht darauf verlagert. Der kranke Arm sollte, wenn nötig unterstützt, der Ellbogen in Streckung gehalten und die Hand flach mit gestreckten Fingern und abduziertem Daumen auf die Unterlage gelegt werden. Das Körpergewicht sollte gut über dem kranken Arm und dem Bein verteilt sein. Dann läßt man den Patienten vor, zurück und zur Seite schaukeln, um Beweglichkeit und Gleichgewichtsreaktionen zu erhalten. Später wird der gesunde Arm oder das Bein abgehoben, und der Patient muß sein Gewicht hauptsächlich auf die kranke Seite verlagern (Abb. **6.39a** u. **b**).

Aus dem Vierfüßlerstand läßt man den Patienten Kopf und Rumpf heben, so daß er nur noch auf den Knien steht. In dieser Stellung ist es oft schwierig, die volle Hüftstreckung zu erreichen, besonders in der kranken Hüfte. Eine starke Tendenz, weniger Gewicht auf dem kranken Bein als auf dem gesunden zu haben, ist vorhanden (Abb. **6.39c**). Um die Hüftstreckung zu fördern, hebt man die Arme des Patienten zuerst in Außenrotation und legt dann seine Hände auf die Schulter des Therapeuten, der vor ihm steht. Der Behandler steht auf der betroffenen Seite und senkt den betroffenen Arm des Patienten in Außenrotation mit unterstützter Hand und gut

a

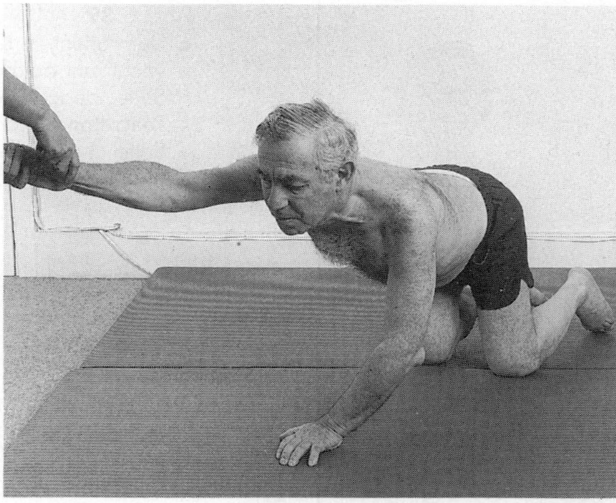

b

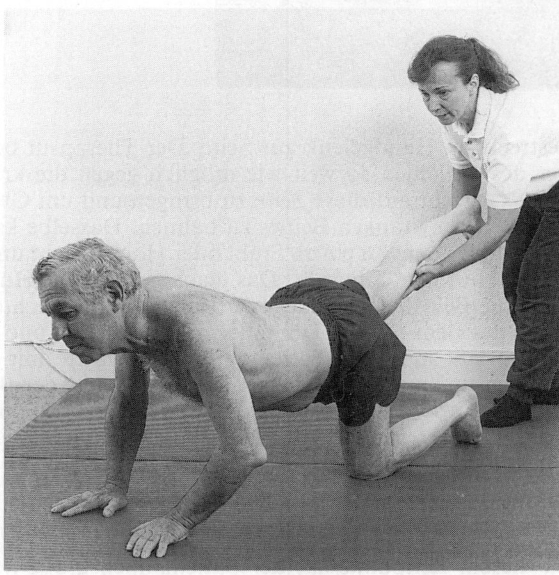

Abb. 6.**39 a – c**

a Der Patient im Vierfüßlerstand. Er soll den gesunden Arm heben. Beachte: Schlechtes Gleichgewicht und ungenügender Armstütz auf der betroffenen linken Seite

b Vor- und Zurückschaukeln mit Balance auf dem betroffenen Knie

c

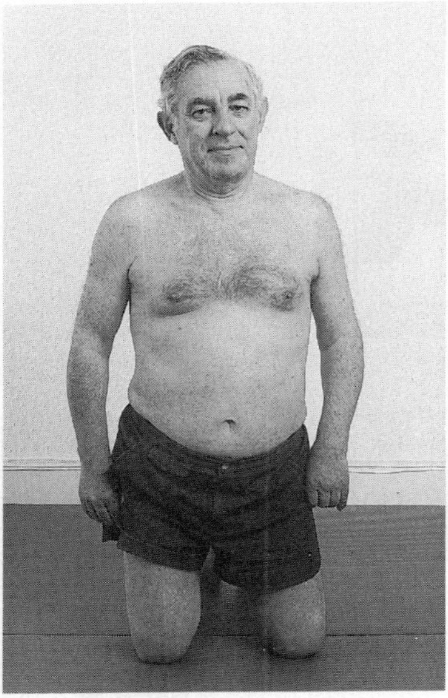

Abb. 6.**39**
c Der Patient im Kniestand. Gewicht ruht auf der betroffenen Seite; beachte jedoch die leichte Retraktion auf der betroffenen Seite

gestrecktem Handgelenk zur Seite. Der Therapeut bewegt den Körper des Patienten so weit wie möglich gegen die kranke Seite, um mehr Gewicht auf diese Seite zu bringen und um Gleichgewichtsreaktionen des kranken Beines zu bahnen. Dasselbe kann man üben, wenn der Patient an einem Stuhl oder Hocker steht und das betroffene Knie auf dem Sitz ruht. Das macht sowohl die Hüftstreckung als auch die Belastung auf der betroffenen Hüfte leichter als im Kniestand auf dem Boden. Um eine volle Belastung und Balance zu erhalten, läßt man den Patienten kleine Schritte mit dem gesunden Bein vor und zurück machen. Eine Verstärkung der Beugespastizität im Arm wird verhindert, indem man den Ellbogen und das Handgelenk entweder in Streckung auf der Seite oder über seinem Kopf kontrolliert (Abb. 6.**40**).

Behandlung im zweiten Stadium zur Kontrolle der Armbewegungen

Zu diesem Zeitpunkt hat der Patient noch große Schwierigkeiten, den Arm gegen die Schwerkraft zu heben und oben zu halten. Die Flexorenspastizität des Rumpfes und des Schultergürtels mit ihrem Druck nach unten verhindert die Aktion der Strecker, d. h. des M. serratus anterior, des M. deltoideus und des M. supraspinatus. Die Hemmung der Spastik kann leichter in Rückenlage erreicht werden,

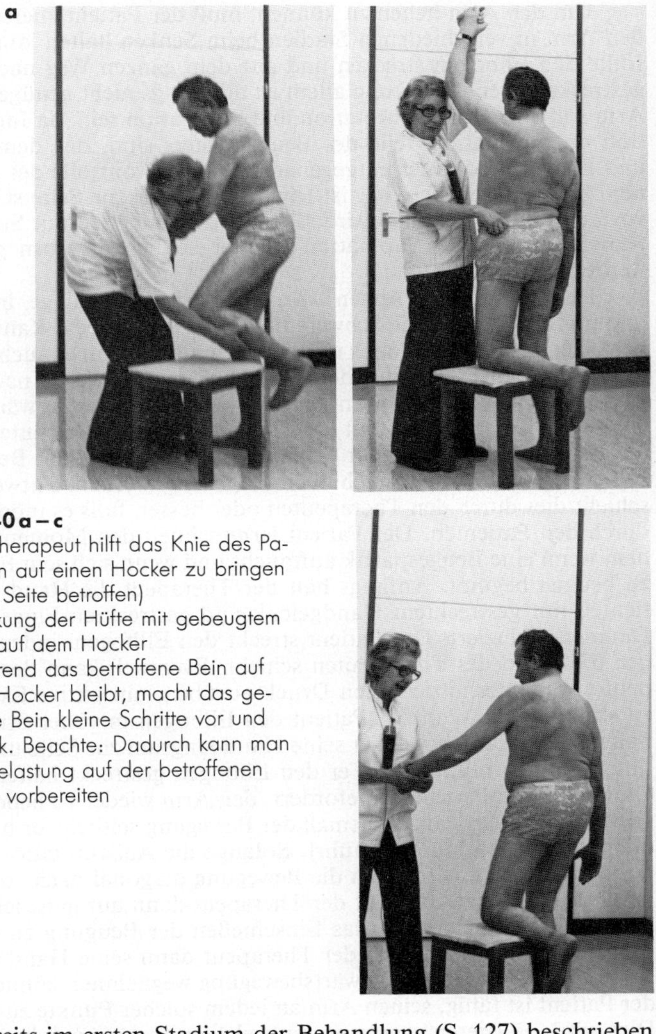

Abb. 6.**40 a – c**
a Der Therapeut hilft das Knie des Patienten auf einen Hocker zu bringen (linke Seite betroffen)
b Streckung der Hüfte mit gebeugtem Knie auf dem Hocker
c Während das betroffene Bein auf dem Hocker bleibt, macht das gesunde Bein kleine Schritte vor und zurück. Beachte: Dadurch kann man die Belastung auf der betroffenen Hüfte vorbereiten

wie bereits im ersten Stadium der Behandlung (S. 127) beschrieben worden ist. Dies muß zur Vorbereitung der Arbeit in aufrechter Stellung fortgesetzt werden. Im Stehen kann die Hemmung leichter erreicht werden als im Sitzen, da die Hüftstreckung im Stehen das Heben des Armes erleichtert, wogegen im Sitzen die Beugung der Hüfte und des Rumpfes die Hemmung der Spastik schwieriger macht.

Um den Arm heben zu können, muß der Patient zuerst einmal den Arm in verschiedenen Stadien beim Senken halten können. Er sollte den Ellbogen strecken und auf dem ganzen Weg nach unten gestreckt halten. Streckung allein ist allerdings nicht genügend. Der Arm soll auch in Außenrotation und Supination sein, da Innenrotation und Pronation Teile des Beugemusters sind, das dem Heben und Halten des Armes entgegenarbeitet. Die Kontrolle des gehobenen Armes in der Schulter ist leichter, wenn er zur Seite statt nach vorn und unten gehalten wird. Dies ist der Fall, weil mit Streckung Außenrotation und Supination leichter seitlich als vorn gehalten werden können.

Der Patient kann seinen Arm leichter in Rückenlage, im Stand und im Sitzen gegen die Schwere halten als hochheben. Kann er seinen Arm auf dem Weg nach unten halten, dann kann er auch lernen, ihn von jedem Punkt aus, den er halten konnte, wieder nach oben zu heben. Zieht der Arm an irgendeinem Punkt der Abwärtsbewegung nach unten, dann fühlt der Therapeut Druck nach unten gegen die Unterstützung (die sehr gering sein sollte), und die Bewegung soll dann sofort wieder nach oben umgekehrt werden. Entweder geschieht dies durch den Therapeuten oder besser, falls es möglich ist, durch den Patienten. Der Patient lernt schnell den Moment erkennen, wenn eine Beugespastik auftaucht und wenn sich sein Ellbogen zu beugen beginnt. Anfangs hält der Therapeut die Hand des Patienten mit gestrecktem Handgelenk und gestreckten Fingern, den Daumen abduziert. Der Patient streckt den Ellbogen, indem er gegen die Hand des Therapeuten schiebt. Eventuell kann der Therapeut etwas intermittierenden Druck ausüben, um aktive Extension zu stimulieren. Wenn der Patient den Ellbogen in voller Streckung halten kann, dann bewegt er seine Hand langsam zur Seite und nach unten, jedoch nur, solange er den Ellbogen gestreckt halten kann. Dann wird der Patient aufgefordert, den Arm wieder zu heben. Stufenweise wird das ganze Ausmaß der Bewegung seitlich zur horizontalen Abduktion hin ausgeführt. Solange die Außenrotation gehalten werden kann, wird dann die Bewegung diagonal nach vorn ausgeführt. Als Steigerung hält der Therapeut dann nur ganz leicht die Finger des Patienten, um das Einschießen der Beugung zu verhindern. Nach und nach wird der Therapeut dann seine Hand an verschiedenen Punkten der Abwärtsbewegung wegnehmen können, und der Patient ist fähig, seinen Arm an jedem solcher Punkte zu halten. Dies wird „Plazieren“ genannt. An welchem Punkt auch immer der Patient die Abwärtsbewegung anhalten kann, sollte er von diesem Punkt des „Plazierens“ den Arm auch wieder heben. Die Bewegung direkt nach vorn und unten mit Halten und Kontrolle des Armes ist schwieriger und sollte mit gut nach vorn gehaltener Schulter geübt werden, um eine Innenrotation zu vermeiden. Obwohl es das gesteckte Ziel ist, werden die volle Außenrotation und Supination für lange Zeit unmöglich sein (Abb. **6.41a–d**).

Ist der Arm des Patienten eher schlaff als spastisch, dann kann die Kontraktion des M. deltoideus, der für die horizontale Abduktion verantwortlich ist, durch plötzliches und unerwartetes Fallenlassen des Armes gebahnt werden. Der Arm wird jedoch nur ein kleines Stück fallengelassen und dann wieder nach oben bewegt. Das Fallen ruft eventuell eine schützende Haltereaktion durch die plötzliche Dehnung im inneren Bereich des M. deltoideus und des M. supraspinatus hervor. Der Patient kann diese Reaktion sofort zum Heben des Armes ausnutzen, d. h. ehe die Wirkung wieder nachläßt. Dieser Trick ist nicht anwendbar, wenn eine Flexorenspastizität vorhanden ist.

Eine andere Technik, die aktive Extension des Armes zu stimulieren, nennen wir „Zug und Stoß". Die Hand des Patienten wird mit gestrecktem Handgelenk und gestreckten Fingern gehalten und der Arm seitlich zur Horizontalen oder darüber gehoben. Ein kurzer Zug, gefolgt von einem Stoß gegen den gestreckten Arm, wird gegen die Hand des Patienten ausgeführt. Damit werden eine mobile Streckung des Ellbogens und eine Haltefunktion in der Schulter stimuliert. Der Patient fühlt jetzt, daß er seinen Arm ohne Versteifen strecken kann. Durch den Zug, gefolgt von dem Stoßen gegen den gestreckten Arm, hemmt der Therapeut die Flexorenspastizität. Diese Kombination aus Hemmung und Stimulation ist sehr wirkungsvoll. Man sollte dabei den Arm des Patienten in jeder Richtung halten, d. h. seitwärts, vorwärts, diagonal und nach und nach auch nach unten. Hat man eine ausreichende Aktivität in der Schulter und im Ellbogen erreicht, dann läßt der Therapeut die Hand des Patienten los, und dieser soll den Arm dann ohne Hilfe hochhalten.

Das Hemmen der Beugespastizität muß während oder zwischen all den oben beschriebenen „Halteübungen" geübt werden, d. h. wenn der Arm des Patienten schwer und unkontrolliert oder ein Zug nach unten vom Behandler bemerkt wird.

Jetzt kann der Patient eventuell den Arm in der Schulter heben und halten, vorausgesetzt er hält den Ellbogen gestreckt. Kaum wird er aufgefordert, den Ellbogen zu beugen, daß er die Hand zum Körper oder zu seinem Gesicht bringen kann, kommt das ganze Beugemuster mit Pronation und Abwärtsdruck der Rumpfseitbeuger und Druck im Schultergürtel nach hinten ins Spiel. Er kann den Arm nicht länger oben halten. Für Funktionen wie Essen, Anziehen etc. muß der Patient unbedingt den Ellbogen beugen und supinieren und die Hand zum Fassen öffnen können, während er den Arm in der Schulter kontrolliert und stabilisiert. Die Behandlung muß deshalb dahin gehend erweitert werden, daß man unabhängige Bewegungen des Ellbogens (ohne Fallenlassen des Armes) erhält.

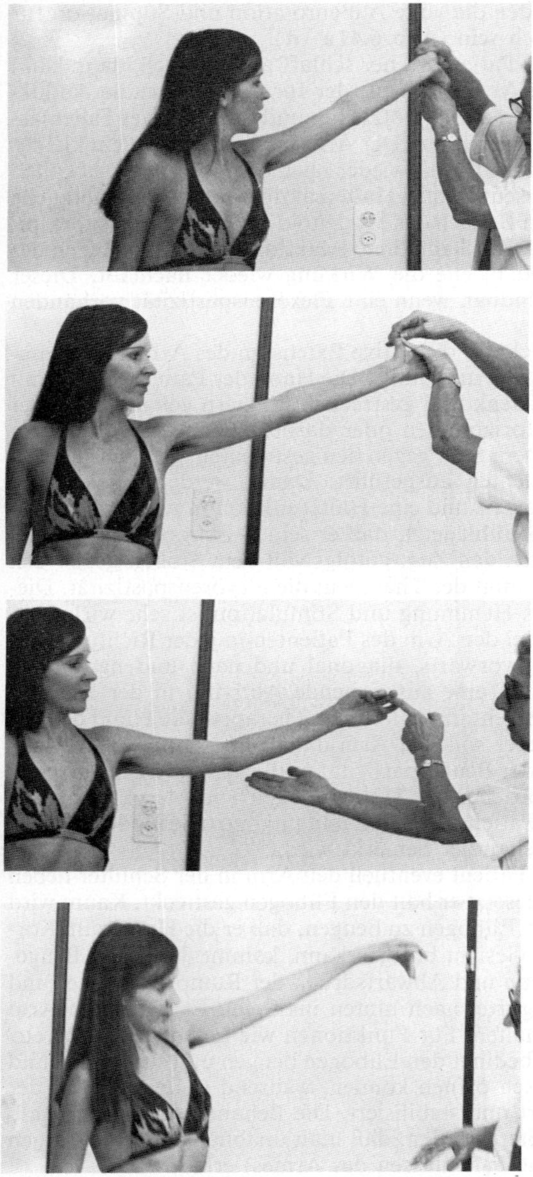

Abb. 6.**41 a – d**

Erarbeiten unabhängiger und kontrollierter Bewegungen im Ellbogen

Kontrollierte Bewegungen des Ellbogens werden zunächst mit unterstütztem Oberarm geübt. Die Beugung des Ellbogens, selbst mit Supination, stellt normalerweise für den Patienten keine Schwierigkeit dar, da sie mit der Beugespastizität ausgeführt wird. Die Umkehr zur Streckung ist jedoch schwer oder unmöglich. In Rückenlage oder im Sitzen kann jetzt der Patient den Arm gestreckt über dem Kopf halten. Er wird aufgefordert, den Ellbogen zu beugen, um mit der Handfläche den Scheitel zu berühren, ohne den Arm in der Schulter fallenzulassen. Vom Scheitel soll er seine Handfläche zur gegenüberliegenden Schulter bewegen, zurück zum Scheitel und hoch über den Kopf. Er kann auch das gegenüberliegende Ohr berühren, die Hand zur Schulter führen und dann den Arm entlang, als ob er sich wäscht. Jedesmal, wenn er die Hand nach unten bewegt, muß er sie auch wieder hochbekommen. Er soll dabei die Schulter gut vorn halten; jede Retraktion der Schulter muß vermieden werden. Nötigenfalls muß der Therapeut die Schulter von hinten unterstützen und sie nach vorn halten. Der Therapeut kann auch seine Finger gegen den medialen Rand der Skapula legen und sie in lateraler Richtung mobilisieren, um der Tendenz des Patienten entgegenzuarbeiten, das Schulterblatt medial zu fixieren.

Man kann unabhängige Bewegungen des Ellbogens auch üben, indem der Patient auf der betroffenen Seite liegt, den Arm gestreckt und in voller Außenrotation. Wieder soll die Schulter gut nach vorn gebracht sein. Dann wird der Patient aufgefordert, den Ellbogen zu beugen, um die Hand zum Mund zu bringen und dann wieder zu strecken. Diese Ellbogenbewegung soll in jeder Phase langsam und kontrolliert ausgeführt werden, da der Unterarm ab 90 Grad Beugung dazu neigt zu pronieren und zu fallen. Fällt der Unterarm, so kann der Ellbogen kaum wieder gestreckt werden. Dieselben Bewegungen kann man in Rückenlage üben, den Arm des Patienten in horizontaler Abduktion oder etwas tiefer an seiner Seite. Er soll aus

◄

Abb. 6.**41 a – d**

a Hemmen der Beugespastizität, um „Plazieren" und „Halten" des Armes möglich zu machen. Patient bewegt den Oberkörper rückwärts, vorwärts und zur Seite

b Ist der Widerstand der Handgelenksbeuger vermindert, dann benötigt man nur noch die Abduktion des Daumens mit Streckung der Finger

c Nach erfolgreicher Hemmung der Flexorenspastizität kann die Armstellung aktiv mit geringer Unterstützung beibehalten werden, „Plazieren" ist jetzt möglich

d Der Patient hält jetzt den Arm ohne Hilfe oben. Beachte: Der Patient kann jedoch den Arm noch nicht in Außenrotation halten

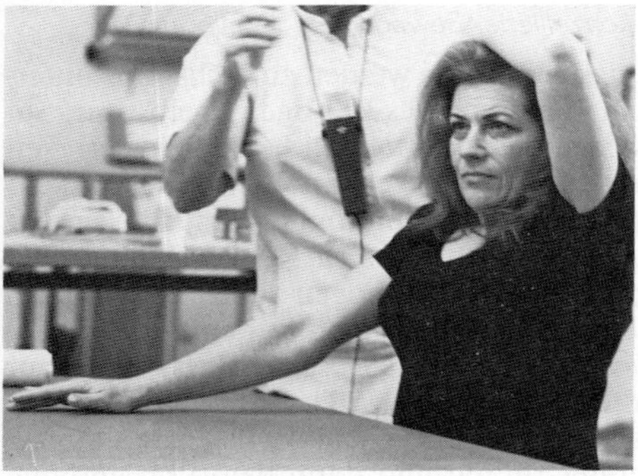

Abb. 6.**42a** u. **b**
a Unabhängige Ellbogenbewegungen, während der Arm in der Schulter gehoben ist

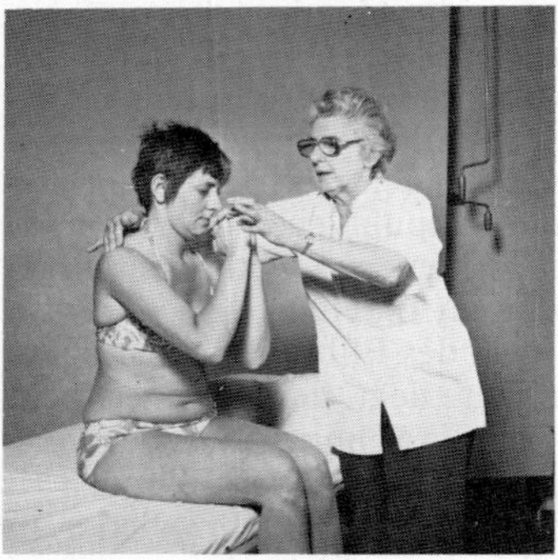

b Die gefalteten Hände werden zum Gesicht geführt. Beachte: Die rechte Hand des Therapeuten verhindert die Retraktion in der Schulter

dieser Stellung heraus die Schulter mit supiniertem Unterarm berühren (vgl. Abb. 6.**8a, b**). Im Sitzen kann man am besten üben, wenn der Unterarm auf einem Tisch ruht, die Schulter gut nach vorn gehalten wird, um das übliche Muster der Ellbogenbeugung mit Retraktion in der Schulter zu vermeiden. Die Beugung des Ellbogens mit Supination bringt die Hand zu seinem Mund und zur gegenüberliegenden Schulter oder zum Ohr. Tatsächlich lernt er hierbei Bewegungen zu kontrollieren, die er später zum funktionellen Gebrauch der Hand benötigt. Seine Hand soll offenbleiben, eine Innenrotation mit Pronation, die gern auftritt, wenn der Ellbogen voll gebeugt ist, soll vermieden werden.

Bis jetzt wurde der Oberarm des Patienten unterstützt und durch den Tisch stabilisiert, aber der Patient sollte allmählich die beschriebenen selektiven Bewegungen im Ellbogen üben, während er den Arm selbst in der Schulter hält und kontrolliert (Abb. 6.**42a, b**).

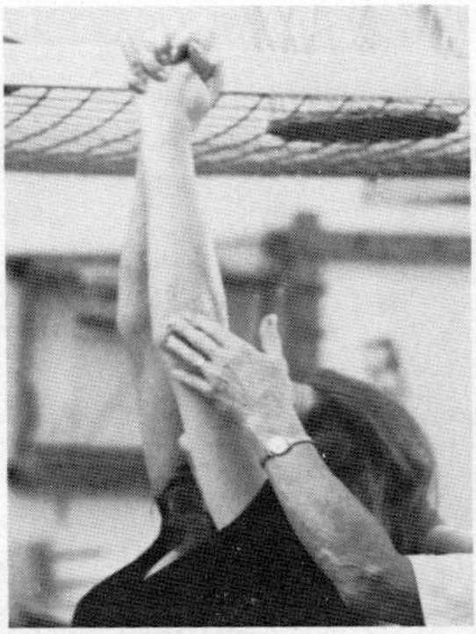

Abb. 6.**43** Elevation der Arme mit gefalteten Händen, ehe sie auf den Kopf gelegt werden. Beachte: Der Therapeut hält die Oberarme, während der Patient die Ellbogen beugt

Übungen für den Patienten zu Hause

Ehe der Patient aus der Klinik entlassen wird, sollte ein Angehöriger in der allgemeinen Handhabung des Patienten gut unterrichtet, geübt und auch in der Lage sein, diesem bei seinen Übungen zu helfen.

Die folgenden Übungen können vom Patienten eventuell ohne Hilfe des Therapeuten gemacht werden. Er sollte sie so oft wie möglich während des Tages zusätzlich zur Behandlung ausführen. Man muß sie in die Behandlung einbeziehen, und nur die Übungen, die der Patient gut allein kann, soll er zu Hause ausführen.

Der Patient faltet die Hände mit ineinandergreifenden Fingern, der Daumen der betroffenen Hand über dem gesunden, um so viel Abduktion des Daumens wie möglich zu sichern. Das Handgelenk soll in halber Supination und gestreckt sein. Die Pronation des betroffenen Unterarms muß vermieden werden. Im Sitzen oder Stehen bewegt er die Hände über den Kopf (Abb. 6.**43**). Die Ellbogen müssen auf gleicher Höhe sein; der kranke Arm soll in der Schulter nicht nach vorn ziehen. Dann legt der Patient die gefalteten Hände hinter den Kopf und hebt sie wieder hoch. Als nächstes legt er die gefalteten Hände auf seine Brust. Dabei muß sicher sein, daß der kranke Arm nicht nach hinten zieht oder abfällt. Aus der Lage auf der Brust streckt er die Arme nach vorn, so daß die Hände eine Wand oder, wenn möglich, einen Spiegel berühren. Der betroffene Arm neigt immer dazu, sich etwas tiefer als der gesunde zu befinden, da die Depression der Schulter ihn nach unten zieht. Dem sollte entgegengearbeitet werden. Findet er dies zu schwer, dann soll er die Arme wieder über den Kopf hochheben und den Rumpf zur gesunden Seite hin beugen, um den Zug der Beuger der betroffenen Seite des Rumpfes und des Schultergürtels zu hemmen. Darauf soll er die gestreckten Arme wieder nach vorn gegen eine Wand strecken. Jetzt

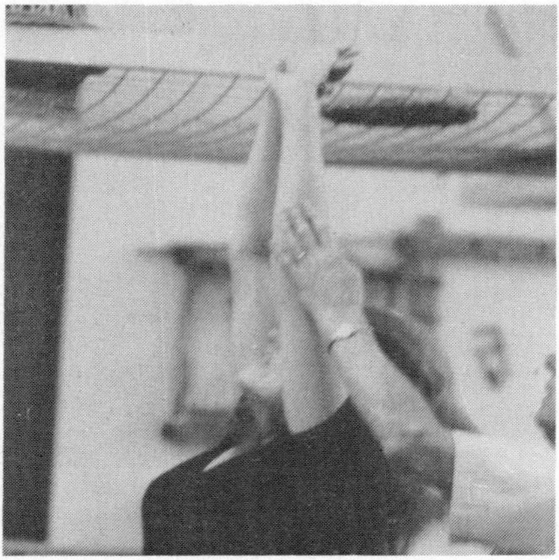

Abb. 6.**44a–c**
a Mit erhobenen Armen dreht der Patient die gefalteten Hände, so daß die Handflächen nach oben und vorn zeigen

wird er es leichter finden, den kranken Arm auf der gleichen Höhe wie den gesunden zu halten.

Übungen mit gefalteten Händen, um die Streckung des Handgelenks und der Finger zu verbessern, können so vom Patienten ausgeführt werden: er dreht die gefalteten Hände so, daß die Handflächen nach vorn zeigen und die Handrücken zu seiner Brust. Dann streckt er seine Arme über den Kopf, nimmt sie zurück zur Brust, dann nach vorn gegen eine Wand oder einen Spiegel (Abb. 6.**44a, b**). Schultern und Ellbogen sollen auf gleicher Höhe sein. Er gleitet mit den flach an der Wand liegenden Händen nach oben, unten und seitlich zur gesunden Seite. Letzteres hilft der Vorwärtsbewegung der Schulter. Er kann auch die Hände im Stand nach unten auf einen Tisch legen und sich auf ihnen abstützen. Er läßt die Hände auf dem Tisch, geht zurück, um eine gute Streckung seines Rumpfes mit vorgebrachten Schultern zu erhalten, dann geht er wieder nach vorn, immer noch auf die Hände gestützt (Abb. 6.**44c**). Kann er dies mit gefalteten Händen, so kann er üben, die Hände flach an die Wand zu legen. In der Behandlung hilft ihm der Therapeut den Daumen abzuspreizen und die gestreckten Finger auseinanderzubringen (zu Hause kann er dies anfangs mit der gesunden Hand tun). Dann beugt und streckt er seine Ellbogen; die Hände bleiben gestreckt an der Wand (Abb. 6.**45**). Wenn er seine betroffene Hand an der Wand halten kann, kann er die gesunde Seite davon wegdrehen. Dabei bleibt die betroffene Hand an der Wand, der Ellbogen gestreckt und der Arm in horizontaler Abduktion. Damit hemmt er aktiv die Beugespastizität.

Abb. 6.**44**
b Dasselbe mit nach vorn ausgestreckten Armen

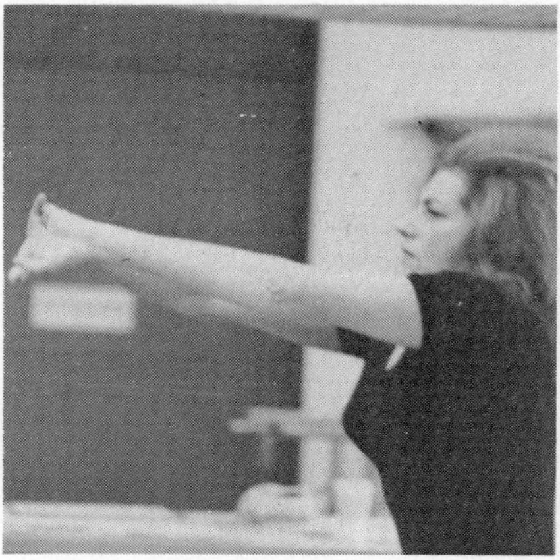

c Zurückgehen, während die Hände auf dem Tisch bleiben, entweder mit gefalteten Händen oder mit den Handflächen nach unten

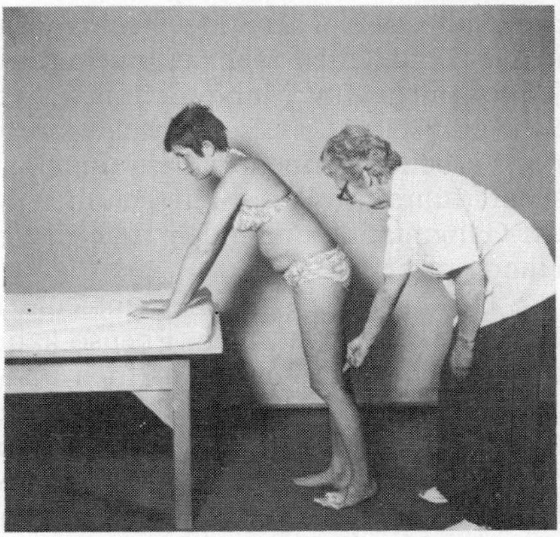

Von den beschriebenen Übungen gibt es zahllose Abwandlungen, die die Krankengymnastin erfinden kann. Sie machen die Behandlung für den Patienten interessanter.

Stadium relativer Wiederherstellung

Patienten, die das Stadium relativer Wiederherstellung erreichen, sind diejenigen, die zunächst nicht so schwer betroffen wurden und die eine gute spontane Heilung durchgemacht haben, oder diejenigen, die sich in der Behandlung gut gebessert haben. Diese Patienten können jetzt ohne Hilfe gehen, d. h. ohne einen Stock. Sie können

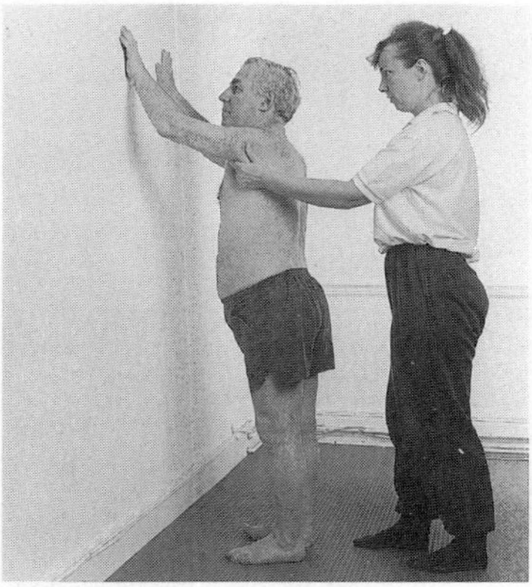

Abb. 6.**45** Stand mit erhobenen Armen, die Handflächen liegen flach an der Wand. Beachte: Der Therapeut unterstützt den Arm in der Schulter, um einen Druck nach unten zu vermeiden

den kranken Arm als Stütze benützen und können einen Gegenstand in der Hand halten, wenn er hineingelegt wird. Die Hand können sie jedoch nicht für Manipulationen gebrauchen oder haben dabei Schwierigkeiten. Es ist wünschenswert, daß diesen Patienten, die noch arbeiten können und ein unabhängiges Leben in der Gemeinschaft führen wollen, weitergeholfen wird, durch die Verbesserung der Gangqualität und indem man eine bessere Funktion der kranken Hand erarbeitet.

Es kann relativ leicht sein, eine Besserung im Gang und im Gleichgewicht zu erhalten. Ebenso kann man den Einsatz der Hand für einfaches Greifen und Öffnen und als „Unterstützung" für die gesunde Hand verbessern. Bei vielen Patienten ist jedoch der isolierte Einsatz der Finger, speziell des Daumens und des Zeigefingers, nicht zu erhalten. Selbst wenn eine Wiederherstellung unabhängiger Fingerbewegungen eintritt, kann das sensorische Defizit den Patienten seine Hand „vergessen" lassen. Er benutzt sie dann nur, wenn er daran denkt, und nicht, wie normalerweise, automatisch.

Die Spastizität ist in diesem Stadium leicht und verhindert daher nicht die Bewegung. Eine flüchtige Verstärkung der Spastizität tritt jedoch auf, wenn sich der Patient anstrengt, schnell geht oder aufgeregt ist: Die Koordination verschlechtert sich dann. Sein Knie und der Fuß werden steif; die Beugung des Armes und die der Hand verstärken sich und erschweren den Einsatz der Finger für Manipulationen, machen sie ungeschickt und langsam. Der Patient kann z. B. eventuell die Finger einzeln bewegen und sogar den Daumen zum Zeigefinger opponieren, wenn er nichts in der Hand hält und wenn er den Arm nicht gegen die Schwere hochhält. Will er jedoch für eine bestimmte Fertigkeit dieselben Bewegungen mit willentlicher Anstrengung einsetzen, dann beugen sich seine Finger und werden steif. Bei den meisten Patienten sind kleine lokalisierte Bewegungen des Ellbogens, des Handgelenks und der Finger, des Knies, des Fußes und der Zehen unmöglich. Obwohl der Patient das Bein beugen und strecken kann, beugt er es doch mit einem totalen Beugemuster und in Abduktion. Ebenso streckt er es in Adduktion und Innenrotation und mit Plantarflexion des Fußes und der Zehen. Er kann den Fuß und die Zehen dorsalflektieren, wenn er das Bein gebeugt hat, aber nicht, wenn das Bein gestreckt ist. Seine Glieder bewegen sich zu sehr in totalen Mustern. Es besteht ein Mangel an „selektiven" Bewegungen und an der notwendigen Vielfalt und den verschiedenen Kombinationen einzelner Bewegungsteile des ursprünglich abnormen totalen Musters. Die Auflösung oder das „Aufbrechen" totaler Synergien macht nicht nur selektive Bewegungen möglich, sondern auch das Wiederzusammensetzen solcher Bewegungen in neue und verschiedene funktionelle Muster. In einer Vorlesung über Spastizität erklärte der Neurologe Dr. Denis Williams die Rolle der Hemmung bei der Produktion isolierter Bewegung. Er sagte: „Jemanden mit dem Zeigefinger herzuwinken, verlangt nicht nur die Kontraktion des Flexor indicis proprius – man hemmt auch die Beugung des ganzen Armes."

In der Behandlung wird die Hemmung für die Ausführung selektiver Bewegungen geübt, indem man Bewegungen in anderen Gelenken verhindert, z. B. wenn der Patient den Ellbogen, das Handgelenk oder die Finger, den Fuß oder die Zehen bewegt.

Behandlung zur Verbesserung des Gangbildes

Soll eine weitere Verbesserung des Gangbildes des Patienten erreicht werden, dann müssen wir noch mehr selektive Bewegungen im Knie erreichen, ebenso der Dorsal- und Plantarflexion des Fußes und der Zehen, und das unabhängig von der Stellung und der Bewegung der Hüfte. Die volle Dorsalreflexion des Fußes und der Zehen ist für das normale Gehen und das Abrollen von der Ferse zum Fußballen wesentlich. Ebenso ist sie für das Gleichgewicht im Stand auf dem betroffenen Bein als eine schützende Haltungsreaktion gegen das Fallen nach hinten absolut notwendig (Abb. **6.46 a, b**). Ehe diese Reaktion nicht in der Behandlung erreicht ist, können wir auch kein Abrollen erwarten oder erarbeiten. Wir sollten daher zufrieden sein, wenn der Patient seinen ganzen Fuß sicher auf den Boden setzen kann, wie es die Kinder machen, ehe sie lernen, ihre Ferse zuerst auf den Boden zu bringen.

Beim Gehen braucht man mehr als 90 Grad Dorsalflexion im Fuß, um genügend Gewicht nach vorn über das Standbein zu verlagern. Dies wird in Schrittstellung geübt. Der gesunde Fuß steht gut

a b

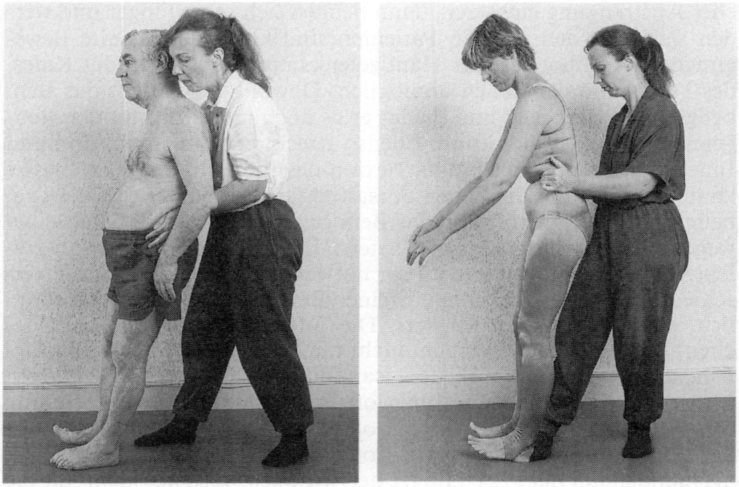

Abb. 6.**46a** u. **b**

a Zurückbewegen des Patienten. Beachte: Normale Dorsalflexion im gesunden rechten Fuß (normale Gleichgewichtsreaktion) und ihr Fehlen im betroffenen Fuß

b Ein Gesunder wird nach hinten bewegt. Beachte: Dorsalflexion in den Füßen und Zehen, die Arme und der Kopf bewegen sich nach vorn (s. Gleichgewichtsreaktionen S. 49)

vorn; der Patient bewegt seine Hüfte so weit wie möglich nach vorn über den Fuß des gesunden Beines. Der Patient soll die Ferse des betroffenen Beines auf dem Boden lassen (Abb. 6.**47**). Dann soll er das Knie lösen, es beugen und nach vorn bewegen. Auch wenn die Ferse den Boden verläßt, sollten die Zehen stehenbleiben und sich voll dorsalflektieren. Hier muß der Therapeut eventuell helfen, um die Inversion des Fußes, wenn der Patient gegen den Boden stößt, zu vermeiden. Die Bewegung wird dann umgekehrt. Der Patient setzt die Ferse zurück auf den Boden. Er sollte nicht nach unten stoßen, sondern die Wadenmuskeln und Hüftbeuger sacht lösen, so daß die Hüfte vorn und gestreckt bleibt. Diese alternierende Bewegung sollte einige Male gemacht werden. Sind keine Extensorenspastizität und kein Druck mehr nach unten gegen den Boden vorhanden, soll der Patient einen Schritt vorwärts tun. Der Therapeut muß vielleicht immer noch den Fuß in Dorsalflexion und Pronation kontrollieren. Der Patient soll mit dem Knie führen und die Hüfte unten halten und kleine Schritte vor und zurück machen. Beim Schritt zurück soll die Ferse führen, und der Therapeut, der den dorsalflektierten Fuß kontrolliert, soll keinen Druck fühlen.

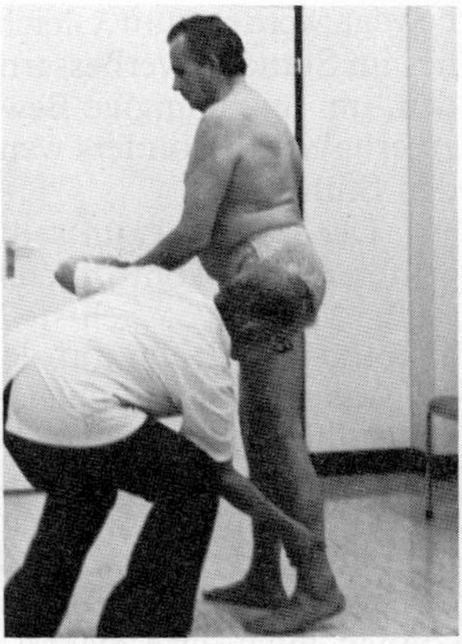

Abb. 6.**47** Während der Patient einen Schritt mit dem gesunden Bein nach vorn macht, wird die Dorsalflexion des betroffenen Fußes erarbeitet

Man kann das Bein auch für die Schwungphase mobil halten, indem der Patient den Fuß auf ein kleines Rollbrett setzt. Er übt dann das Brett mit Bewegungen aus der Hüfte und dem Knie vorwärts, seitwärts und rückwärts zu rollen. Der ganze Fuß soll auf dem „Trolley" bleiben. Dies gibt dem Patienten das Gefühl, wie er das Bein beim Schritt bewegen soll und verhütet den unerwünschten Druck nach unten (Abb. **6.48a, b**). Er kann mit dem gesunden Fuß

a

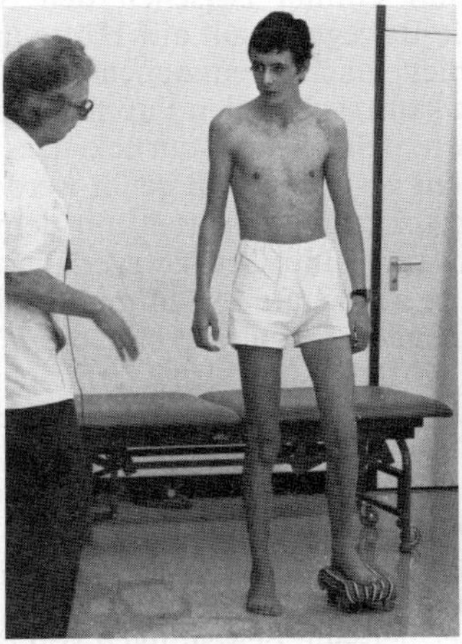

b

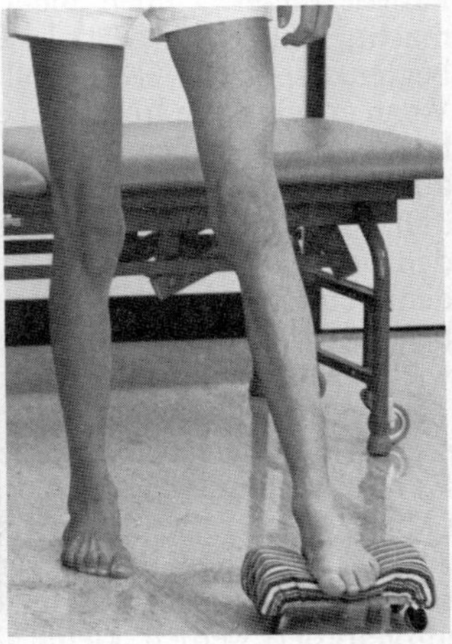

Abb. 6.**48a** u. **b**
a Ein kleines Rollbrett wird mit dem betroffenen Bein zurückbewegt
b Das Rollbrett wird vorwärts bewegt

bewegt werden, um Gleichgewichtsreaktionen des betroffenen Beines im Stand zu verbessern. Das Rollbrett kann auch eingesetzt werden, um unabhängige Bewegungen im Knie des Patienten im Sitzen zu erhalten, besonders wenn der Patient das Brett nach hinten gegen den Stuhl fährt.

Der Patient kann selbst lernen, jeglichen Druck des Beines zu prüfen und zu kontrollieren, indem er den betroffenen Fuß auf eine flache Waage vor sich stellt. Er soll zusehen, daß wenig oder überhaupt kein Gewicht auf der Waage angezeigt wird. Man kann dann die Waage diagonal nach vorn oder seitlich stellen, so daß er lernt, kontrollierte Schritte in verschiedene Richtungen zu machen. Er sollte den Fuß langsam auf und von der Waage stellen. Dasselbe kann geübt werden, indem der Patient auf dem betroffenen Bein steht und den gesunden Fuß langsam und leicht auf die Waage setzt. Dabei muß der Patient auf dem betroffenen Bein balancieren. Es können auch zwei flache Waagen benützt werden, eine für jeden Fuß, so daß der Patient selbst sehen und kontrollieren kann, wieviel Gewicht er auf jedes Bein bringt. Hat sich die Kontrolle des Beines in der Schwungphase gebessert, dann wird der Patient aufgefordert zu gehen. Anstatt jedoch sofort das betroffene Bein zu belasten, soll er nur leicht und schnell auf den Boden tippen und dann den Fuß wieder etwas anheben, ehe er tatsächlich einen Schritt macht und den Fuß belastet. Das verhütet einen übermäßigen Druck auf den Boden und ein Versteifen im Knie. Es ist eine gute Übung, wenn der Patient dieses Tippen nicht nur einmal zwischen den Schritten macht, sondern wiederholt. Die Bewegung soll auf Hüfte und Knie begrenzt sein; die Hüfte soll nicht nach oben ziehen (Abb. **6.49a**). Wenn er sein Knie frei bewegen kann, soll er den Fuß nach und nach hinter den gesunden bringen wie beim Schritt zurück. Das Tippen auf den Boden soll auch mit dem gesunden Fuß geübt werden. Dies hält den Patienten von kleinen schnellen Schritten mit dem gesunden Bein ab, mit denen er Belastung und Gewichtsverlagerung auf dem betroffenen Bein vermeiden will. Statt dessen muß er das Bein belasten und darauf das Gleichgewicht halten. Um die Gleichgewichtsreaktionen des betroffenen Beines zu verbessern, schiebt der Therapeut das Gewicht des Patienten gut über dieses Bein. Er steht seitlich und hält die Hand des abduzierten und gestreckten Armes. Es muß verhindert werden, daß der Schultergürtel nach unten zieht (Abb. **6.49a, b**). Der Patient soll ermutigt werden, den Kopf seitlich zur gesunden Seite zu beugen; sein Arm und das Bein dieser Seite sollen sich heben und abduzieren. Kann er dies gut machen, soll er aufgefordert werden, kleine alternierende Bewegungen von Beugung und Streckung im Knie der betroffenen Seite zu probieren.

„Gekreuztes“ Stehen und Gehen ist noch eine Art, um das Gleichgewicht und die Kontrolle der Hüfte zu verbessern. Es ist eine

a

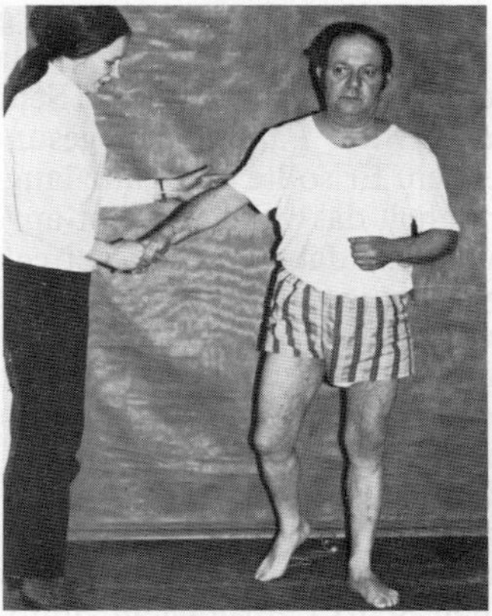

b

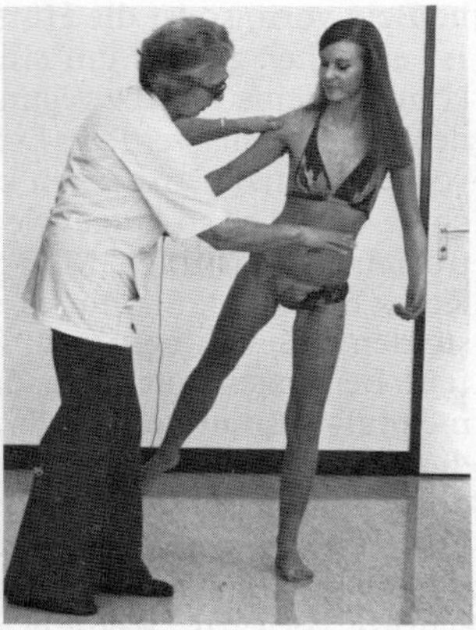

Abb. 6.**49a** u. **b** Gewichtsübernahme und Gleichgewichtsreaktionen werden auf der betroffenen Seite gebahnt

Vorbereitung für die Rotation des Beckens beim Gehen. So hilft es ihm auch, sich gegen die gesunde Seite hin umzudrehen. Da der Patient die betroffene Seite nicht genügend nach vorn bringen kann, findet er dies sehr schwierig (Abb. 6.**50a, b**).

Wenn der Patient mit gekreuzten Beinen steht, sollten sie außenrotiert sein, so daß die Zehen zueinander zeigen. Ist das betroffe-

a

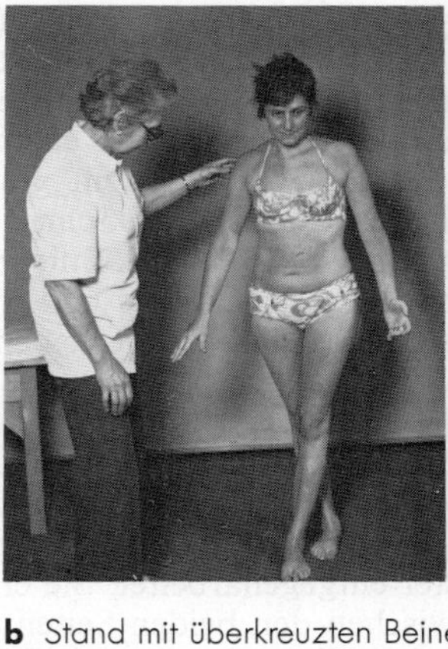

b

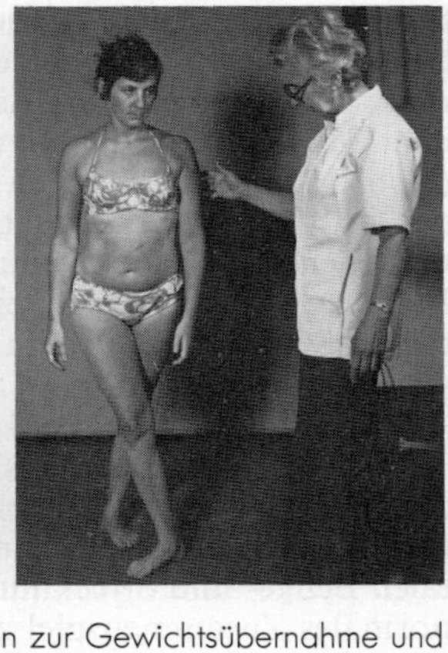

Abb. 6.**50a** u. **b** Stand mit überkreuzten Beinen zur Gewichtsübernahme und für Gleichgewichtsreaktionen im betroffenen Bein. Beachte: Die Rotation des Beckens wird geübt

ne Bein vorn, so ist die Hüfte gestreckt und gut nach vorn gebracht. Ist er sicher genug, um still zu stehen und sich auszubalancieren, können kleine Hüftbewegungen (Drehungen) von einer Seite zur anderen gemacht werden. Dann soll der Patient den gesunden Fuß vorn über den betroffenen kreuzen. Er sollte dies ganz langsam machen, damit er so lange wie möglich das volle Gewicht auf dem betroffenen Bein trägt. Man muß sich dabei vor Überstreckung des Knies hüten. Man kann es etwas beugen, um die Rückseite des gesunden Knies zu berühren. Der Patient soll dann wieder das betroffene Bein nach vorn über das gesunde bringen, es dabei aber nicht mehr als absolut nötig abduzieren. Diese Bewegung ist sehr nützlich, da er das Knie beugen muß, um das betroffene Bein vor das gesunde ohne Zirkumduktion in der Hüfte nach vorn zu bringen.

Das Vor- und Zurückgehen sollte abwechselnd geübt werden; z. B. kann er einige Schritte zurück machen und dann ein oder zwei Schritte vorwärts. Wenn er einen Schritt zurückgeht, muß der Patient das Knie beugen, ohne daß er die Hüfte hochziehen muß. So verbessert das Rückwärtsgehen das Gehen vorwärts. Sobald die Zehen hinten den Boden berühren, sollte er die Ferse nach unten bringen, ehe er das Bein belastet. Er soll die Hüfte gut in Streckung nach vorn bringen. Dies verhindert eine Überstreckung im Knie und bedingt im Fuß eine volle Dorsalflexion (Abb. **6.51**). Die Gewichtsverlagerung nach vorn und zurück wird zwischen den Schritten geübt.

Beim Gehen hält sich der Therapeut auf der betroffenen Seite des Patienten. Sein Arm wird in Außenrotation gehalten und an seiner Seite gestreckt, leicht diagonal nach hinten. Sein Handgelenk und die Finger sollen gestreckt sein, der Daumen abduziert. Das Gehen kann auch geübt werden mit dem Therapeuten hinter dem Patienten. Er hält dann beide Arme (wie auf S. 126 beschrieben) zurück. Dabei bewegt dann der Patient die Hüfte beim Gehen gut über dem Fuß nach vorn, ehe er mit dem gesunden Fuß einen Schritt geht (Abb. **6.52**). Befindet sich das Gewicht auf dem gesunden Bein, dann soll er einen Moment halten, ehe er einen Schritt mit dem betroffenen Bein geht. Dadurch hat er Zeit, das Knie zu lösen, das Becken der betroffenen Seite zu senken, und es hält ihn davon ab, den Fuß auf den Boden zu stoßen. Dann kann er einen Schritt vorwärts tun.

Die Rotation des Beckens und des Schultergürtels ist eine notwendige Übung, um die Koordination beim Gehen zu verbessern, die des Schultergürtels macht das Armschwingen möglich. Die Rotation des Beckens hemmt die Spastizität des Beines, indem es dem totalen Beuge- und Streckmuster entgegenarbeitet. Sie ermöglicht ein normales Zusammenspiel zwischen den beiden Seiten des Körpers. Ohne Rotation bewegt der Patient die ganze gesunde Seite nach vorn und „schleift“ dann die betroffene Seite nach, d. h., er bewegt sich

Abb. 6.**51** Schritt nach hinten mit dem linken betroffenen Bein. Die Ferse soll auf den Boden, das Gewicht wird auf das betroffene Bein genommen

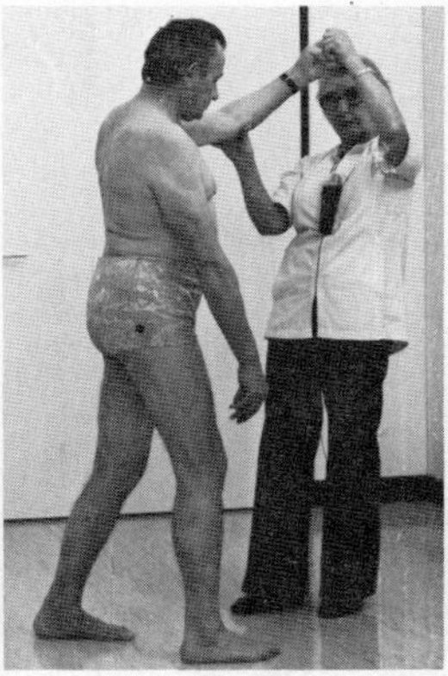

zuerst mit der einen Seite und dann etwas weniger mit der anderen. Diese „Trennung" der zwei Seiten wird durch die Rotation vermieden, da sich beide Seiten alternierend beeinflussen. Mit der Rotation verringert sich oft das „Abfallen" des Schultergürtels und das Hochziehen des Beckens und verschwindet oft ganz. Wenn die Schulter des Patienten gerade vor dem Aufsetzen des Fußes nach hinten gedreht wird, kann eine Inversion im Fuß vermieden werden.

Die Rotation des Schultergürtels kann vom Patienten zunächst im Stand geübt werden. Er schwingt die Arme von einer Seite zur anderen, dreht dabei den Rumpf und berührt den gegenüberliegenden Oberschenkel mit einer Hand. Dem folgt dasselbe im Gehen. Der

Abb. 6.**52** Gehen mit in Streckung nach hinten genommenen Armen. Dies unterstützt die Hüftstreckung, ehe ein Schritt mit dem gesunden Bein gemacht wird

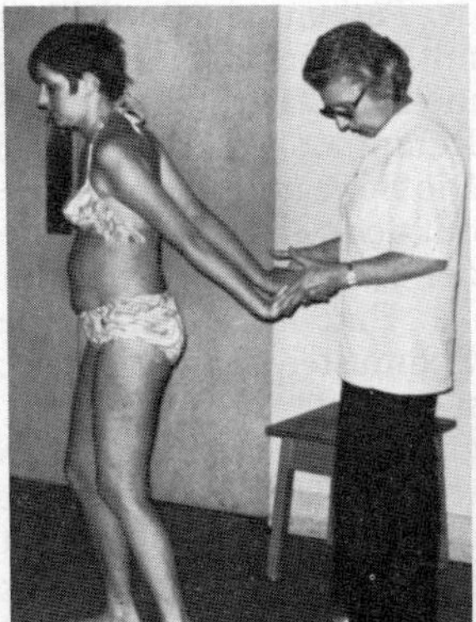

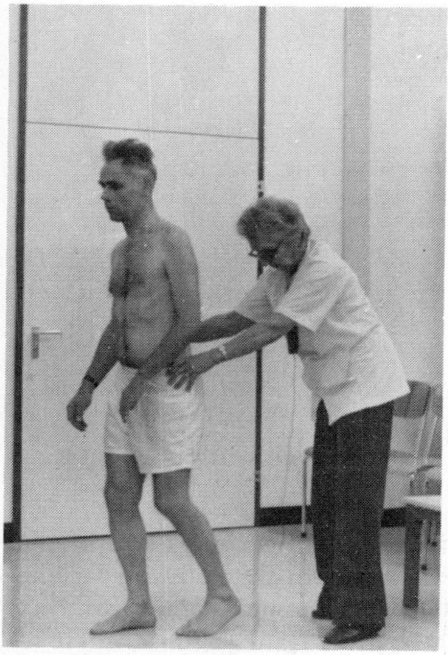

Abb. 6.**53 a – c**
a u. **b** Während der Patient geht, bewirkt die Rotation des Beckens eine Außenrotation in beiden Beinen und verbessert die Balance und das Gangbild

Therapeut steht vor dem Patienten, hält ihn an beiden Händen und geht dann rückwärts. Geht der Patient nun z. B. mit dem rechten Bein vorwärts, schwingt der Therapeut beide Arme des Patienten diagonal zur Rechten. Der linke Arm ist dabei gut vorn und kreuzt den Körper, so daß er den rechten Oberschenkel berührt. Verlagert der Patient sein Gewicht über das rechte Bein und geht einen Schritt mit dem linken Fuß, dann kehrt der Therapeut die Bewegung der Arme um. Das rhythmische Schwingen der Arme und die Rotation im Rumpf tragen dazu bei, ein normaleres Gehmuster zu entwickeln. Die Bewegungen der Arme müssen zeitlich gut abgestimmt sein, um mit den Schritten des Patienten zusammenzufallen. Dann vollbringt der Patient diese Prozedur ohne Hilfe.

Eine andere und sogar noch bessere Art, die Rotation in das Gehmuster des Patienten zu bringen, ist folgende: Der Therapeut steht hinter dem Patienten und dreht die Hüften oder den Schultergürtel. Will man die Beinbewegungen beeinflussen, rotiert man besser das Becken. Arbeitet man auf besseren Armschwung hin, dann rotiert man den Schultergürtel. Der Therapeut soll es vermeiden, eine Seite als Ganzes gegen die andere nach vorn zu bringen (Abb. 6.**53 a – c**). Der Patient sollte dann die Rotation des Beckens im Stand ohne die Hilfe des Physiotherapeuten ausführen und die

Abb. 6.**53b**

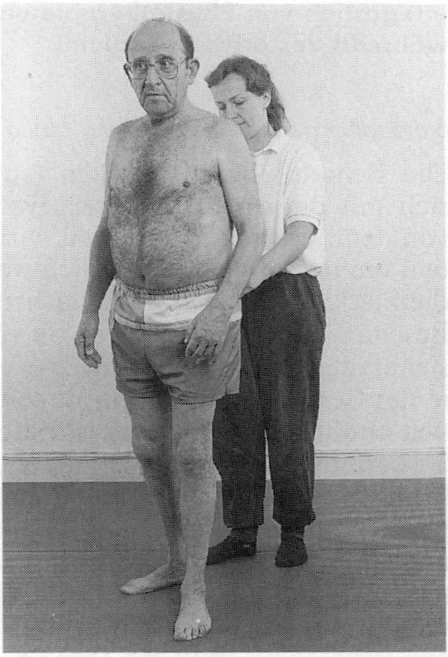

c Die Rotation des Beckens nach hinten auf der linken Seite bahnt die Außenrotation im Bein mit Eversion im Fuß

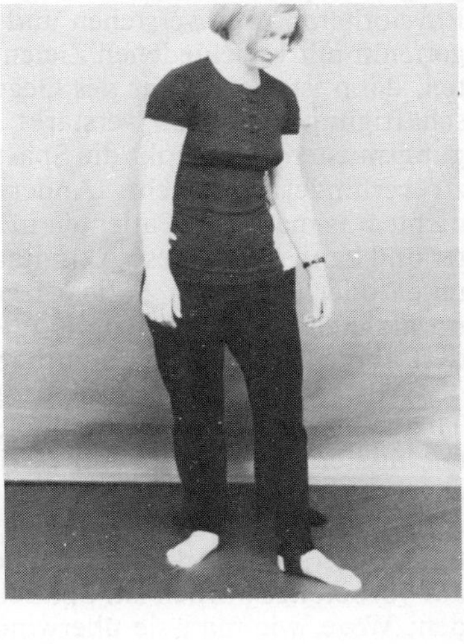

Bewegung beim Gehen fortführen. Kehrt er jedoch zu seinem vorherigen Gehmuster zurück, d. h. bewegt er eine ganze Seite gegen die andere, soll er wieder stillstehen und sein Becken wieder einige Male drehen, ehe er wieder losgeht.

Integration von Physiotherapie und Beschäftigungstherapie während des dritten Stadiums

Behandlung des Armes und der Hand

Die Behandlung im zweiten (spastischen) Stadium überschneidet sich mit der im dritten (relative Wiederherstellung) Stadium. Viel von dem, was man geübt hat, wird zusammen mit anderen Aktivitäten, die jetzt eventuell möglich werden, weitergeführt. In diesen Stadien ist die enge Zusammenarbeit zwischen Physiotherapeuten und Beschäftigungstherapeuten von vitaler Wichtigkeit. Sie ist nötig, um sicherzugehen, daß ein „carry-over" des bisher Gelernten zum Üben in der Beschäftigungstherapie stattfindet und von da ins tägliche Leben übertragen wird. Dies ist besonders in bezug auf den bilateralen Einsatz der Arme und Hände so, in einigen Fällen auch beim Gebrauch der betroffenen Hand zum unabhängigen Greifen und Loslassen (ohne Rücksicht auf die Stellung oder die Bewegung des Armes im Schultergürtel oder im Ellbogen). Die Probleme des Patienten müssen von dem Beschäftigungstherapeuten genauso abgeschätzt werden wie von dem Physiotherapeuten. Der Beschäftigungstherapeut muß die Prinzipien und Arten der Behandlung des Physiotherapeuten verstehen und umgekehrt. Wenn die zwei Berufe getrennt mit verschiedenen Zielen und auf verschiedene Weise arbeiten, dann ist die Gefahr des Gegeneinanderarbeitens groß. Der Beschäftigungstherapeut verstärkt dann eventuell abnorme Bewegungsmuster und erhöht die Spastizität, welche der Physiotherapeut zu verhindern versucht. Andererseits weiß der Physiotherapeut nicht, was man vom Patienten in der Beschäftigungstherapie erwartet und kann daher diese Aktivitäten in der Behandlung nicht vorbereiten oder üben. Der Patient lernt dort, sich in verschiedenen und normaleren Formen durch die Wiederholung derselben oder zumindest ähnlicher Aktivitäten zu bewegen.

Als ersten Schritt zu einer guten Zusammenarbeit sollten die Therapeuten die erste Beurteilung des Patienten gemeinsam erarbeiten. Später werden von Zeit zu Zeit gemeinsame Wiedereinschätzungen nötig. Sie sollten Ideen über die Behandlung austauschen und z. B. herausfinden, was der Patient wohl als nächstes in der Beschäftigungstherapie tun könnte, nachdem er in der Physiotherapie darauf vorbereitet worden ist. Spezielle Probleme sollten diskutiert werden; Wege, wie man sie überwinden kann, werden zusammen ausprobiert.

In seiner Behandlung sollte der Beschäftigungstherapeut Anstrengung und Streß vermeiden. Es wurde wiederholt bemerkt, daß jegliche Anstrengung, besonders willentliche Anstrengung, die Spastizität erhöht. Dies zeigt sich dann in stereotypen abnormen Mu-

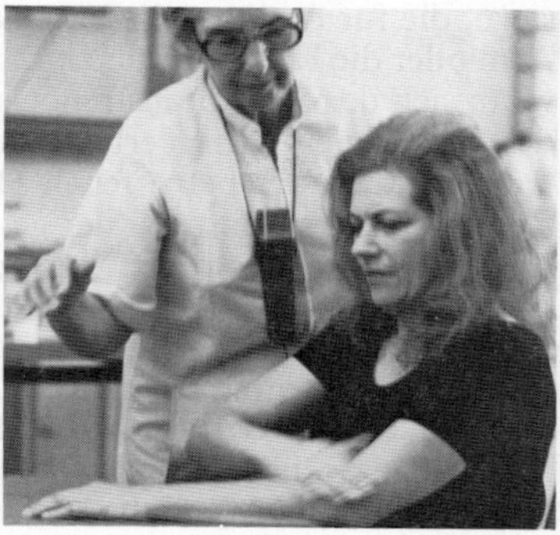

Abb. 6.**54 a – c**

a Der betroffene Arm liegt gut nach vorn auf dem Tisch; die Hand ist offen, die Finger sind gestreckt. Der Patient soll die assoziierten Reaktionen kontrollieren, während er den betroffenen Arm mit der gesunden Hand reibt. Hemmende Kontrolle der Flexorenspastizität durch den Patienten

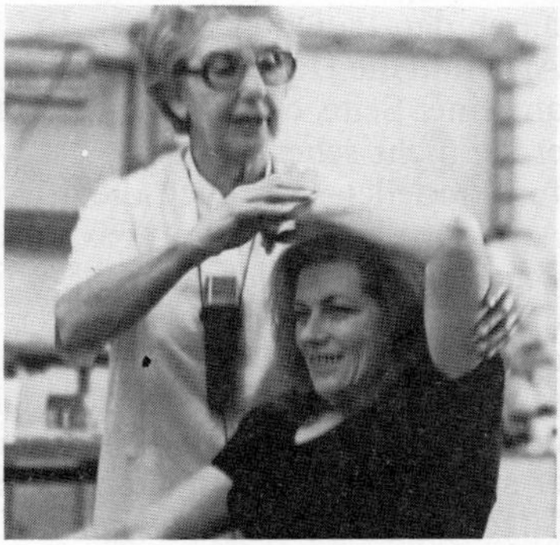

b Der betroffene Arm ist gehoben, und die Handfläche liegt auf dem Kopf. Alternierend werden die isolierte Beugung und die Streckung des Ellbogens geübt. Die Hand soll nur leicht auf dem Kopf liegen. Druck nach unten soll vermieden werden. Der Ellbogen soll weder nach vorn noch nach unten ziehen. Der Patient soll das Haar leicht streichen wie beim Kämmen

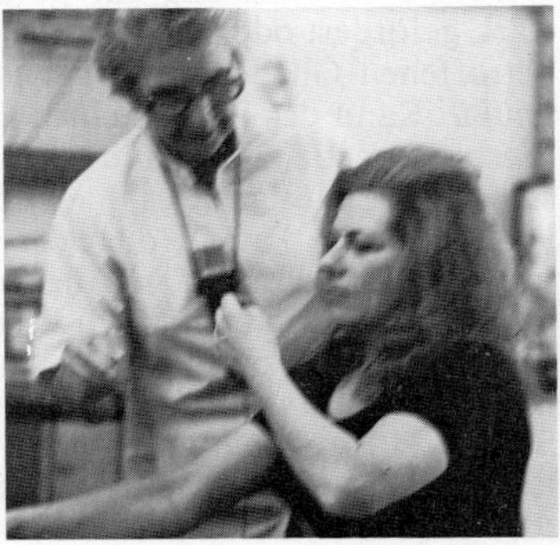

c Der Arm wird nach vorn und oben bewegt, während sich der Ellbogen beugt, um die Hand supiniert zum Mund zu bringen. Zunächst wird dies mit leerer Hand geübt, dann später mit einem Löffel stern, die für funktionelle Fertigkeiten nutzlos sind. Selbst wenn der Arm oder die Hand in Ruhe mobil sind, werden sie doch sofort steif, wenn sich der Patient anstrengt, um sie zu benutzen. Die Spastizität des betroffenen Armes erhöht sich nicht nur durch den angestrengten Gebrauch der betroffenen Hand, sondern auch durch die Anstrengung beim Benützen der gesunden. Es werden dann assoziierte Reaktionen in abnormen Mustern hervorgerufen.

Bei den Fällen, in denen der Patient nicht fähig ist, seinen Arm oder die Hand zu benutzen, sollte der Beschäftigungstherapeut gleich dem Patienten beibringen, sich so unabhängig wie möglich zu machen. Er bringt ihm Selbsthilfe bei, indem er nur die gesunde Hand benutzt (bedauerlicherweise gibt es Patienten, die sich für immer auf ihre gesunde Hand verlassen müssen). Dies ist ein unglücklicher Umstand, denn es produziert und verstärkt die Spastik auf der ganzen betroffenen Seite. Nach einer gewissen Zeit könnte dies zu einer kompletten Verneinung des betroffenen Armes und der Hand durch den Patienten führen. Er sieht dann niemals mehr auf seinen Arm und die Hand und ignoriert sie völlig. Sein Arm hängt lediglich an seiner Seite, oder der Patient steckt die Hand unter den Tisch, wo er sie nicht sehen kann. Selbst wenn die Hand keinem potentiellen funktionellen Gebrauch dient, so müssen doch der Rumpf und der Arm für die bilaterale Aktivität trainiert werden. Deshalb ist es für den Patienten in den frühen Stadien so wichtig, daß er seines Armes und der Hand gewahr wird und er sie als Teil seiner selbst fühlen und erkennen lernt. Dies kann er später, wenn der gesunde Arm ausschließlich dominant wurde, nicht mehr erlernen. Deshalb sollten der betroffene Arm und die Hand immer vor dem Körper sein, wo er sie sehen kann und sie nicht hilflos an seiner Seite baumeln. Im Sitzen soll sein Gewicht gut auf der betroffenen Hüfte ruhen. Im Stehen an der Werkbank oder an der Tafel, am Spülbecken oder Waschbecken soll das Gewicht auf dem betroffenen Bein liegen. Wird die Orientierung zur gesunden Seite als Ganzes zu Beginn stark gefördert oder längere Zeit weiter gefördert, dann verlieren die betroffenen Glieder sowohl sensorisches als auch motorisches Potential. Kann der Patient einen Gegenstand fassen, so setzt er seine Flexorenspastizität ein und wird dann große Schwierigkeiten haben, sie wieder zu lösen. Dies macht die einfachsten Funktionen unmöglich. Kann ein Patient dagegen seine betroffene Hand gebrauchen und wird aufgefordert, sie für eine Aufgabe einzusetzen, dann steht er sofort unter Streß und wird erregt. Er zweifelt, ob er die verlangte Bewegung auch kann, er versucht es und hat keinen Erfolg, oder er macht kleine ungeschickte Bewegungen unter großer Anstrengung. Streß und Erregung bewirken ihrerseits eine Erhöhung der Spastizität, machen Bewegungen schwerer oder unmöglich und produzieren damit einen Circulus vitiosus. Deshalb wird der Beschäftigungsthea 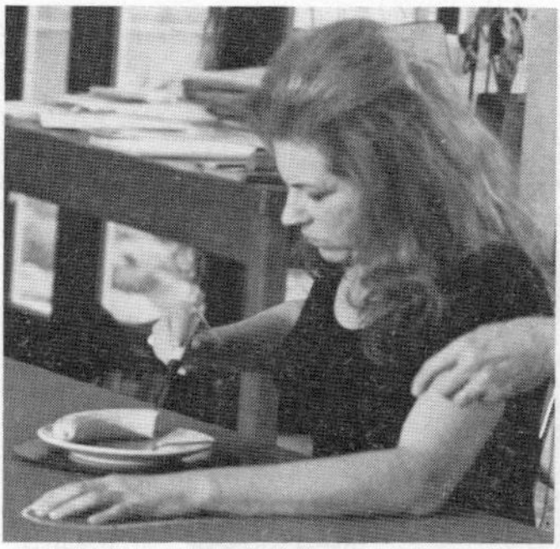 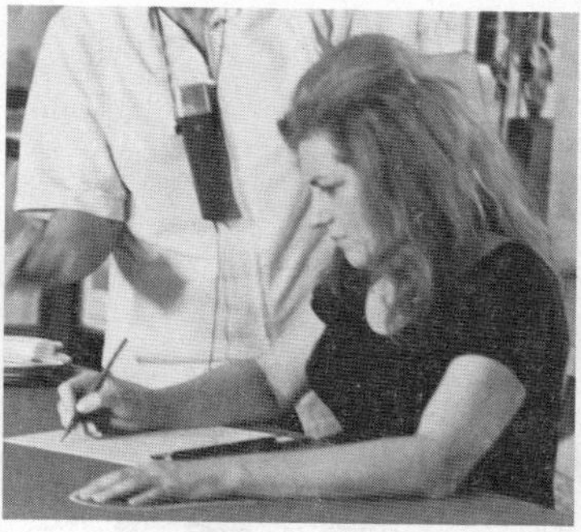 b

Abb. 6.**55a** u. **b**

a Kontrolle assoziierter Reaktionen. Die rechte (gesunde) Hand wird zum Essen benutzt, während die betroffene Hand flach auf dem Tisch liegen soll, gut nach vorn und mit offener Handfläche (Autoinhibition). Beachte: Man markiert die Hand auf dem Tisch

b Dasselbe beim Schreiben

rapeut zunächst keine „willkürliche" Bewegung verlangen. Er erarbeitet zuerst eine „automatische" Bewegung eines gleichen oder ähnlichen Musters, d. h. eine Bewegung, die geschieht, ohne daß der Patient darüber nachdenken muß. Das kann man am besten spielerisch erreichen, als Geste beim Sprechen, mit Musik oder einem Rhythmus oder wenn man den Patienten zählen läßt. Manchmal erreicht man eine automatische Bewegung, wenn man unerwartet die gesunde Hand für einen Augenblick festhält, um sie daran zu hindern, die Bewegung einzuleiten. Dadurch benutzt der Patient vielleicht die betroffene Hand zuerst und eher automatischer.

Das Manipulieren eines Gegenstandes verlangt eine große Vielfalt und viele verschiedene Kombinationen selektiver Bewegungen. Die Bewegungen der Hand müssen von der Stellung des Armes in der Schulter und vom Ellbogen unabhängig werden. Der Patient muß lernen, die Finger zu öffnen und zu schließen, den Daumen und die Finger zu opponieren, ganz gleich, ob der Arm in Elevation oder Abduktion ist, ob er nach vorn gebeugt ist oder an der Seite hängt. Er muß dies beigebracht bekommen mit gestrecktem oder gebeugtem Ellbogen, in Supination und in Pronation. Die Bewegungsmuster des Armes und der Hand zeigen eventuell immer noch ein Übergewicht an Beugung mit Pronation im Unterarm. Deshalb sind alle Bewegungen für den Patienten relativ leicht, welche die Beugung im Arm und die Pronation der Hand verlangen. Dagegen sind die Bewegungen schwieriger, welche die Supination, die Streckung mit

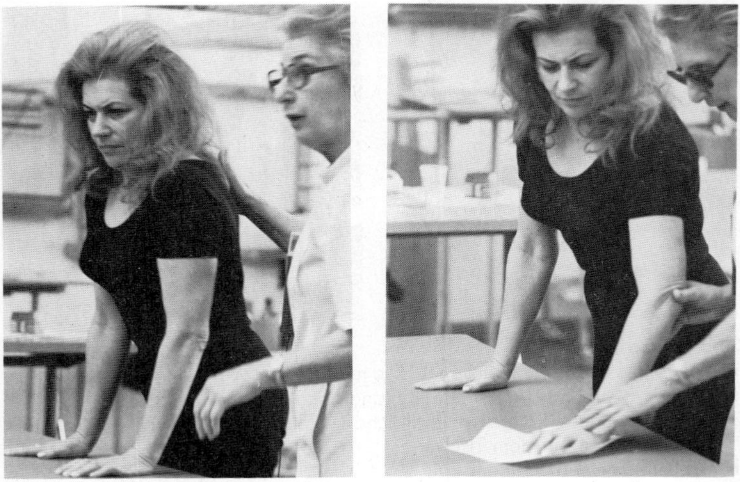

Abb. 6.**56a** u. **b**
a Belastung auf gestreckten Armen, die Schultern gut nach vorn gebracht
b Der Tisch wird mit dem betroffenen Arm abgestaubt. Die Adduktion des Armes ist leichter als die Abduktion

Abduktion des Daumens und der Finger verlangen. Gewöhnlich kann der Patient die äußeren drei Finger strecken und bewegen, der Daumen und der Zeigefinger bleiben dagegen in Beugung steif, und er kann sie nicht benutzen. Der Patient ist vielleicht ganz gut fähig, nach einem Löffel zu greifen, aber er hat Schwierigkeiten, ihn mittels der Supination zum Mund zu bringen. Versucht er es, so öffnen sich eventuell die Finger, und er verliert den Löffel. Das Zufassen ist oft in Pronation mit gebeugtem Ellbogen möglich, das Loslassen aber nur in Supination und Extension im Ellbogen. Man kann den Patienten relativ leicht einen Gegenstand tragen lassen, wenn der Ellbogen gebeugt und proniert ist. Streckt er aber den Arm über den Kopf, öffnet sich die Hand, und er kann den Gegenstand nicht mehr halten. Nicht nur die Stellungen des Armes im Ellbogen und in der Schulter bestimmen und begrenzen die Halte- und Loslaßfunktion der Hand. Der Patient kann z. B. gut fähig sein, eine Bürste zu halten und mit gestrecktem Arm über den Kopf zu heben. Beugt er jedoch den Ellbogen, um die Bürste zu benutzen, dann kann er entweder den Arm nicht bewegen, um sein Haar zu bürsten, oder wenn er es versucht, verliert er den Griff der Bürste. Diese Schwierigkeiten

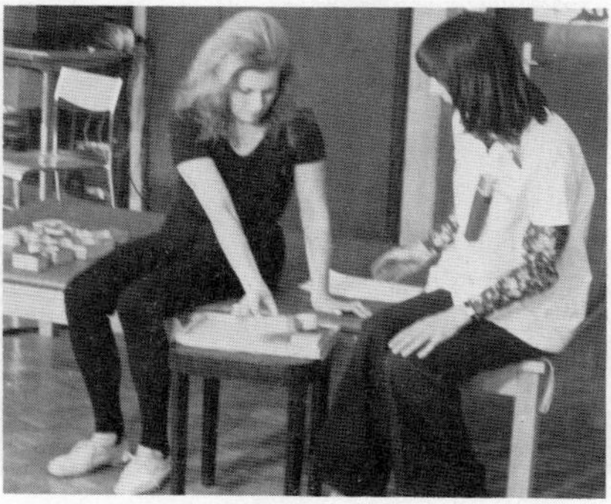

Abb. 6.**57a** u. **b**
a Sitzen auf dem Tisch. Kleine Gegenstände werden mit der gesunden Hand aufgenommen und zur betroffenen Seite hinübergegeben. Dies soll die notwendige Rotation geben. Beachte: Rotation des Schultergürtels

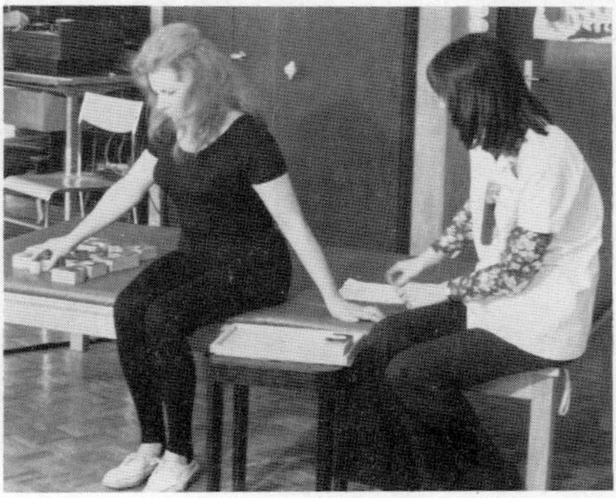

b Während die Gegenstände zur betroffenen Seite gegeben werden, stützt sich der Patient auf dem hemiplegischen Arm ab. Assoziierte Reaktionen werden durch den Armstütz auf der betroffenen Seite inhibiert

bestehen aufgrund seiner Unfähigkeit, primitive totale Beuge- oder Streckmuster zu „dissoziieren" und verschiedene Fragmente beider Muster zu kombinieren, indem er die Bewegungen hemmt, die nicht zu der beabsichtigten Aktivität gehören. Fog u. Fog (1963) sagen: „Die zerebrale Hemmung dient der Ökonomie der zerebrospinalen funktionellen Entfaltung. Durch spezielle Hemmaktionen werden primitive Reflexe unterdrückt oder anderen, höher gelegenen Reflexen und Reaktionen untergeordnet. So fördert eine zunehmende zerebrale Hemmung die koordinierte Anpassung des Körpers auf innere und äußere Reize . . .". Man kann die Bedeutung der Hemmung für die Entwicklung selektiver Bewegungsmuster bei Babys und Kleinkindern beobachten. Viele primitivere Muster kann man auch bei Affen und Menschenaffen beobachten. Ehe Hand und Finger zu Werkzeugen von Präzision werden, wird die Hand als Ganzes zum Greifen benutzt. Das Baby greift mit Beugung aller Finger, Daumenadduktion und mit Flexion und Pronation des Armes. Dabei sind der III. und IV. Finger aufgrund der flektierten und pronierten Stel-

a

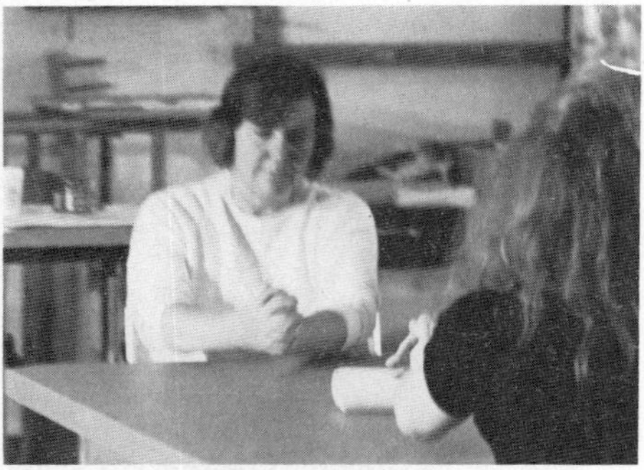

b

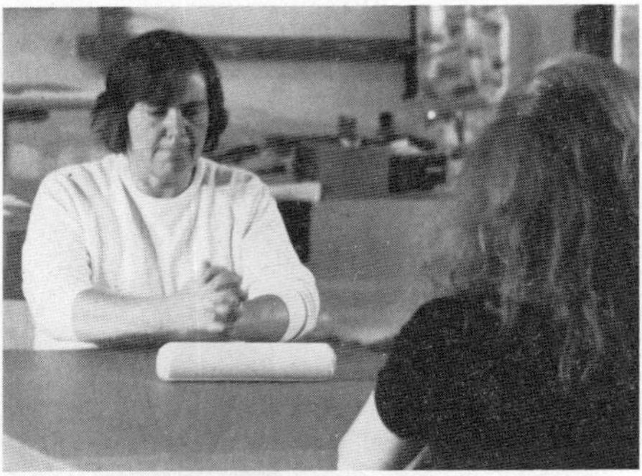

c

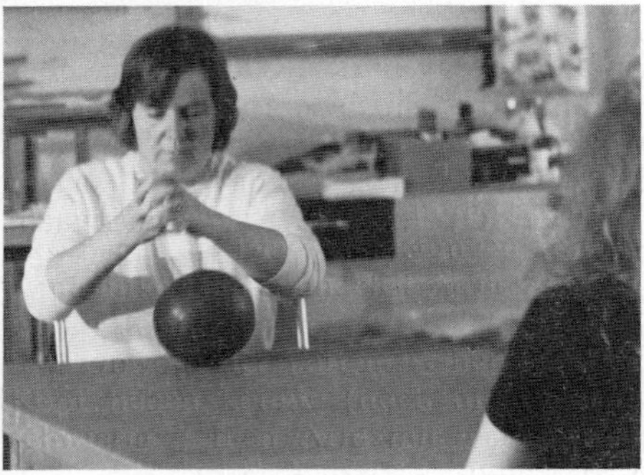

Abb. 6.**58 a – c** Diese Abbildungen zeigen bilaterale Aktivitäten. Diese Übungen eignen sich zur Gruppentherapie: (**a**) Mit gefalteten Händen wird eine Rolle zum (**b**) hemiplegischen Patienten hingerollt. (**c**) Dasselbe mit einem Ball. Dabei müssen die Patienten die Arme zuerst heben, um den Ball zu fangen, ehe sie ihn wieder zurück zum Partner gegenüber rollen können

a
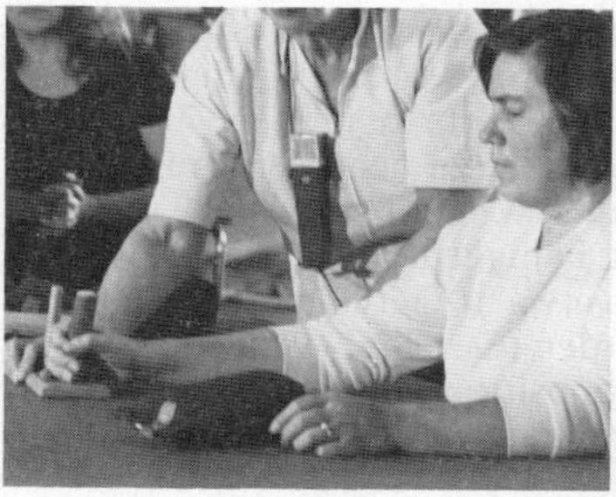

d
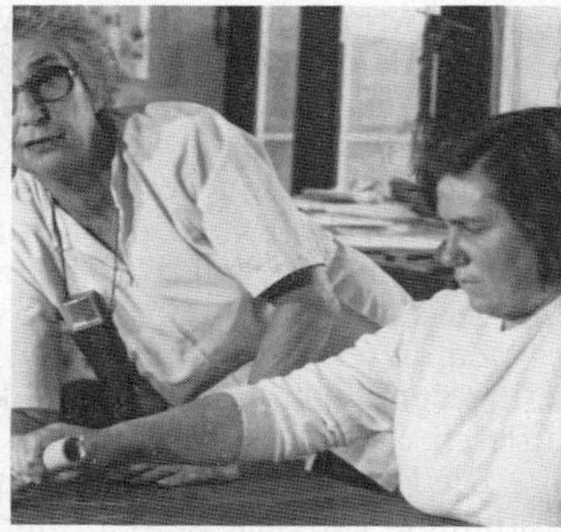

b
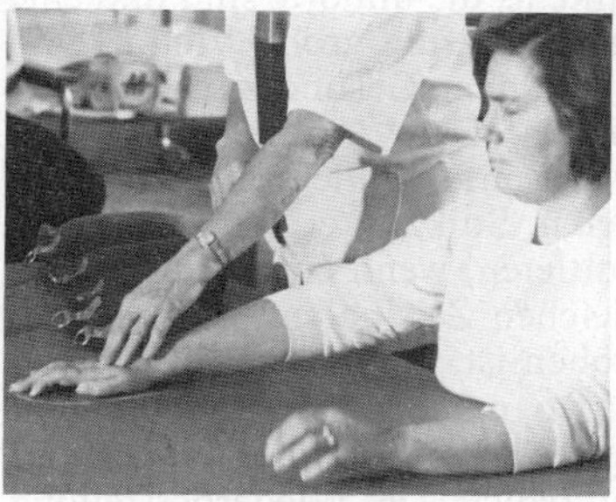

c
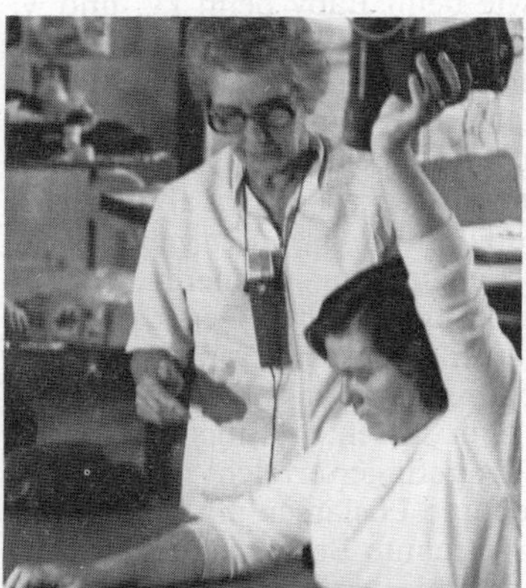

Abb. 6.**59 a – d**

a Ergreifen und Halten eines am Tisch angebrachten senkrechten Stabes mit der betroffenen Hand; der Ellbogen ist dabei gestreckt und die Schulter gut nach vorn gebracht. Diese Übung ist sehr nützlich, um beim Schreiben, Essen und Zeichnen mit der gesunden Hand assoziierte Reaktionen zu vermeiden

b Der betroffene Arm ist nach vorn gestreckt und wird in einer Markierungsstelle gehalten, während die gesunde Hand benutzt wird

c Der Patient soll die betroffene Hand auch innerhalb der Markierung halten können, wenn er mit der gesunden einen schweren Gegenstand, z. B. einen Sandsack, über den Kopf hält. Das Gewicht kann nach und nach gesteigert werden

d Halten einer Rolle mit gestrecktem Arm, während mit dem gesunden etwas gehoben wird lung des Armes am kräftigsten. Wenn der Extensorentonus der Körpermuskulatur stärker wird, streckt sich der Arm, die Finger öffnen sich, und das Baby lernt mit gestrecktem Arm zu greifen. Zur selben Zeit fängt das Kind an, den Arm als Stütze zu benutzen. Außenrotation und Supination des Armes und der Hand entwickeln sich zusammen mit der Extension. Mit der Fähigkeit zu supinieren werden die radialen Finger aktiver, bis mit etwa 10 Monaten der Daumen und der erste Finger selbständig werden (Gesell u. Amatruda 1949).

Zu diesem Zeitpunkt ist die Opposition von Daumen und Zeigefinger möglich, und das Kind kann kleine Gegenstände mit ihnen auflesen.

Die Hemmung der Bewegungsanteile, die unnötig sind und eine bestimmte Tätigkeit stören können, bringt die große Vielfalt von motorischen Möglichkeiten hervor, die dem Gesunden eine handwerkliche Geschicklichkeit ermöglichen. Dem Hemiplegiker fehlt nicht nur die Vielfalt an Bewegungsmustern, sondern er kann auch verschiedene Muster nicht koordinieren. So kann er eventuell einen Gegenstand halten oder mit ihm hantieren, wenn er auf dem Tisch liegt, aber er kann ihn nicht zur gleichen Zeit halten und mit ihm hantieren, oder wenn der Arm gehoben ist.

Beugung und Pronation im Arm machen die Streckung in Handgelenk und den Fingern sowie die Abduktion der Finger und des Daumens schwierig oder gar unmöglich. Die Wiederherstellung der Bewegungen der Finger fängt wie beim Baby beim IV. und V. Finger an, geht aber nicht weiter zur radialen Seite der Hand aufgrund der übermäßigen Pronation und ulnaren Abweichung der Hand. Wenn etwas Supination erreicht wird, dann kann der Patient erlernen, den Daumen und alle Finger zu benutzen. Er lernt vielleicht, seine Finger und den Daumen zu strecken und zu abduzieren, wenn sein Arm voll gestreckt ist, jedoch nicht, wenn er gebeugt ist. Er kann lernen, seinen Unterarm in Beugung zu supinieren, aber er wird in dieser Stellung Schwierigkeiten haben, einen Gegenstand zu halten, da das totale Supinationsmuster Streckung und Abduktion der Finger hervorruft. In dieser Stellung kann er Gegenstände loslassen, wogegen er mit proniertem Arm fassen und nicht loslassen kann. Opposition von Daumen und Zeigefinger erreicht man selten. Einige Patienten können das Zufassen und Loslassen mit der ganzen Hand lernen, aber individuelle und getrennte Bewegungen der Finger zur Handhabung kleiner Gegenstände verlangen ein Maß an Kontrolle und Hemmung, das über die Fähigkeit des Patienten hinausgeht. Deshalb sollte die Behandlung eher darauf abzielen, daß der Patient seine betroffene Hand zur Unterstützung, zum Greifen und Loslassen einsetzt.

Das Hauptproblem bei geschickten Bewegungen ist ihre Komplexität. Sie benötigen sich ständig ändernde Kombinationen leich-

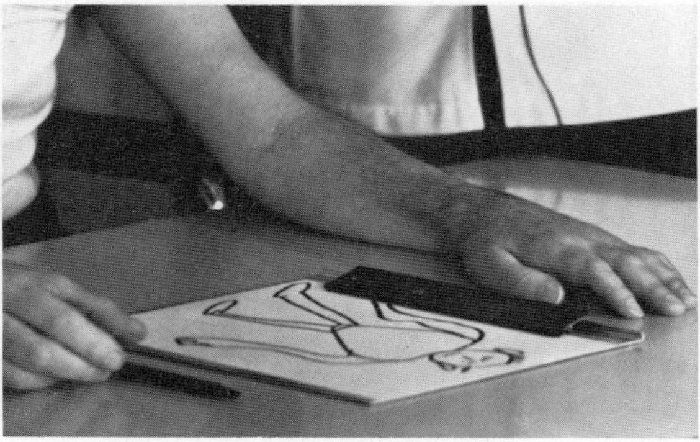

Abb. 6.**60** Zeichnen mit der gesunden Hand; die betroffene liegt auf dem Tisch. Schulter dabei gut vorn, die Hand offen und die Finger flach auf dem Tisch. Beachte: Abb. 6.**59 a – d** und 6.**60** zeigen hemmende Kontrolle durch den Patienten – Autoinhibition

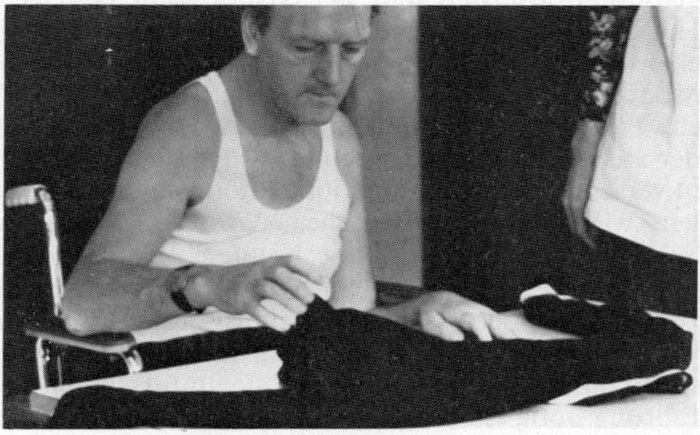

Abb. 6.**61** Vorbereiten des Pullovers vor dem Anziehen, um die Perzeption zu trainieren. Besonders bei linksseitigen Hemiplegien ist dies oft nötig

terer und weniger selektiverer Bewegungen, die Teil der komplexeren Kombinationen sind, die eine Fertigkeit bilden. Sind dem Patienten einige oder die meisten leichteren Bewegungen unmöglich, dann sind auch deren komplexere Kombinationen unmöglich. Beim Kind entwickeln sie sich, ehe das Kind sie für geschickte Aktivitäten einsetzt. Mit 9 oder 10 Monaten kann z. B. ein Kind mit dem Zeigefinger wischen, kratzen, bohren, kleine Gegenstände mit Zeigefinger und Daumen aufheben, ziehen, stoßen, wackeln, streicheln, rupfen, Ge-

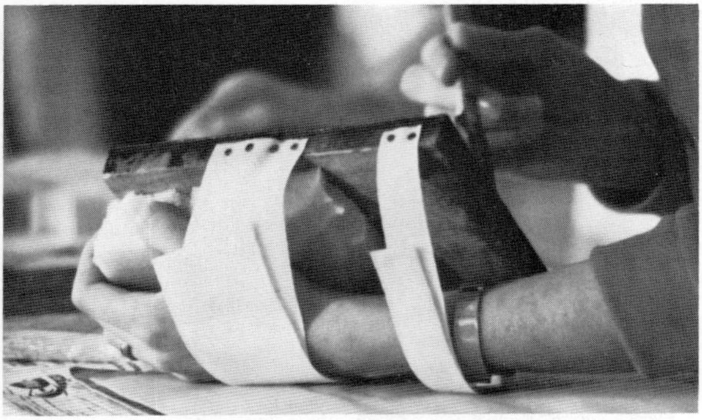

Abb. 6.**62** Farbe auf ein Brett geben, das an der betroffenen Hand angebracht ist. Vorbereitung zum Drucken. Beachte: Der Patient benötigt zu diesem Zweck die Supination im Unterarm

genstände loslassen und werfen. Es kann Gegenstände von einer Hand in die andere geben, mit der einen die andere Hand reiben – ebenso wie es sich später die Hände wäscht. Es untersucht den Mund, das Gesicht und den Körper. Es „befingert" Gegenstände, ehe es sie richtig manipulieren kann. Dies sind nur einige Beispiele der vielen leichteren Bewegungen, die alle für den späteren Einsatz in verschiedenen Kombinationen nötig sind, für Aufgaben des Willens wie Anziehen, Ausziehen, Waschen, Essen und später auch Schreiben und Malen. Diese leichten Bewegungen sollten vom erwachsenen Patienten in der Beschäftigungstherapie als Vorbereitung zum funktionellen Gebrauch geübt werden. In der Tat wäre es sehr wertvoll, wenn der Beschäftigungstherapeut die Fertigkeiten analysieren müßte, damit er weiß, was sie umfassen und was zu ihrer Ausführung nötig ist. Dann könnte er auch die fehlenden Bewegungen herausfinden und den Patienten diese zuerst üben lassen.

Für den Beschäftigungstherapeuten ist das Testen propriozeptiver, taktiler und räumlicher Empfindungen ein spezielles Feld. Beim Hemiplegiker haben viele „motorische Probleme" ihre Ursache im sensorischen Defizit. Deshalb ist die Verbesserung der Unterscheidung von sensorischen Modalitäten wie Hitze, Kälte, Formen und Strukturen und das verschiedene Gewicht von Gegenständen von großer Bedeutung. Perzeptives und visiomotorisches Training und die Einschätzung von rechts und links sind ebenso wichtige Aspekte seiner Arbeit. Testen und Behandlung sollten keine getrennten Prozeduren sein, sondern kombiniert werden, d. h., das Testmaterial des Beschäftigungstherapeuten sollte auch bei der Behandlung benutzt

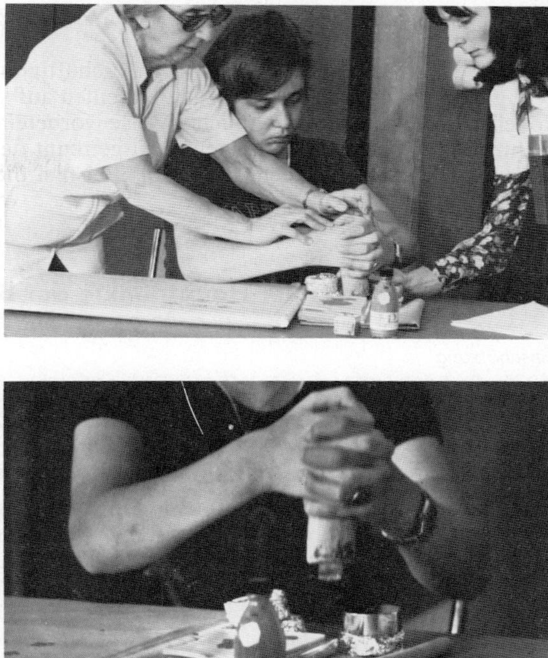

a

b

c

Abb. 6.**63 a – c** Drucken mit gefalteten Händen zeigt bilaterale Funktionen werden. Der Patient sollte damit auch von Zeit zu Zeit nachgetestet werden.

Da der Physiotherapeut und der Beschäftigungstherapeut mit dem gleichen Ziel arbeiten, d. h. den Patienten auf spezifische funktionelle Fertigkeiten auf ähnliche Weise vorbereiten, wurden die Techniken der beiden Abteilungen nicht getrennt dargestellt. Es folgen hier noch einige Bilder, die gut als Beispiel dienen können.

Zusammenfassung der Hauptpunkte der Behandlung

Einschätzung

Diese ist zu Beginn der Behandlung wesentlich. Sie setzt sich während der Behandlung fort und ist in der Tat Teil jeder Behandlung.

Reduktion der Spastizität durch Entgegenarbeiten der Muster der Spastizität

Dies führt zu leichteren und müheloseren Bewegungen ohne assoziierte Reaktionen. Wurde der Widerstand spastischer Antagonisten vermindert, können sich scheinbar „schwache" Muskeln genügend kontrahieren.

Tonuserhöhung

Aktivierung des Patienten sowohl durch propriozeptive als auch taktile sensorische Stimulation kann notwendig sein, wenn Schlaffheit oder echte Muskelschwäche besteht.

Hemmung und Dissoziation (Aufbrechen) von totalen Mustern

Die Massenmuster mögen normal oder abnorm sein; sie werden aufgelöst, um selektivere und funktionellere motorische Muster zu erhalten.

Assoziierte Reaktionen müssen vermieden oder gehemmt werden

Spastische Patienten sollten sich nicht anstrengen. Arm und Bein sollten nicht getrennt behandelt werden, sondern das Zusammenspiel von Arm und Bein muß durch Bewegung des Rumpfes in Zusammenhang gebracht werden.

Bahnung und Stimulation

Gleichgewichts- und Stellreaktionen, Schutzstreckung und Stütze des betroffenen Armes und der Hand sollen erreicht werden. Ebenso mobile Gewichtsübernahme auf das Bein.

Bewußtsein des Patienten

Der Patient soll sich zu jeder Zeit während der Behandlung darüber im klaren sein, was er tut. Er soll lernen, seine Spastik zu hemmen (Autoinhibition).

Anwendung der Techniken

1. *Bei spastischen Fällen:* Hemmung und Bahnung müssen gleichzeitig oder alternierend geübt werden. Willentliche Aktivität des Patienten soll nur verlangt werden, wenn die Spastik unter Kontrolle ist. Die Spastizität des Halses und des Rumpfes beeinflußt die der Extremitäten (Rotation des Rumpfes ist wichtig).
2. *Bei schlaffen Fällen:* Spezielle Techniken zur Stimulation müssen eventuell zur Tonuserhöhung angewandt werden. Willkürliche Aktivität des Patienten ist wichtig. Hemmung wird jedoch angewandt, wenn die Spastizität auftritt und stark wird.
3. *Bei allen Patienten:* Die sensorisch-motorische Wiederherstellung ist wichtig. Der Patient muß auf die neuen normaleren sensorischen Erfahrungen aufmerksam werden. Dadurch lernt er die Bewegungen aktiv zu kontrollieren. Anfangs weiß er nicht, was er tut, d. h. wenn ihn die Spastik ziehen und stoßen läßt. Hemmende Kontrolle wird dem Patienten in leichten Stadien „übergeben", indem die vom Behandler ausgeübte Kontrolle stufenweise und systematisch reduziert wird.

Feedback zwischen Therapeut und Patient

Der Therapeut sollte die normalste Reaktion auf seine Handhabung anstreben. Es ist nicht nur wichtig, die richtigen Techniken zu benutzen, sondern noch mehr *wie* man sie einsetzt. Die Behandlung sollte langsam erfolgen, so daß sich der Patient anpassen und auf das Geschehen reagieren kann. Der Physiotherapeut muß auf die Antwort des Patienten warten und sich Zeit lassen, um die Qualität der Antwort zu prüfen, das sind Tonusänderung und Bewegungsmuster. Er sollte koordinieren, was er fühlt und beobachtet. Während der Behandlung sollte er die Handhabung und die Auswahl der Techniken je nach Reaktion des Patienten anpassen. So führt der Patient den Behandler. Aus zwei Gründen ist es wichtig, den Patienten während der Behandlung mehr normale Aktivität zu ermöglichen:

1. Der Patient muß während der Behandlung interessiert sein und bleiben und soll jeden noch so kleinsten Erfolg genießen.
2. Wenn der Therapeut nicht eine Veränderung zum Besseren in einer Behandlung hervorruft, dann weiß er nicht, ob seine Behandlung überhaupt einen Wert hatte oder nutzlos war. Die ständige Beurteilung der Reaktionen eines Patienten zeigt, ob ein be-

stimmter Vorgang weitergeführt, verändert oder abgebrochen werden soll.

Für den Patienten bedeutet die Behandlung, wieder zu lernen sich zu bewegen, Lernen verlangt Wiederholung. Deshalb soll man in einer Behandlung eine Kombination der Bewegungsmuster nehmen, die spezifische funktionelle Aktivitäten verstärken und vorbereiten. Völlig unabhängige Bewegungsmuster müssen vermieden werden.

Schlußfolgerung

Die genannten Behandlungsvorschläge für den Hemiplegiker sind als Überblick gedacht. Die Behandlung eines Patienten kann nicht in näheren Einzelheiten beschrieben werden, da man seine eigene Technik entwickeln und sie auch ständig den Reaktionen des Patienten anpassen muß. Der Therapeut muß auf die Reaktion des Patienten, auf eine Stellung oder eine Bewegung hin warten, und der nächste Schritt in der Behandlung hängt davon ab, was der Therapeut dabei fühlt und beobachtet. Durch Hemmen abnormer Reaktionen und, wenn möglich, durch Bahnen der normaleren wird der Patient allmählich normalere motorische Antworten auf die therapeutische Handhabung entwickeln.

Diese normalen aktiven Antworten auf „Bewegtwerden“ in verschiedenen funktionellen Mustern sind dieselben Bewegungen, die der Patient braucht und die er ohne Hilfe auszuführen erlernen soll.

7. Behandlungsbeispiel – Krankengeschichte von X. Y.

Die Untersuchung eines Patienten mit rechtsseitiger Resthemiplegie, der täglich über eine Zeit von 4 Monaten im Bobath-Centre behandelt worden ist, wird hier beschrieben.

Obwohl die hier beschriebenen Techniken den Belangen eines bestimmten Patienten angepaßt wurden, haben sie dennoch Gesichtspunkte allgemeiner Anwendung. Wir hoffen, daß die detaillierten Illustrationen, die sehr klar die bestimmten Techniken der Handhabung und die Griffe bei der Behandlung zeigen, dem praktisch tätigen Physiotherapeuten helfen. Bei allen Fällen sollten, wie bei dieser Beschreibung, ständig erneute Beurteilungen des motorischen Handikaps in verschiedenen Stadien gemacht und die Behandlung dem Fortschritt des Patienten angepaßt werden.

Anamnese

Der Patient X. Y., 52 Jahre alt, hatte 3 Monate vorher einen Hirnschlag (zerebrale Thrombose). Nach kurzer Zeit im Koma verblieb eine rechtsseitige Hemiparese mit Aphasie. Die Heilung ging langsam in den folgenden 6 Wochen voran, und er erreichte wieder den ziemlich normalen Gebrauch seines rechten Beines. Die Sprache kam teilweise zurück, aber der rechte Arm und die Hand blieben bis auf einige schwache Bewegungen der Schulter gelähmt. Von Anfang an bestand keine sensorische Schädigung an der Hand und am Arm, besonders keine Störung der Stereognosis.

Status bei der ersten Vorstellung

Patient mit guter Intelligenz, verspannt und niedergeschlagen. Als er sich zum ersten Mal im Zentrum vorstellte, war er sehr besorgt über den Zustand seines Armes und die Unfähigkeit, sich angemessen mitzuteilen. Er trug den Arm in einer Schlinge, weil er ständig Schmerzen in der Schulter hatte. Sie sollten von einer Kapselentzündung im Schultergelenk herrühren.

Kopf und Rumpf

Es bestand Spastizität auf der rechten Halsseite des Patienten mit Seitbeugung des Kopfes gegen die betroffene Seite. Sein Gesicht war zur linken Seite gedreht, Nacken und Rumpf waren starr gestreckt, der Rumpf zeigte etwas Seitbeugung nach rechts.

Arm

Der Arm erschien schlaff und hing unbeweglich adduziert und innenrotiert am Körper. Beim Versuch, den Arm zu heben, wurde der Schultergürtel gehoben, der Arm dabei in dem typischen totalen Muster von Abduktion und Innenrotation, mit Retraktion in der Schulter, Beugung von Ellbogen und Handgelenk mit Pronation des Unterarms gehalten. Das Handgelenk und die Finger standen etwas in Beugung mit Adduktion des Daumens, während die Mittelhandgelenke extendiert waren. Es bestanden ein beträchtlicher Mangel an Bewegungsausmaß und eine Fixation des Schultergürtels. Auch hatte der Patient erhebliche Schmerzen bei passiver Elevation und Abduktion des Armes, eventuell aufgrund des Druckes des Humerusköpfchens gegen das Akromion, durch die Fixation der Skapula, bei der sich der untere Winkel nicht richtig nach außen und oben drehte. Diese Fixation ist das Ergebnis des spastischen Widerstandes der Muskeln, die die Skapula mit dem Nacken, der Brustwirbelsäule und dem Humerus verbinden.

Bein

Das Bein war nur leicht spastisch, und der Patient ging einigermaßen gut, der Rumpf wurde allerdings ziemlich unbeweglich gehalten (Mangel an Rotation). Der Patient konnte beim Gehen das rechte Knie nicht beugen. In Ruhe zeigte das Bein, außer bei den Plantarflektoren der Zehen, keine Spastizität. Machte er eine Anstrengung, wie Aufsetzen aus Rückenlage oder beim Drehen in Bauchlage und besonders beim Gehen, trat im ganzen Bein eine mäßige Erhöhung der Spastik ein und verursachte einen zeitweiligen Tonusanstieg als Ergebnis assoziierter Reaktionen.

Erstes Behandlungsstadium

Das Endziel der Behandlung ist es, den Patienten zur Entwicklung und zum Gebrauch latenter Fähigkeiten seiner kranken Seite hinzuführen. Dies wird erreicht, wenn man normale Funktionsmuster verlangt, nachdem man einen normaleren Muskeltonus erreicht hat. Die ersten Schritte sind:

1. Den Beugespasmus von Hals und Rumpf auf der rechten Seite zu verringern.
2. Die Elevation des Armes ohne Schmerzen zu erreichen, indem man den Schultergürtel mobilisiert und der Retraktion, Depression und Fixation der Skapula entgegenarbeitet.

Abb. 7.**1 a – e**
a Mobilisation des Schultergürtels mit gestrecktem Arm
b Mobilisation der Wirbelsäule
c – e

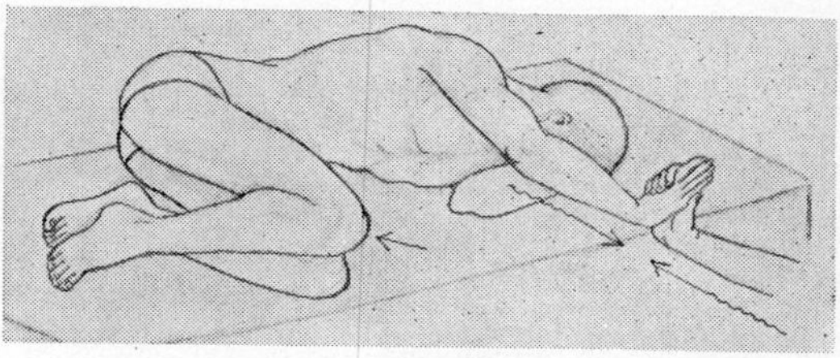

a

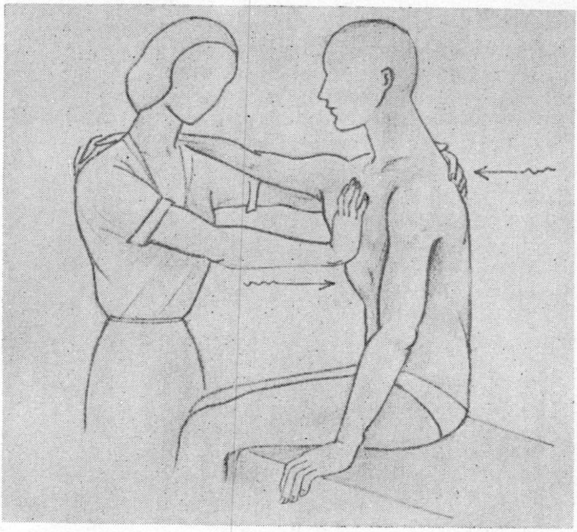

b

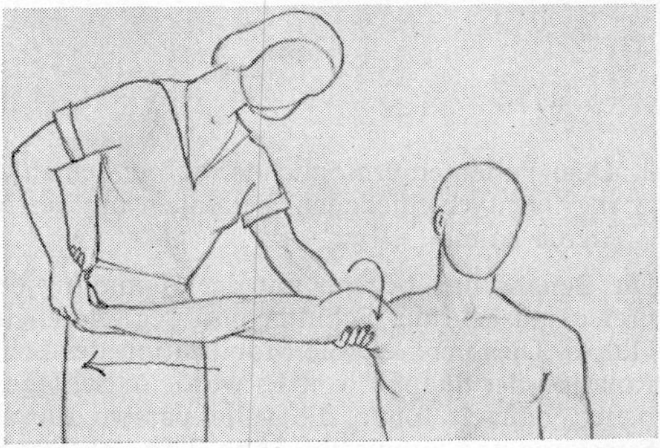

c

d

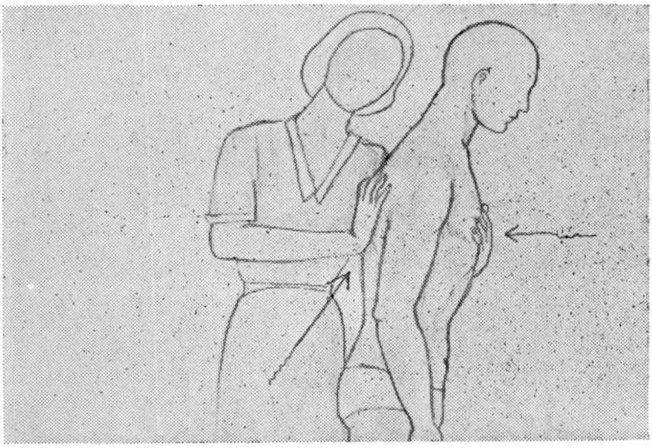

Abb. 7.**1 d–e**

e

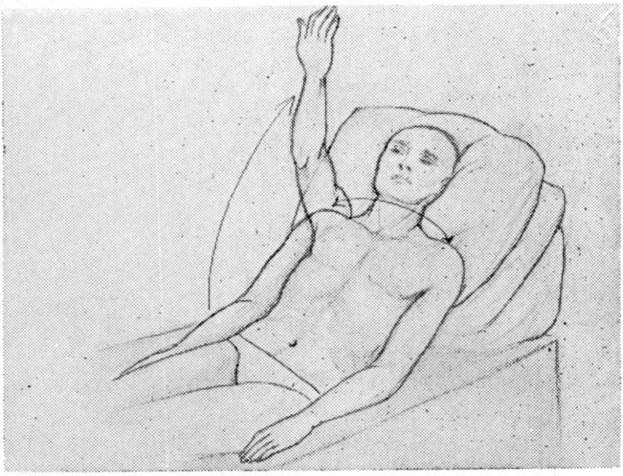

3. Dem Patienten ermöglichen, daß er seinen Arm in der Schulter in vielen verschiedenen Stellungen mit gestrecktem Ellbogen fixieren kann.

Die Behandlung begann mit der Hemmung der hyperaktiven Depressormuskeln der Schulter und der seitlichen Beugemuskeln des Halses. Dies bereitete die Mobilisation des Schultergürtels und die Rotation der Skapula vor. Es wurde in Seitlage und im Stand gearbeitet; danach folgte die volle passive Elevation des Armes in Streckung und Supination (Abb. 7.**1 a–e**). Der Schmerz nahm nach und nach ab, und gegen Ende des ersten Monats verschwand er fast ganz. Die Hemmung der Depressormuskeln der Schulter und der Seitbeuger des Rumpfes wurde versucht, um den Patienten auf un-

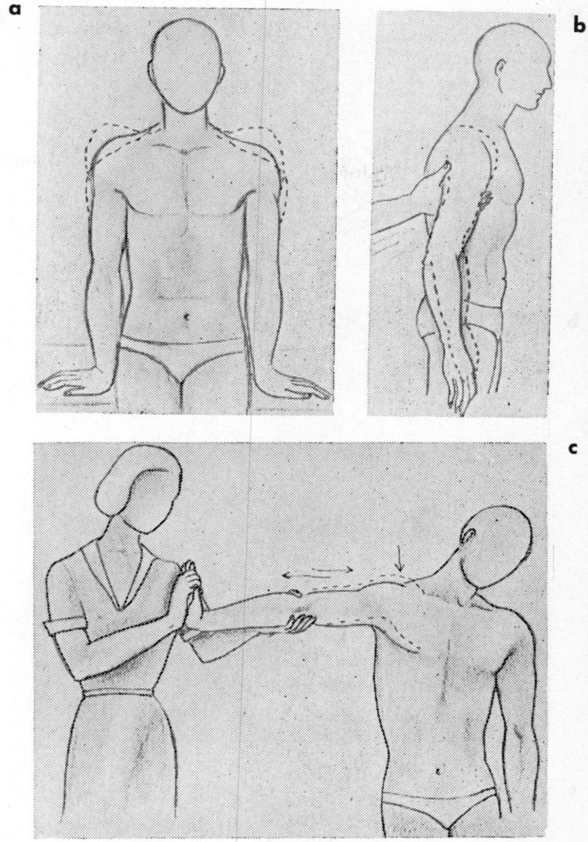

Abb. 7.**2a–c** Hemmung der überaktiven Schultermuskeln bereitet den Patienten auf unabhängige Schulterbewegungen vor, wie z. B. Schulterzucken

abhängige Bewegungen des Schultergürtels, wie Schulterzucken im Sitzen und Stehen, vorzubereiten (Abb. 7.**2a–c**).

Um dem Patienten das Halten seines Armes gegen die Schwerkraft zu ermöglichen, wurde die Technik des „Haltens" gebraucht (zunächst mit gestrecktem Ellbogen). Der Patient wurde angehalten, seinen Arm an jeder beliebigen Stelle des Bewegungsausmaßes bis zur vollen Elevation und abwärts zu halten; dies wurde in Rückenlage, im Sitz und im Stand gemacht (Abb. 7.**3a–d**).

Abb. 7.**3 a – d**

a

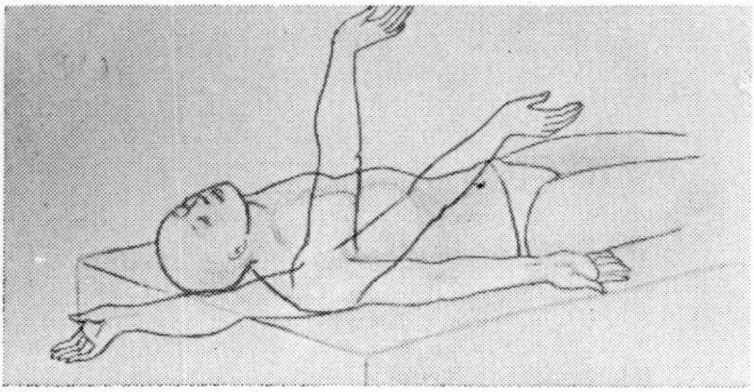

b

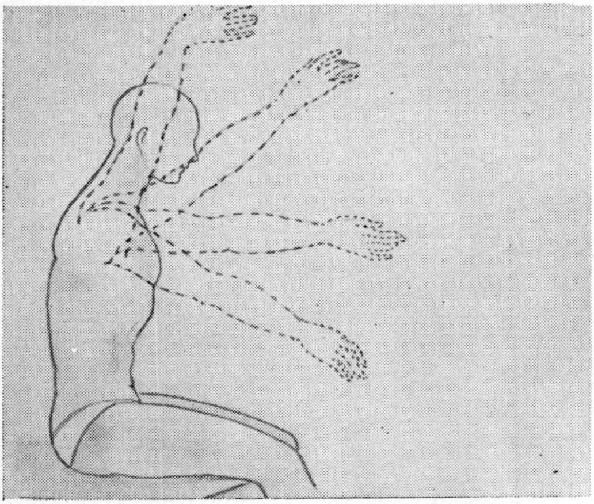

c

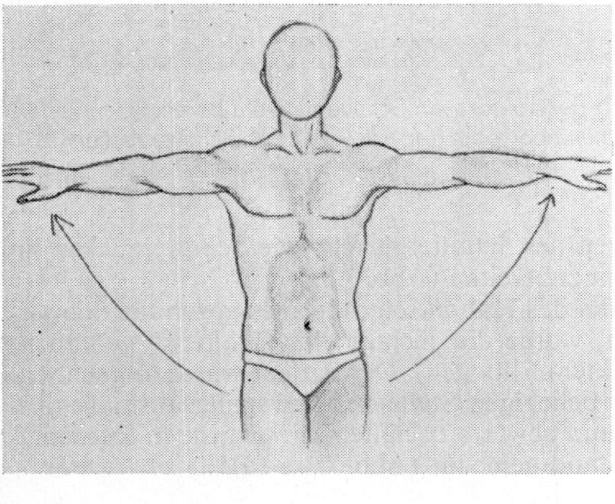

d

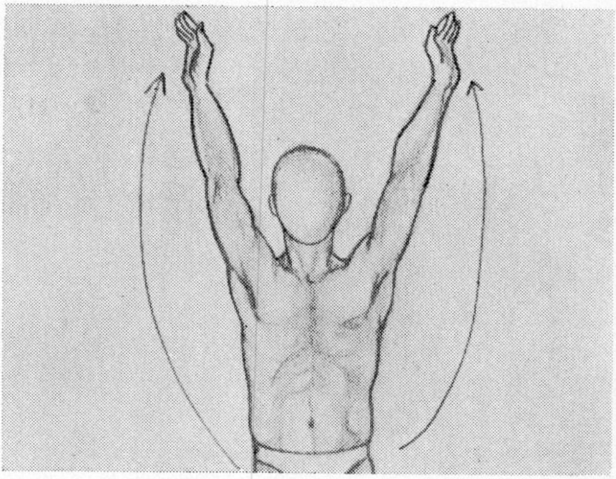

Abb. 7.**3 a – d** „Halten" wurde angewandt, um den Patienten beizubringen, seinen Arm gegen die Schwere zu halten. In den drei gezeigten Stellungen wurde er angewiesen, seinen Arm an verschiedenen Punkten des Bewegungsausmaßes zu stoppen

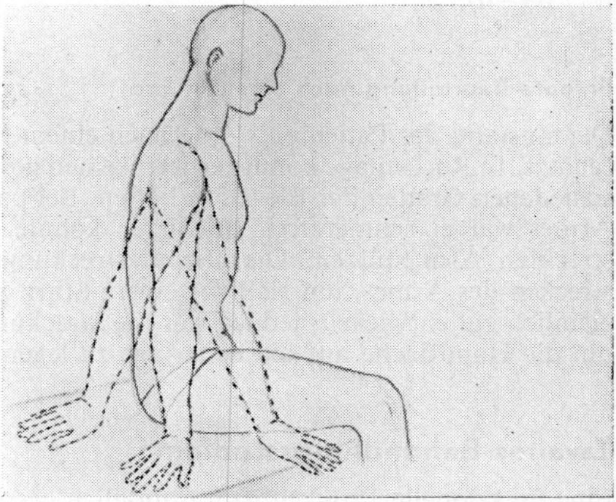

Abb. 7.**4** Den Körper im Sitz mit gestrecktem Ellbogen und der Hand in verschiedenen Stellungen abzustützen, ist eine Vorraussetzung für fortgeschrittene Gleichgewichtsübungen

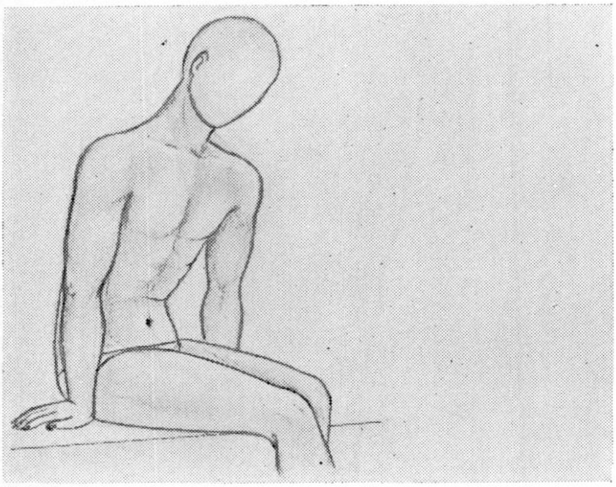

Abb. 7.**5** Hochdrücken im Sitzen bis zur vollen Streckung des Ellbogens ist eine frühe Übung

Zunächst mußte der Patient lernen, seinen Ellbogen gestreckt zu halten, wenn er sich auf seinen Arm abstützte (Abb. 7.**4**), sich zu einer sitzenden Stellung aufzurichten, den Ellbogen zu strecken und diese Stellung zu halten, wenn ihn der Therapeut anstieß (Abb. 7.**5** u. 7.**6a–d**).

Erneute Beurteilung nach einem Monat

Der Zustand des Patienten wurde nach einem Monat wieder eingeschätzt. In Rückenlage konnte er jetzt seinen gestreckten Arm in verschiedenen Graden der Elevation halten. Bei passiver Elevation des Armes war er schmerzfrei. Im Sitzen konnte er sich auf den gestreckten Arm stützen. Die „Schutzstreckung des Armes" (Ausstrecken des Armes, um sich vor einem Sturz zu sichern) war jetzt ziemlich gut entwickelt, jedoch war die Streckung des Handgelenks, um die Handfläche auf die Unterlage zu legen, noch ungenügend.

Zweites Behandlungsstadium

Eine funktionelle Tätigkeit ist nur möglich, wenn der Patient seinen Arm in der Schulter in jeder Stellung halten kann, während er seinen Ellbogen und die Hand unabhängig bewegt. Die Behandlung schloß daher durch ein weiteres Auflösen spastischer Muster mehr selektive

a

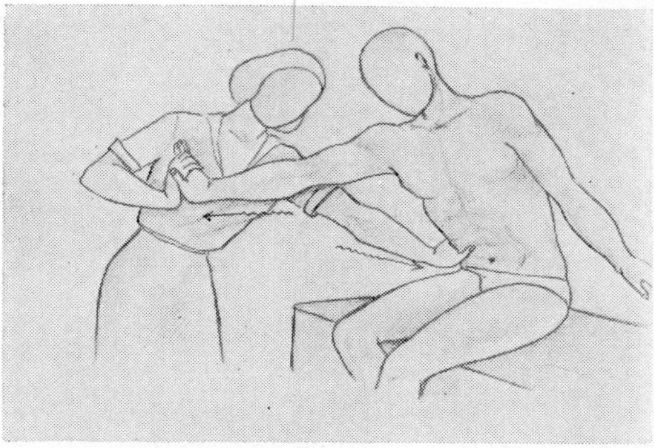

b

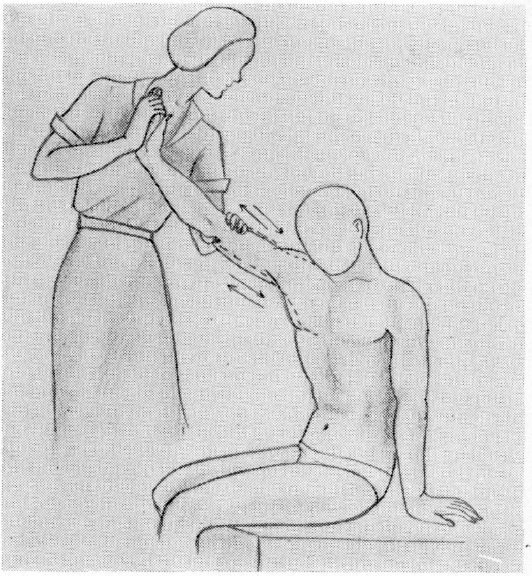

Abb. 7.**6a–d** Der Patient lernte es, gegen den Druck und Zug des Therapeuten seinen Ellbogen gestreckt zu halten

Abb. 7.**6c–d**

c

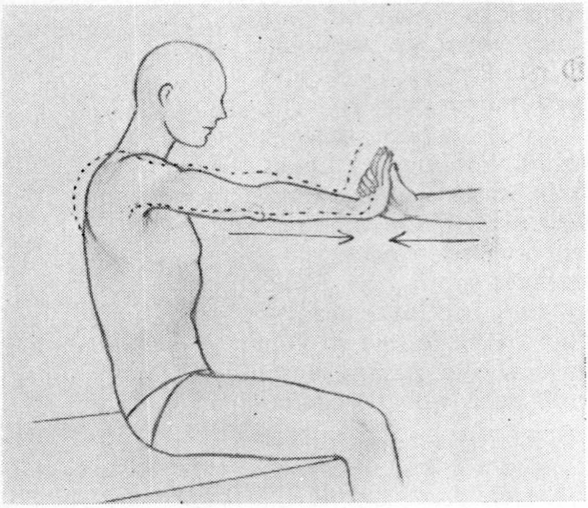

d

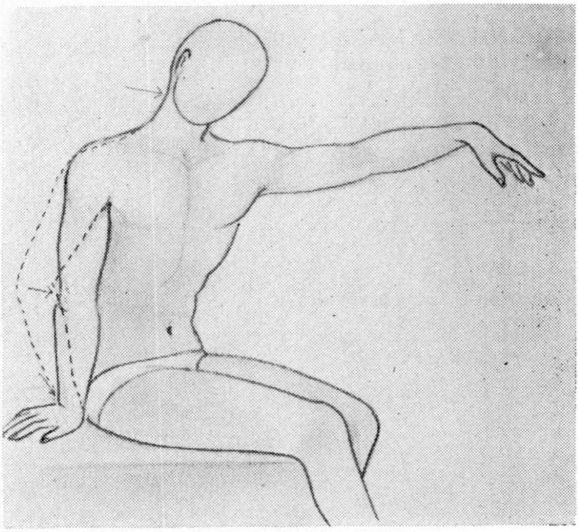

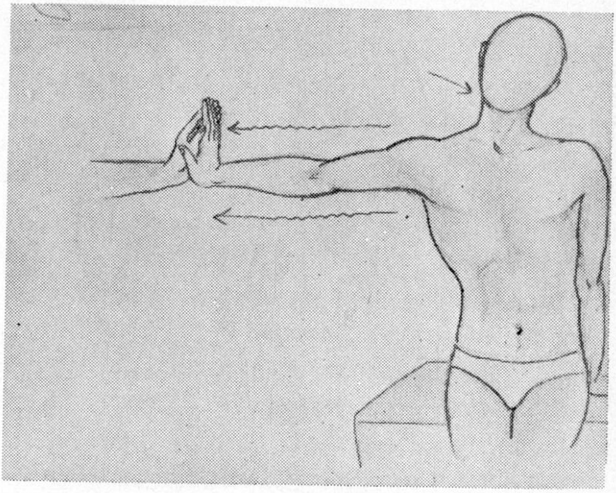

Abb. 7.**7** Abduktion des Armes und Streckung des Ellbogens brechen das typische spastische Muster auf

Bewegungen des Armes ein, wie die Kombinationen Abduktion des Armes mit Streckung des Ellbogens (Abb. 7.**7**), Beugung mit Adduktion des Armes (Abb. 7.**8 a, b**) und Beugung mit Supination des gehobenen Armes (Abb. 7.**9**).

Die Supination des Unterarms wurde zuerst mit Außenrotation des Armes geübt (Abb. 7.**10 a – d**). Später wurde die Supination in Verbindung mit verschiedenen anderen Mustern, die zu funktioneller Tätigkeit nötig waren, geübt (Abb. 7.**11 a, b**).

Zweite Beurteilung

Die Wiedereinschätzung nach einem weiteren Behandlungsmonat ergab, daß der Patient jetzt eine Anzahl funktioneller Bewegungen in normalen Mustern ausführen konnte. Er konnte die Hände schütteln, was eine Beugung und Streckung des Ellbogens ohne Abduktion in der Schulter verlangt (Abb. 7.**12**). Er konnte seine Hand auf den Tisch legen (dies verlangt zuerst die Beugung, dann die Streckung des Ellbogens beim Vornehmen des gestreckten Armes). Ihm mußte jedoch genau gesagt werden, wie er jede Bewegung ausführen sollte, sonst wäre er automatisch in das frühere Muster von Abduktion, Beugung und Pronation zurückgefallen. Eine häufige Wiederholung war nötig, um das neue Muster in seinem Hirn einzuprägen. Die ersten Bewegungen, die er spontan in einem normalen Muster ausführen konnte, waren von spontanen Ausrufen wie: „Ist mir egal!“ (Schulterzucken mit Beugung und Supination des Ar-

a

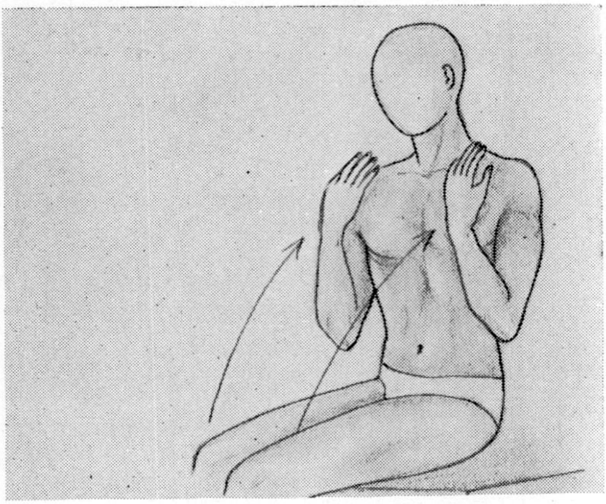

b

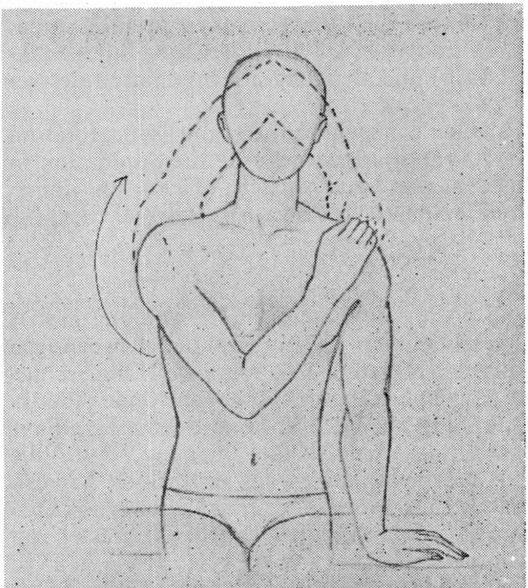

Abb. 7.**8 a, b** Beuge- und Abduktionskombinationen lösen die spastischen Muster weiter auf

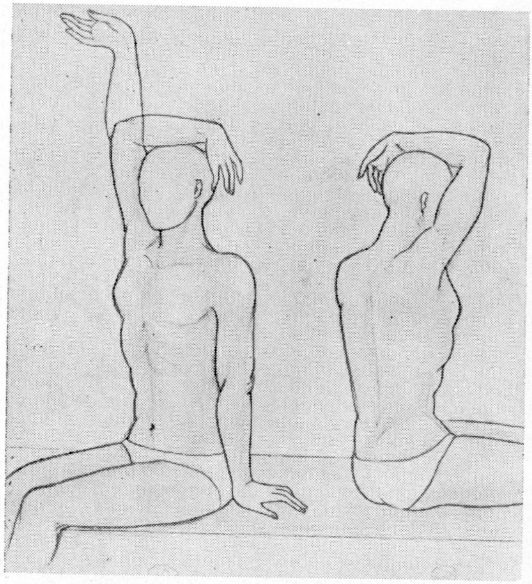

Abb. 7.**9** Selektive Bewegungen des Armes, wie die Kombination von Beugung mit Supination, werden benutzt, um das totale spastische Muster aufzulösen (mit gehobenem Arm)

a

b

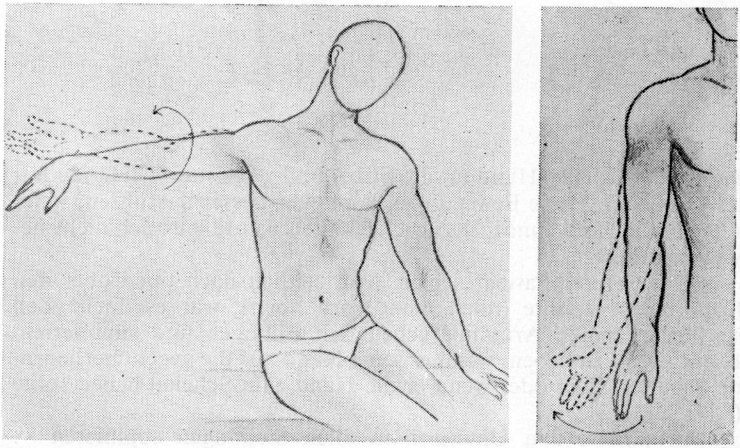

Abb. 7.**10 a – d** Hemmung der Flexorenspastizität und die Supination im Unterarm (Schulter in Außenrotation) sind die Basis funktioneller Aktivität

c

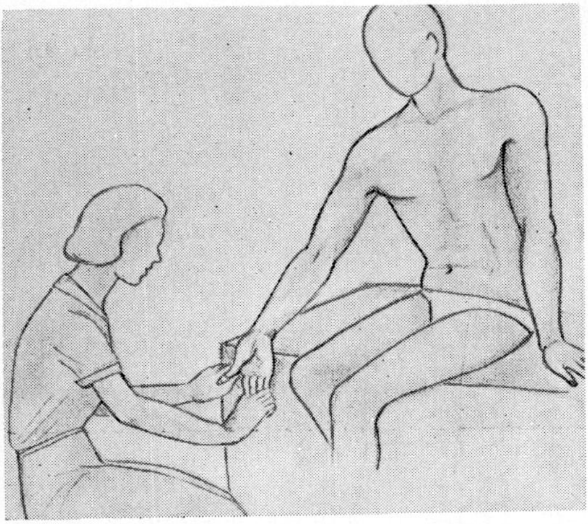

Abb. 7.**10c–d**

d

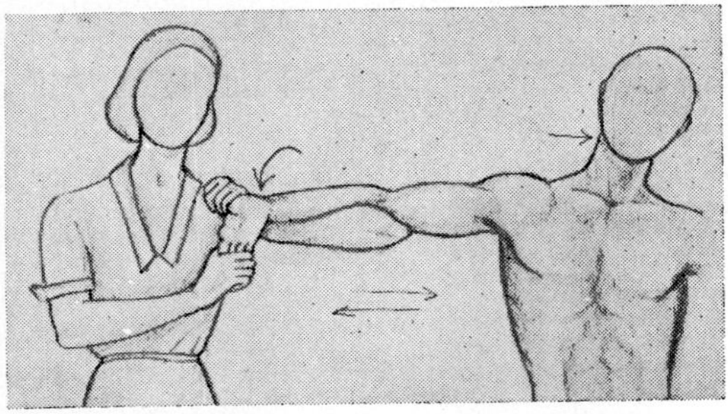

mes), „Oh Gott!" (Hand an die Stirn) und „Was nun?" (Hände falten) begleitet. Diese Bewegungen konnte er besser ausführen, wenn seine linke Hand zunächst zurückgehalten wurde und sich nicht bewegen konnte.

Obwohl der Patient seinen Arm seitlich nach oben über den Kopf heben konnte (noch nicht vorn hoch), war es doch noch schwierig, seinen Arm mit gebeugtem Ellbogen und supiniertem Handgelenk zu heben, wenn er seine Hand auf die gegenüberliegende Schulter legen oder wenn er die Hand zum Scheitel heben sollte (Abb. 7.**13**).

Er konnte den Unterarm in allen Stellungen supinieren – Rückenlage, Sitz und Stand –, jedoch nur in Verbindung mit einem totalen Muster von Außenrotation im Arm, Retraktion in der Schul-

a

b

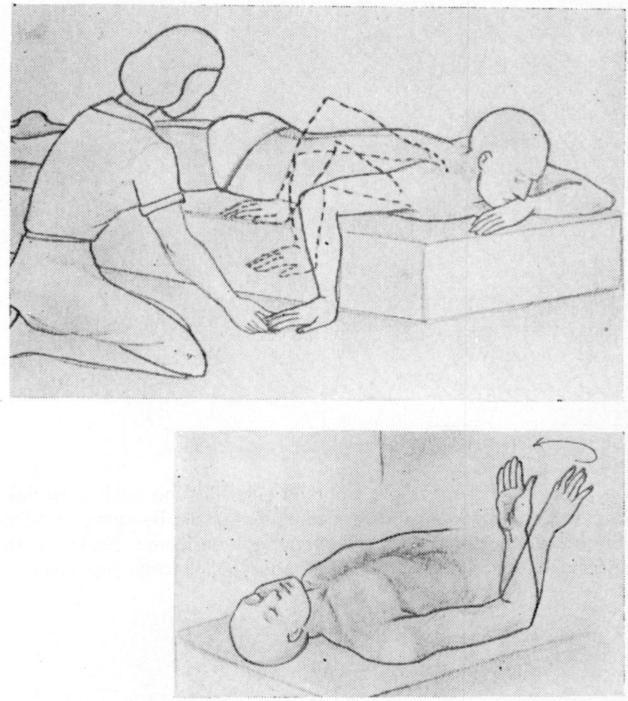

Abb. 7.**11 a, b** Die Supination des Unterarmes muß auch, wie gezeichnet, mit anderen Schulterbewegungen benutzt werden, um den Patienten für funktionelle Tätigkeit vorzubereiten. Supination im Unterarm mit und ohne Belastung

ter und Seitbeugung des Rumpfes. Er pronierte mit Innenrotation des Unterarmes, Protraktion der Schulter und Heben des Schultergürtels. Trotz der Besserung willkürlicher Funktion während und kurz nach der Behandlung hielt der Patient während des Tages den Arm bewegungslos am Körper. Er schien tatsächlich seinen Arm „zu vergessen".

Drittes Behandlungsstadium

Das Behandlungsziel in diesem Stadium war es, dem Patienten seinen Arm als Teil seines gesamten Körpers bewußt werden und ihn Gebrauchsbewegungen mit dem Arm ausüben zu lassen. Deshalb wurde er angehalten, seinen Arm nicht nur gegen den Rumpf zu be-

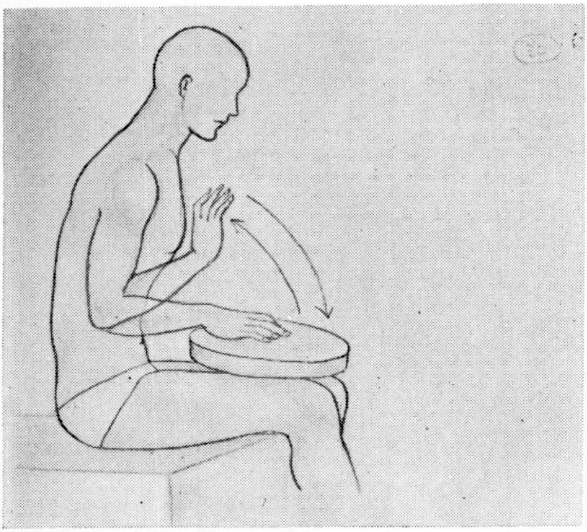

Abb. 7.**12** Der Patient zeigte während einer Prüfung nach zwei Behandlungsmonaten begrenzte funktionelle Bewegungen, die Beugung und Streckung im Ellbogen verlangten. Er konnte Bewegungen ausführen, die keine Abduktion in der Schulter verlangten, wie z. B. Händeschütteln oder Trommeln

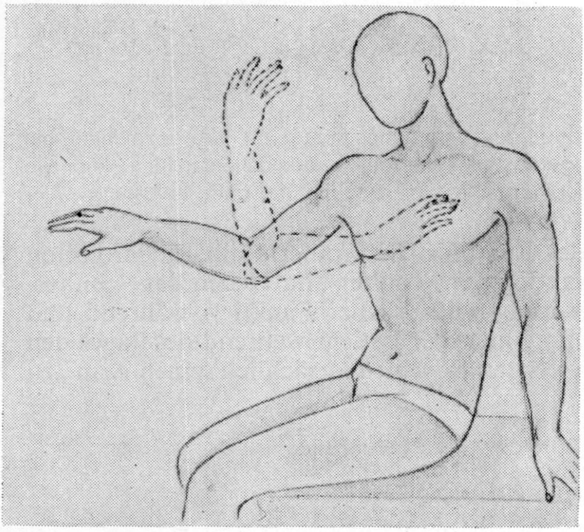

Abb. 7.**13** Die hier gezeigte Bewegung, die Supination des Unterarms, Beugung im Ellbogen und Vornehmen oder Adduktion der Schulter einschloß, war schwer zustande zu bringen

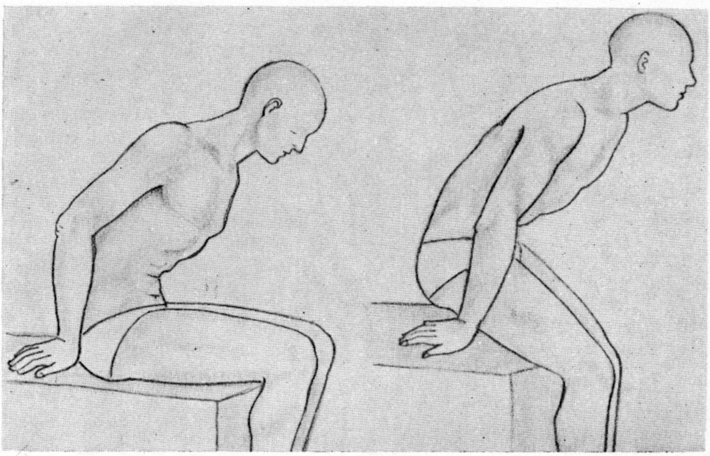

a

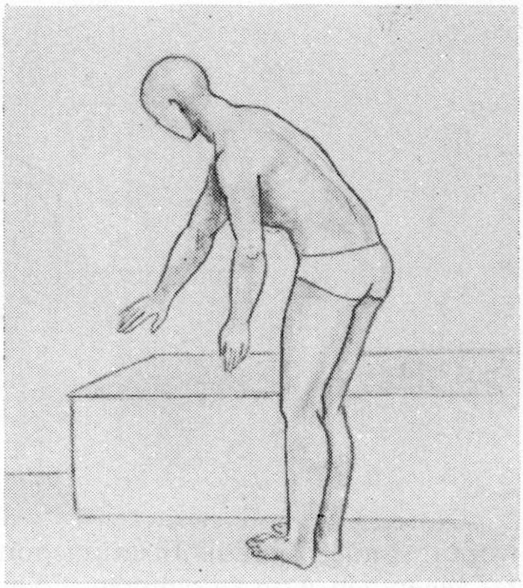

b

Abb. 7.**14 a – k** Tätigkeiten, die dem Patienten seinen Arm als Teil seines ganzen Körpers bewußt werden lassen sollten, werden auf dieser und den folgenden Seiten gezeigt:
a Armstütz, um Belastung auf die Beine zu bringen
b – d Bewegungsfolge zum Aufstehen mit Armstütz
e Bewegungsfolge, um sich aus dem Vierfüßlerstand aufzurichten
f – k Belastung auf dem betroffenen Arm und dem Bein

c

d

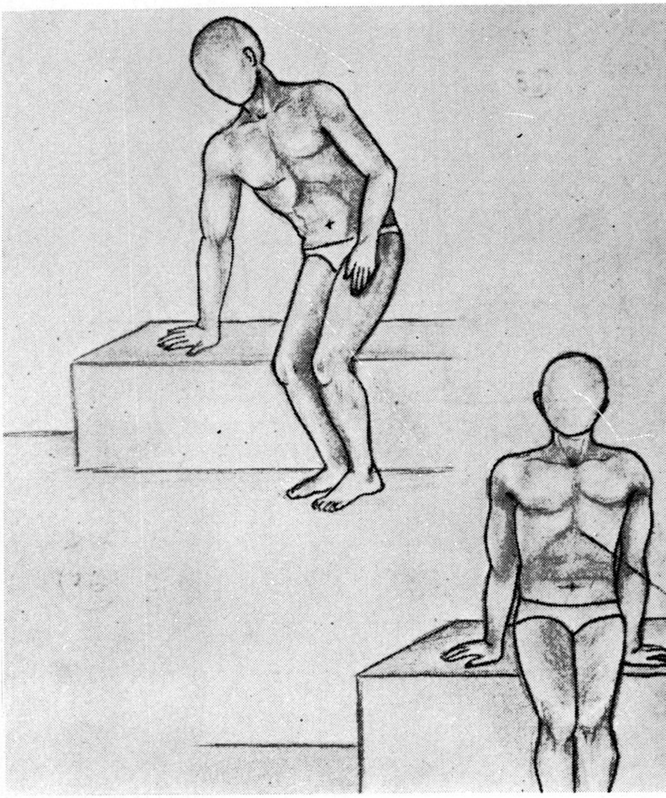

Abb. 7.**14c–d**

wegen, sondern ihn als Fixationspunkt für Bewegungen des Rumpfes gegen den Arm zu nehmen. Folgende Tätigkeiten wurden geübt: Aufstehen und Hinsetzen auf einen Stuhl oder auf ein Bett, vom Kniestand zum Vierfüßlerstand zu gehen, zum Stand, Kriechen, Belasten, Balancieren und zum Ausfallschritt zu kommen (Abb. 7.**14a–k**).

Die wiederholte Rotation von Wirbelsäule und Schultergürtel wurde geübt, um die Flexorenspastizität des Schultergürtels und des Armes zu hemmen und um den freien Armschwung zu fazilitieren.

Abb. 7.**14e–f**

e

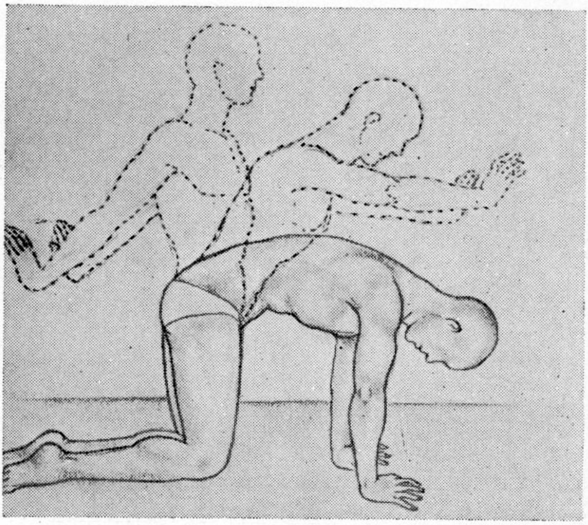

f

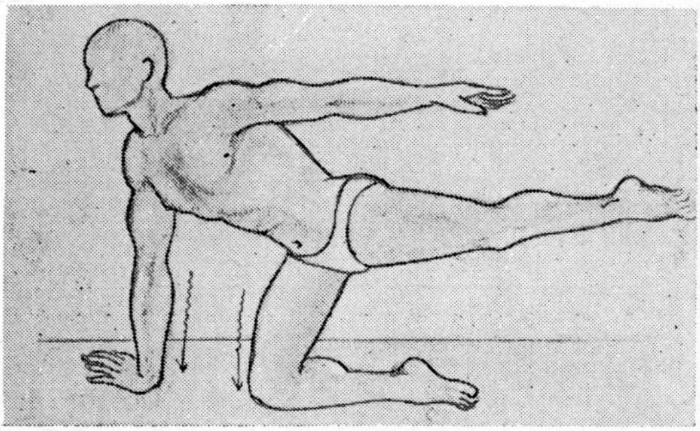

Dritte Beurteilung

Bei der Wiedereinstufung des Patienten nach einem weiteren Behandlungsmonat wurde eine Besserung festgestellt. Der Patient hatte erneut bessere aktive Arm- und Handbewegungen und hielt tagsüber seinen Arm normaler. Auf die passive Bewegung hin fühlte sich der Arm leichter an, und die Schulter war weniger zurückgezogen. Der Patient konnte den Arm heben, um den Kopf oder das Gesicht zu berühren, er mußte dies jedoch ziemlich schnell tun, da er noch nicht jede Phase der Bewegung kontrollieren konnte. In Rückenlage, den Arm an der Seite, Ellbogen um 90 Grad gebeugt, den Unterarm senkrecht, konnte er sein Handgelenk strecken und beugen.

g

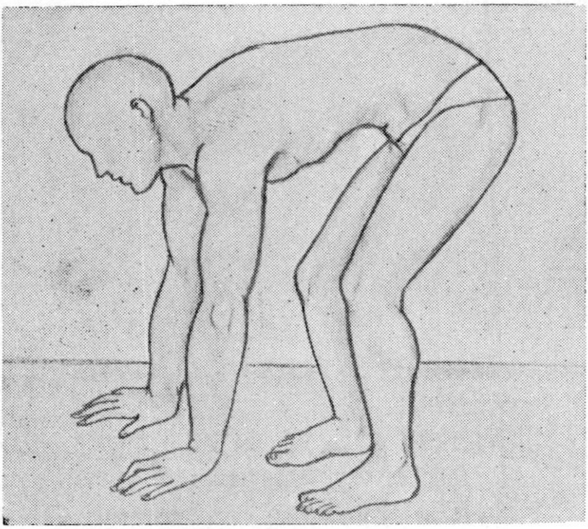

Abb. 7.**14g**

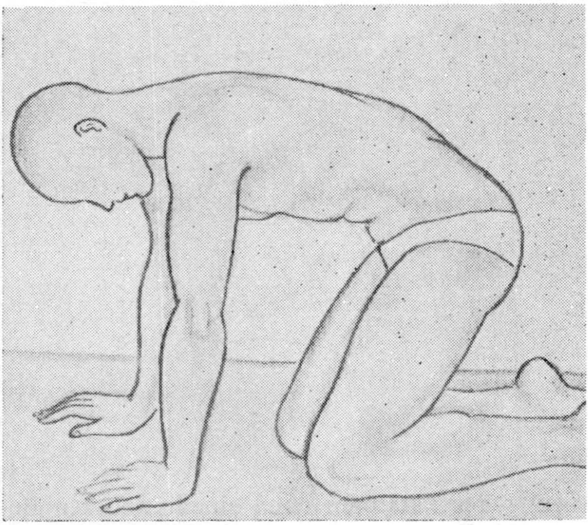

Er beherrschte leichte aktive Bewegungen der Finger, hauptsächlich von Daumen und Kleinfinger. Bis jetzt konnten sie aber nur mit gestrecktem, unterstütztem und in der Schulter gehobenen Arm ausgeführt werden. Alle Bewegungen von Handgelenk und Fingern waren immer noch in Rückenlage leichter als in jeder anderen Stellung.

Abb. 7.**14h – i**

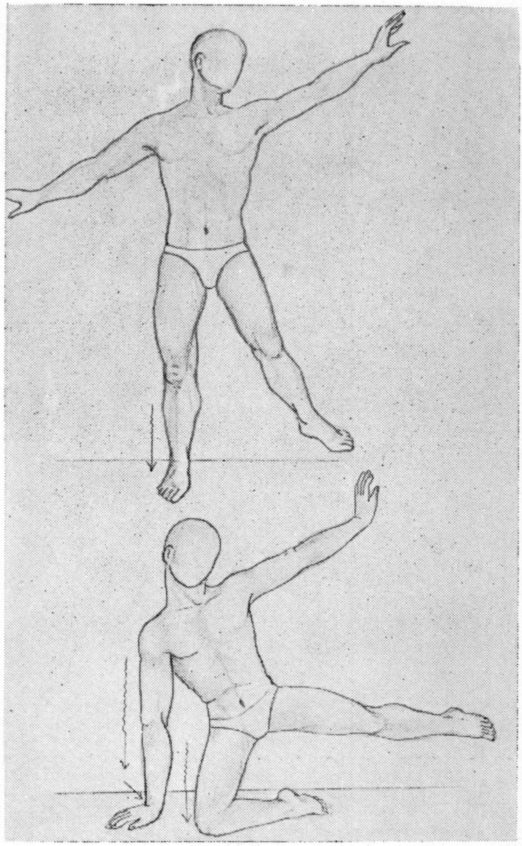

Viertes Behandlungsstadium

Während die beschriebene Behandlung fortgesetzt wurde, legte man besonderen Wert auf selektive Bewegungen von Handgelenk und Fingern (mit Streckung und Abduktion der Finger und des Daumens). Das Muster von Pronation, Beugung im Ellbogen und Handgelenk und Adduktion von Fingern und Daumen wurde gehemmt. Diese Hemmung wurde vorher in allen Stellungen mit den Griffen in Abb. 7.**10a – d** und 7.**18a, b** ausgeführt. Die Streckung des Handgelenks wurde zuerst mit gestrecktem Ellbogen, der Arm vom Thei

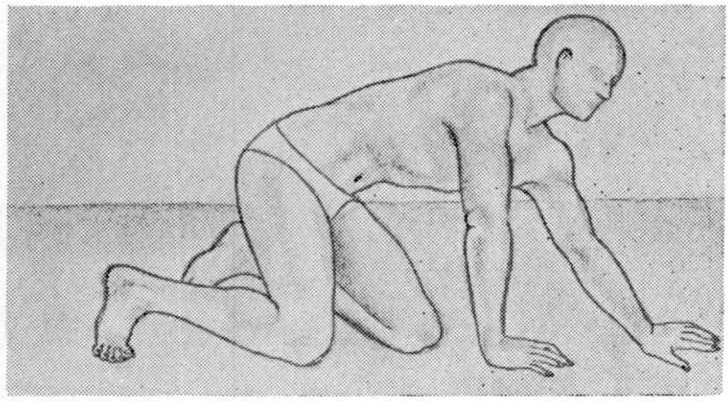

Abb. 7.**14j–k**

k

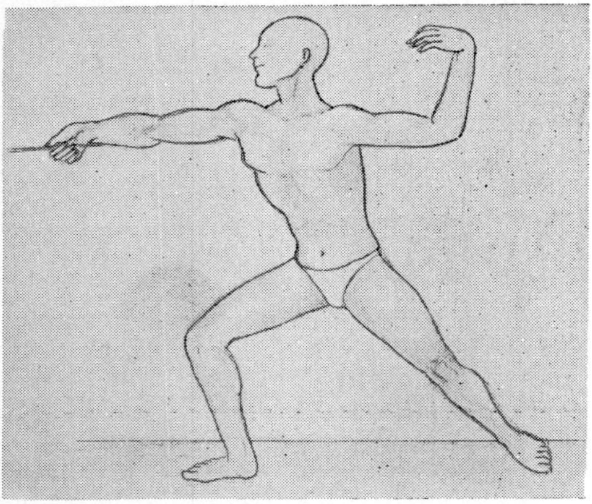

rapeuten gehalten, später mit gebeugtem Ellbogen geübt (Abb. 7.**16a–d**). Die Streckung von Handgelenk und Fingern mit Beugung der Mittelhandgelenke und Abduktion des Daumens wurde geübt. Belastung und Druck auf die Hand wurden ausgenützt; dann folgte dieselbe Bewegung aktiv (Abb. 7.**17a–d**).

Als die Behandlung im Zentrum abgesetzt wurde, konnte der Patient einen Gegenstand fassen und wieder loslassen. Er konnte seinen gestreckten Zeigefinger bewegen, und er konnte den Daumen abduzieren, beugen und strecken. Der III. und der IV. Finger waren immer noch inaktiv, obwohl sie schwache Bewegungen kurz nach der Behandlung zeigten. Der Patient verließ uns nach 4 Monaten Behandlung. Ein Bericht 6 Monate später über den Fortschritt des Patienten zeigt, daß seine Spastizität minimal war. Der Patient konnte

a

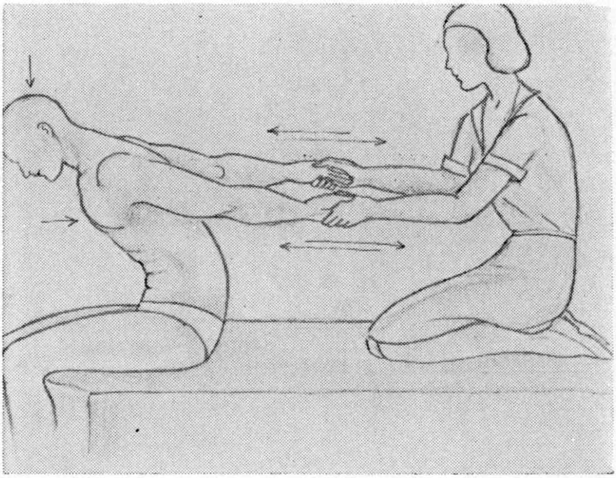

b

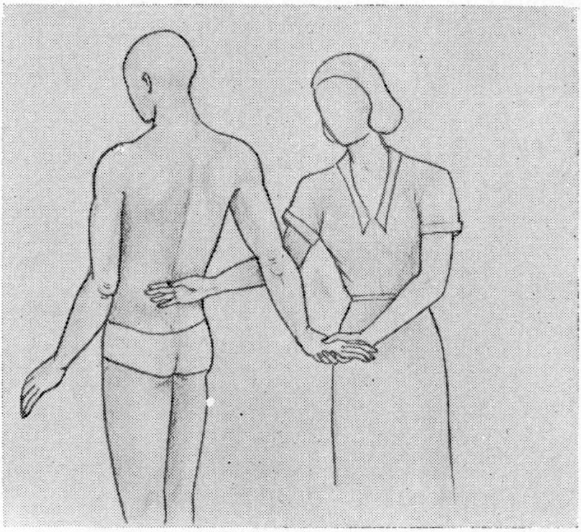

Abb. 7.**15 a – f** Rotation der Wirbelsäule und des Schultergürtels mit Hemmung der spastischen Schultermuskeln hilft dem freien Schwingen der Arme

sein Handgelenk fast in normalem Tempo bewegen, die Finger ab- und adduzieren und seinen Daumen allen Fingern opponieren, aber alle Finger beugten sich bei der Opposition zum Daumen.

Die Korrespondenz einen Monat später zeigte, daß der Patient „jeden Tag eine neue Bewegung mit seinen Fingern machte". Er

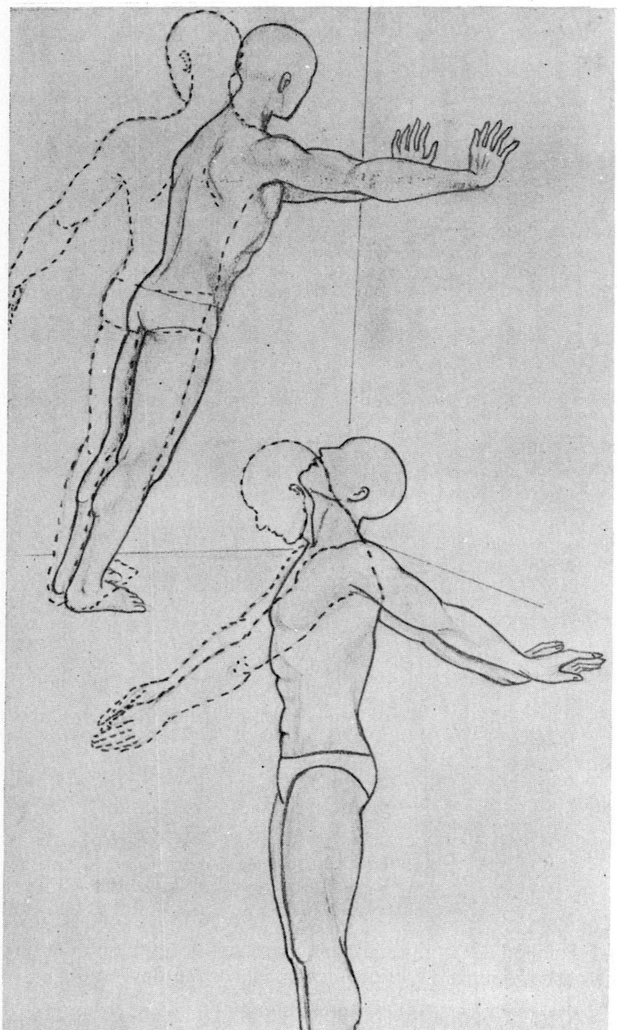

Abb. 7.**15 c**

Abb. 7.**15 d – f**

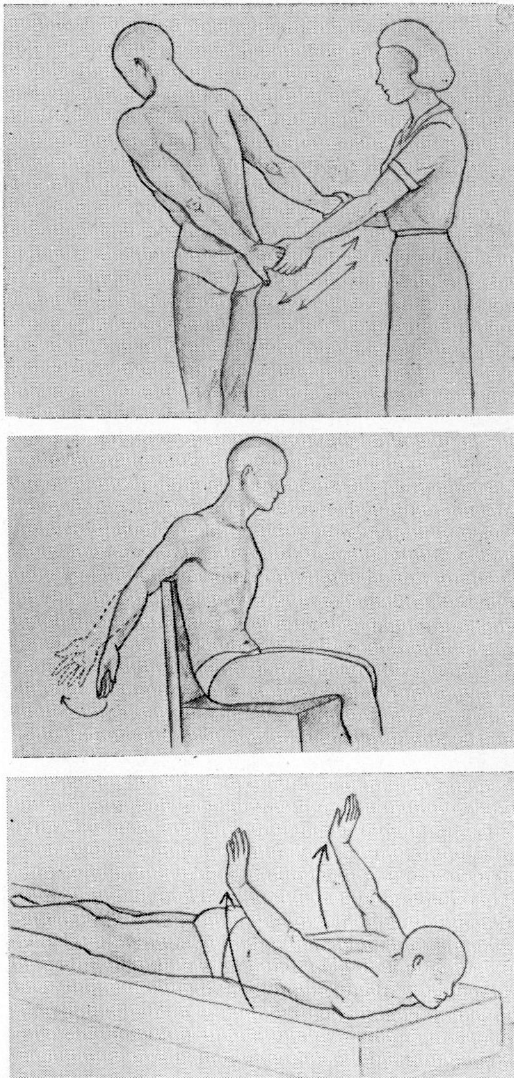

d

e

f

a
b
c

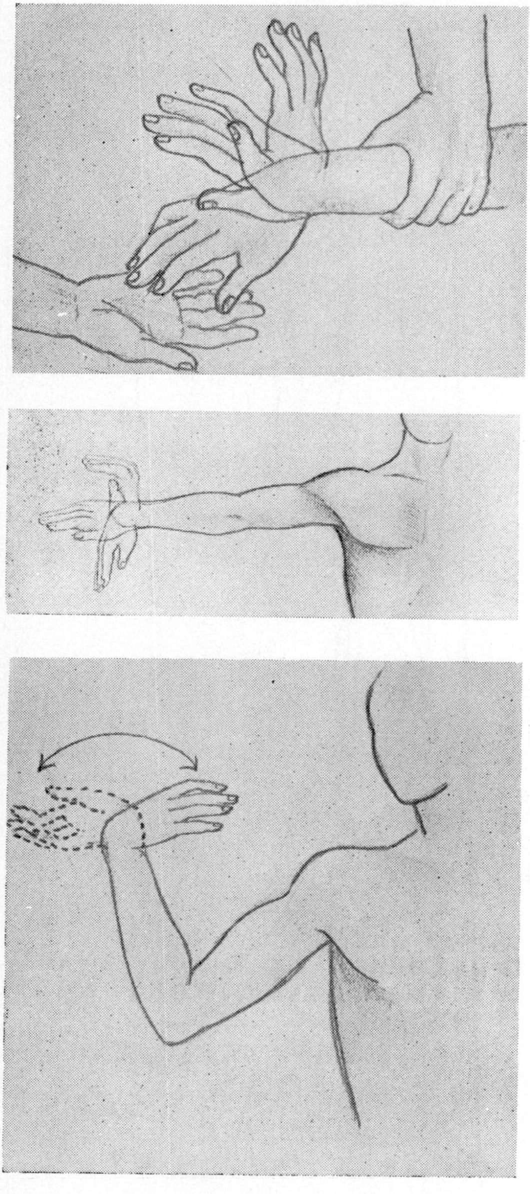

Abb. 7.**16a–c**

d

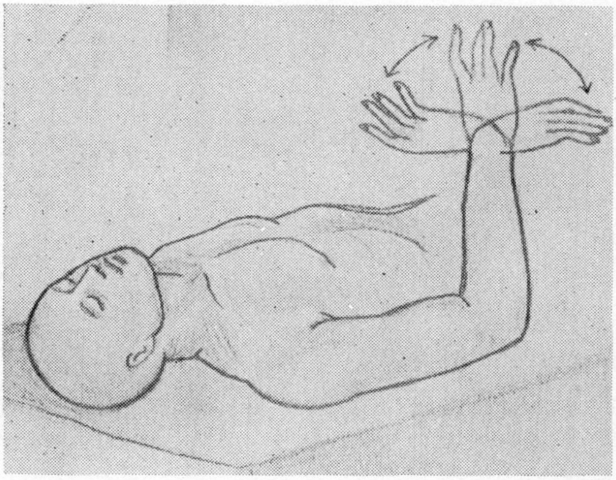

Abb. 7.**16 a – d** Während der vierten Behandlungsphase lag die Betonung auf aktiven Bewegungen von Handgelenk und Fingern. Das Muster der Pronation und Beugung in Ellbogen und Handgelenk und die Adduktion der Finger mußten gehemmt werden. Die Handgelenkstreckung wurde zuerst mit gestrecktem Ellbogen, später mit gebeugtem Ellbogen ausgeführt

konnte seine Finger einzeln bewegen; er fing an, seine Hand spontan bei alltäglichen Tätigkeiten zu benutzen.

Schlußfolgerung

Dieser Patient wurde als Beispiel angeführt, obwohl er sich noch in der Phase relativer Wiederherstellung befand. Anhand seines Falles

a

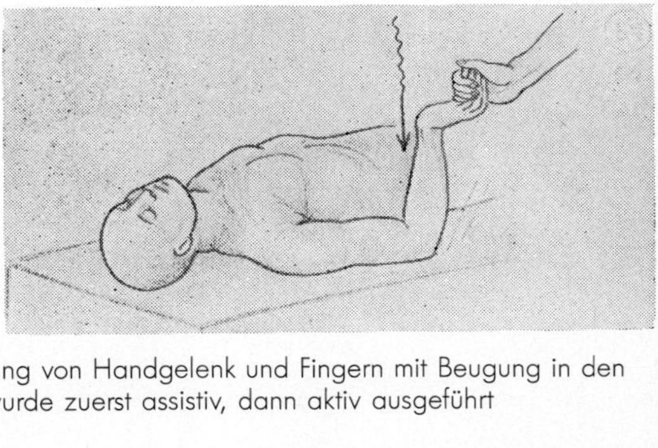

Abb. 7.**17 a – d** Streckung von Handgelenk und Fingern mit Beugung in den Fingergrundgelenken wurde zuerst assistiv, dann aktiv ausgeführt

b

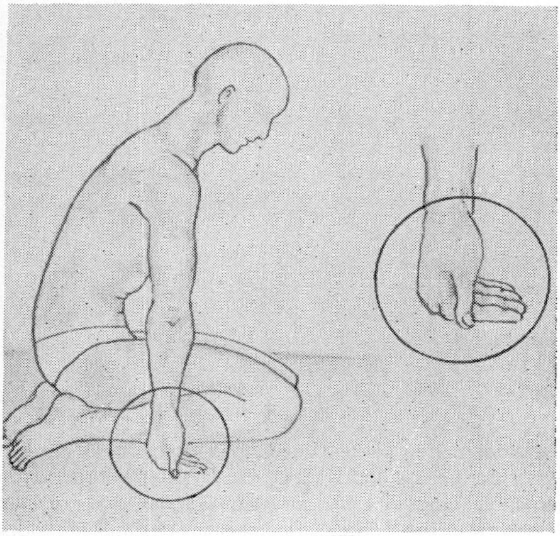

Abb. 7.**17b – d**

c

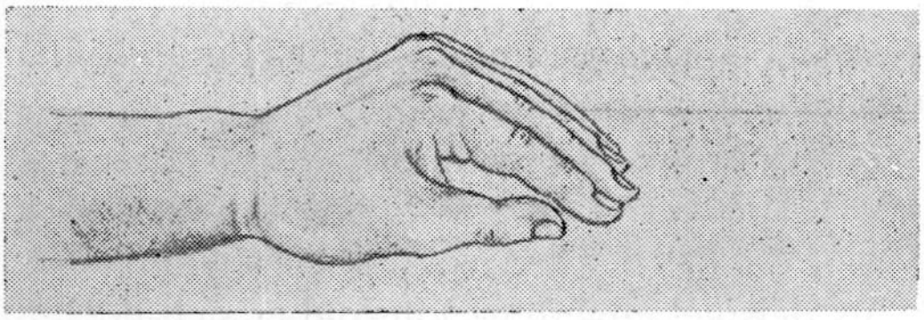

d

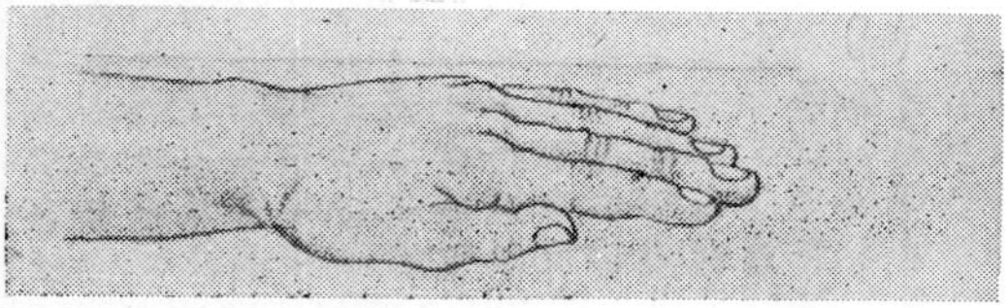

a

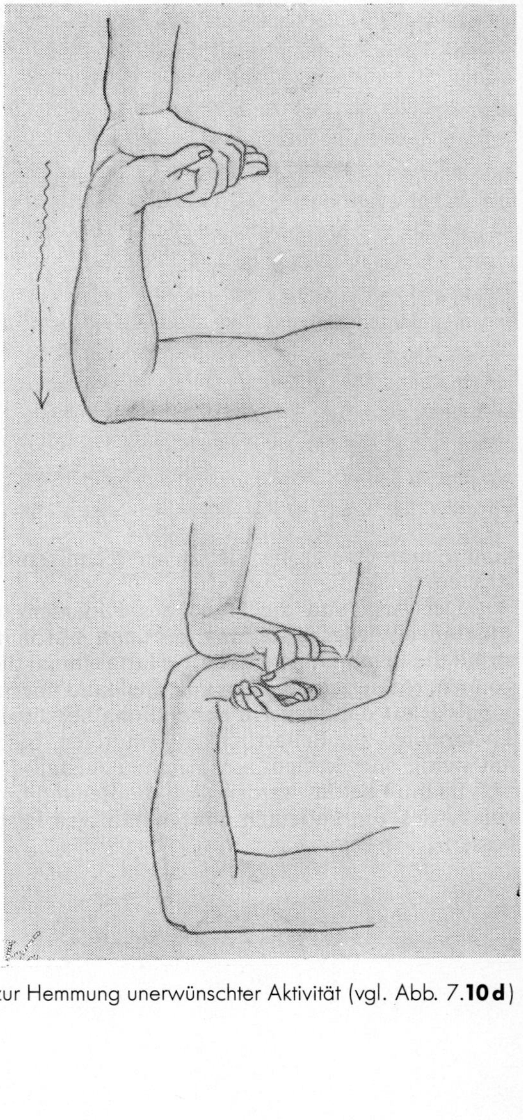

Abb. 7.**18 a, b** Griffe zur Hemmung unerwünschter Aktivität (vgl. Abb. 7.**10 d**)

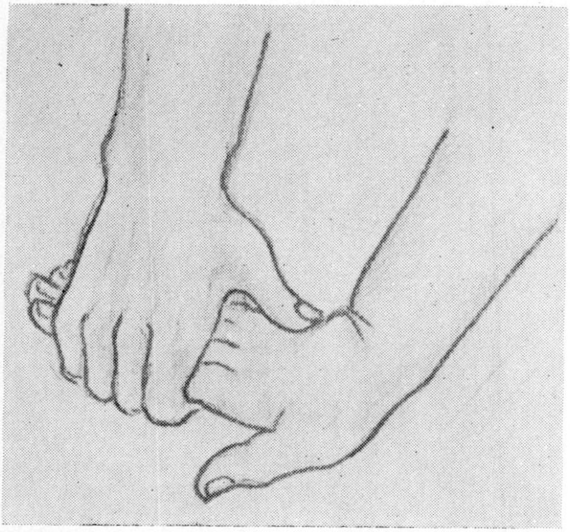

Abb. 7.**18b**

konnte man eine große Vielfalt an Techniken beschreiben und illustrieren.

Der Arm und die Hand des Patienten zeigten kein Zeichen spontaner Wiederherstellung, bis dann 3 Monate nach dem Schlaganfall die Behandlung einsetzte. Hatte einmal die Physiotherapie begonnen, reagierten der Arm und die Hand überraschend gut. Die Ergebnisse auf die intensive Behandlung bei diesem Fall sollten jeden Therapeuten zur Beharrlichkeit ermutigen, besonders bei Patienten mit wenig oder keinem sensorischen Ausfall.

Es muß betont werden, daß die Behandlung sich als sehr wertvoll erwies, um Patienten mit langjährigen Resthemiplegien zu verbessern.

Literatur

Banks, M.A.: International Perspectives in Physiotherapy. Churchill Livingstone, Edinburgh 1986 (pp. 99–128)

Basmajian, J.V.: Muscles Alive: Their Function Revealed by Electromyography. Ballière, Tindall & Co., London 1962 (pp. 103–105, 158, 159)

Basmajian, J.V.: Recent advances in the functional anatomy of the upper limb. Amer. J. Phys. Med. 48 (1969)

Basmajian, J.V., C.G. Kukulka, M.G. Narayan et al.: Biofeedback treatment of the foot drop after stroke. Arch. Phys. Med. Rehab. 56 (1975) 231–236

Beevor, C.E.: The Croonian Lectures. Adlard & Son, London (1904)

Bernstein, N.: The Co-ordination and Regulation of Movements, Pergamon Press, Oxford 1967 (pp. 111–113)

Bobath, B.: The treatment of neuromuscular disorders by improving patterns of co-ordination. Physiotherapy 55 (1969) 18–22

Bobath, B.: Abnormal Postural Reflex Activity Caused by Brain Lesions, 3rd ed. Heinemann, London 1985

Bobath, K.: The effect of treatment by reflex inhibition and facilitation in cerebral palsy. Folia psychiat. neerl. 62 (1959) 448

Bobath, K.: Motor deficit in patients with cerebral palsy. Clin. Development. Med. 23 (1966) 24

Bobath, K.: The problem of spasticity in the treatment of patients with lesions of the upper motor neurone. In Prakke, H.J., H.M.G. Prakke: Proceedings for the 6th International Congress of the World Confederation for Physical Therapy, Amsterdam, April/May 1970. Van Gorcum, Assen 1971 (pp. 459–464)

Bobath, K.: A neurophysiological basis for the treatment of cerebral palsy, 2nd ed. Clin. Development. Med. 75 (1980)

Brain, W.R.: On the significance of the flexor posture of the upper limb in hemiplegia, with an account of the quadrupedal extensor reflex. Brain 50 (1927) 113–137

Brain, W.R.: Diseases of the Nervous System. Oxford University Press, Oxford 1956 (p. 40)

Brunnstrom, S.: Methods used to elicit, reinforce and co-ordinate muscular response in adult patients with hemiplegia. APTA OVR Institute Papers (1956a)

Brunnstrom, S.: Associated reactions of the upper extremity in adult patients with hemiplegia. Phys. Ther. Rev. 35 (1956b) 4

Brunnstrom, S.: Movement Therapy in Hemiplegia: a Neurophysiological Approach. Harper and Row, New York 1970

Carr, J.H., R.B. Shepherd: A Motor Relearning Programme for Stroke, 2nd ed. Heinemann, London 1987

Clemessen, S.: Some studies on muscle tone. Proc. Roy. Soc. Med. 44 (1951) 637

Coghill, G.E.: Correlated anatomical and physiological studies of the growth of the nervous system of Amphybias. J. Comp. Neur., Pts. I–XII (1936)

Coghill, G.E.: Quoted in 'Cats' Economy of Effort. The World of Science. Illustrated London News, Feb. 27 (1954)

Critchley, M.: Discussion of volitional movement. Roy. Soc. Med. 47 (1954) 593–594

Davies, P.M.: Shoulder problems associated with hemiplegia. In: Steps to Follow. Springer, Berlin 1985 (pp. 206–341)

Davis, S.: Shoulder-hand syndrome in a hemiplegic population: a five-year retrospective study. Arch Phys. Med. 58 (1977) 353–356

Dimitrijevic, M.R., J. Fagnal, A.M. Sherwood et al.: Activation on paralysed leg flexors and extensors in patients during gait after stroke. Scand. J. Rehab. Med. 13 (1981) 109–115

Drachman, D.A.: Disorders of tone. Amer. J. Phys. Med. 46 (1967) 1

Eccles, J.C.: The Understanding of the Brain. McGraw-Hill, New York 1973

Eggars, O.: Occupational Therapy in the Treatment of Adult Hemiplegia. Heinemann, London 1983

Fog, E., M. Fog: Cerebral inhibition examined by associated movements. Little Club Clin. Development. Med. 10 (1963) 52

Gardiner, D.: The Principles of Exercise Therapy. Bell & Sons, London 1963 (p. 78)

Gautier-Smith, P.C.: Clinical management of spastic state. Physiotherapy 62 (1976) 326–328

Gesell, A., C.S. Amatruda: Developmental Diagnosis. Hoeber, New York 1949

Gatev, V.: The role of inhibition in the development of motor co-ordination in early childhood. Dev. Med. Child. Neurol. 14 (1972) 336–341

Gee, Z.L., P.M. Passarella: Nursing Care of the Stroke Patient. A Therapeutic Approach. American Rehabilitation Education Network (AREN Publications), Pittsburgh 1985

Goff, B.: The application of recent advances in neurophysiology to Miss M. Rood's concept of neuromuscular facilitation. Physiotherapy 55 (1969) 409–419

Grasty, P.: Home Care for the Stroke Patient in the Early Days. The Chest, Heart and Stroke Association, London 1985

Hawker, S., A. Squires: Return to Mobility, 2nd ed. The Chest, Heart and Stroke Association, London 1980

Horak, P.E.: Clinical measurement of postural control in adults. Amer. Phys. Ther. 67 (1987) 1881–1885

Housmanova Petrusewicz: Interaction in simultaneous motor function. A.M.D. Arch. Neurol. Psych. 81 (1959) 173–181

Isaacs, B.: Stroke research and the physiotherapist. Physiotherapy 63 (1977) 366–367

Jensen, G.M.: Qualitative methods in physical therapy research. A form of disciplined inquiry. Phys. Ther. 69 (1989) 492–500

Johnstone, M.: Home Care for the Stroke Patient. Churchill Livingstone, Edinburgh 1980

Kabat, H.: Proprioceptive facilitation techniques for treatment of paralysis. Phys. Ther. Rev. 33 (1953) 2

Kelly, R.E., P.C. Gautier-Smith: Intrathecal phenol in the treatment of reflex spasms and spasticity. Lancet (1959/II) 1102–1105

Knott, M.: Introduction to and philosophy of neuromuscular facilitation. Physiotherapy 53 (1967) 2

Knott, M., D.E. Voss: Proprioceptive Neuromuscular Facilitation. Harper & Row, Hoeber Medical Division, New York 1973

Lane, I.E.J.: Facilitation of weight transferences in the stroke patient. Physiotherapy 64 (1978) 260–264

Magnus, R.: Koerperstellung. Springer, Berlin 1924 (S. 45)

Magnus, R.: Some results of studies in the physiology of posture. Lancet (1926/II) 531–536, 586–588

Magoun, H.W. , H. Rhines: Inhibitory mechanism in bulbar reticular formation. J. Neurophys. 9 (1946) 165–171

Magoun, H.W., H. Rhines: Spasticity, the Stretch Reflex and the Extra-pyramidial Systems. Thomas, Springfield, Ill. 1948

Nathan, P.W.: Factors affecting spasticity. Int Rehab. J. 2 (1980) 1–40

Rademaker, G.G.: Reactions Labyrinthiques et Equilibré. Masson, Paris 1935

Reinhold, M.: Some clinical aspects of human cortical function. Brain 74 (1951) 4

Reynolds Glenn C., S. Brunnstrom: Problems of sensory motor learning in evaluation and treatment of adult hemiplegia patients. Rehab. Lit. 20 (1959) 6

Rood, M.S.: Amer. J. Occ. Ther. 10 (1956) 4

Riddoch, C., E.F. Buzzard: Reflex movements and postural reactions in quadriplegia and hemiplegia, with special reference to those of the upper limb. Brain 44 (1921) 397

Rushworth, G.: Some pathophysiological aspects of spasticity. Int. J. Rehab. Med. 13 (1980) 109–115

Schaltenbrand, G.: The development of human motility and motor disturbances. Bull. N.Y. Acad. Med. 3 (1927) 54

Schaltenbrand, G.: The development of human motility and motor disturbance. Arch. Neur. Psych. 20 (1928) 720

Semans, S.: Treatment of neurological disorders, concept and systems. Amer. Phys. Ther. Ass. 45 (1965) 11–16

Sherrington, C.S.: Reflex inhibition as a factor in the co-ordination of movements and postures. Quart. J. Exp. Physiol. 6 (1913) 251

Sherrington, C.S.: The Integrative Action of the Nervous System. Cambridge University Press, Cambridge 1947 (pp. 67–69)

Souza, L.H., R. Langton Hewer, P.A. Lynn et al.: Assessment of recovery of arm control in hemiplegic stroke patients. Int. Rehab. Med. 2 (1980) 1–40

Thrush, D.: Mod. Geriatr. 6 (1976) 11

Triptree, V.J., M.A. Harrison: The use of sensor pads in the treatment of hemiplegia. Physiotherapy 66 (1980) 9

Twitchell, T.E.: The restoration of motor function following hemiplegia in man. Brain 74 (1951) 443

Twitchell, T.E.: Sensory factors in purposive movements. J. Neurophysiol. 18 (1954) 249

Twitchell, T.E.: The clinical differentiation and physiological nature of increased resistance to passive movement. Cerebral Palsy Bulletin 3 (1961) 110–116

Uexküll, J. von: Muscle tone studies II. The movements of the brittlestar. Z. Biol. 46 (1905) 1–37

Walshe, F.M.R.: On certain tonic or postural reflexes in hemiplegia with special reference to the so-called associated movements. Brain 46 (1923) 2–33

Walshe, F.M.R.: Critical Studies in Neurology. Livingstone, Edinburgh 1948 (p. 215)

Walters, C.E.: Interaction of the body and its segments. Amer. J. Phys. Med. 46 (1967) 1

Weisz, St.: Studies in equilibrium reactions. J. Nerv. Ment. Dis. 88 (1938) 160–162

Williams, R., L. Tufts, T. Minuk: Evaluation of two support methods for the subluxed shoulder of hemiplegia patients. J. Amer. Phys. Ther. Ass. 68 (1988) 209–1213

Zador, J.: Les Réactions d'Equilibrés Chez l'Homme. Masson, Paris 1938

Sachverzeichnis